知りたいことが
全部わかる！

最新版
イラスト図解

薬局のしくみ

井手口 直子 編著

日本実業出版社

はじめに
——これから求められる薬剤師と薬局経営のあり方

たくさんの書籍のなかから、この本を手に取っていただきありがとうございます！

本書は薬学部の学生、新人薬剤師、ブランクを経てまた仕事に復帰しようという薬剤師、さらに薬局に関連したさまざまな職種・事業者の方に向けて、薬局とそれを取りまく環境の最新情報を余すことなくまとめました。

医療とその周辺の環境は日進月歩、大きく変化しています。私たちが最初に『薬局のしくみ』を執筆したのは２００６年、薬学部が４年制から６年制へと変わりスタートした年でした。それから約20年を経て、薬局を取りまく環境の変化がとくに激しい今、旧版『薬局のしくみ』の内容を全面的に見直して新たに執筆し、新版化したのが本書です。

薬学教育を６年制にした目的は、「臨床能力の高い薬剤師の育成」です。薬学生は５年次に薬局と病院の両方で計半年の実習を行います。そこでは調剤、服薬指導をはじめ無菌調剤、抗がん剤の調整、在宅訪問業務、病棟業務等幅広く学び、薬剤師にぐっと近づきます。

現在、医薬分業の進展は横ばい状態となりましたが、今も私立大学の薬学部出身者の６割以上の就職先は「薬局」となっています。

薬局の薬剤師は今、調剤業務に加えて、在宅医療や介護現場での薬剤管理、また医師や看護師、理学療法士、管理栄養士等と連携する「チーム医療」の一員としての重要性がいっそう高まっています。

専門性の向上も求められ、緩和薬物療法や糖尿病療養指導、心不全療養指導など、特定の分野で高度な知識と技能を持つ「認定薬剤師」も増えてきました。
さらに、生活者の未病・予防に貢献できる健康相談や情報の発信という〝健康サポート機能〟も薬局薬剤師の重要な役割として期待されています。

薬剤師の仕事は「より高度に、幅広く」発展してきたといえるでしょう。
同時に、漫然と〝薬剤師という免許〟にぶら下がって仕事をしていくことは難しい時代になってきました。つまり、「淘汰の時代」が訪れたといえます。6万軒を超える薬局も閉局や経営破綻のニュースが流れてきます。また、さまざまな規制緩和や調剤報酬改定によって経営の効率化が求められ、薬局も薬剤師も安泰ではなくなっている時代となりました。

これからの薬剤師は、より細やかな患者中心のケアを心がけ、患者のライフスタイルや個々の健康ニーズに合わせた服薬指導や薬物療法の提案を行うことが求められます。これを実現するためには、コミュニケーション能力の向上が不可欠です。また同時に、超高齢社会で深刻化しているポリファーマシー（多剤併用）の問題解決のために、薬の減量・中止の提案を含む管理も重要です。

ほかにも、電子処方箋の普及、オンライン服薬指導などデジタル技術を活用して患者の薬歴を効果的に管理し、遠隔での相談・指導を行う能力も求められてきます。

薬剤師は、つねに継続的な自己研鑽と専門性の追求を行いながら、患者との信頼関係を築き、より深く関わる姿勢が重要です。時代の変化に対応することで、薬剤師は医療システム全体のなかでより価値のある役割を担い、社会で信頼される立場になることができるのです。本書が、みなさまの自己研鑽の一助となりましたら望外の喜びです。

２０２４年11月

執筆者を代表して　井手口　直子

知りたいことが全部わかる!

最新版〔イラスト図解〕薬局のしくみ

CONTENTS

はじめに

1章 薬局の基礎知識

2章 薬局に求められている機能と役割

3章

薬局とその周辺で働く人々の仕事

4章

薬局で取り扱う医薬品と商品

5章 薬局経営の基礎知識

6章

調剤業務の流れと患者対応

7章 新世代の薬局・薬剤師とは？

8章

薬剤師の専門性とキャリアデザイン

※ 本書で記載されている「薬局」とは、とくに断りのないかぎり「保険薬局」を示しています。
※ 本書で記載されている社名、商品名、製品名などは各社の商標または登録商標です。
本文中では©、®、TMマークを省略しています。

カバーデザイン／krran（西垂水敦）
カバーイラスト／亀山鶴子
本文デザイン・DTP・一部イラスト／横井登紀子・金谷理恵子

1 章

薬局の基礎知識

Section 1-1

薬局とは何か？定義と分類を見てみよう

薬局には法的な定義と、形態による分類「保険薬局」「調剤薬局」「ドラッグストア」、立地条件による分類「門前薬局」「面分業薬局」「敷地内薬局」などがあります。

法律で「薬局」はどう定義されている？

「薬局」については、「医薬品、医療機器等の品質、有効性及び安全性の確保等に関する法律」（以下、「薬機法」）の第2条第12項により、「薬剤師が販売又は授与の目的で調剤の業務並びに薬剤及び医薬品の適正な使用に必要な情報の提供及び薬学的知見に基づく指導の業務を行う場所（その開設者が併せ行う医薬品の販売業に必要な場所を含む）をいう。ただし、病院若しくは診療所又は飼育動物診療施設の調剤所を除く」と定義されています。

形態によって薬局を分類すると？

薬局の形態によるおもな分類には、次のようなものがあります。

保険薬局　健康保険を使って処方箋調剤をすることができる薬局です。

調剤薬局　保険薬局のうちで、保険調剤のみを行う調剤専門薬局の通称で、正式名称ではありません。

病院の薬局　薬機法上の薬局ではなく、正式には「調剤所」（医療法に基づく）といいます。ただし、例外的に薬局と称してもよいとされています。

ドラッグストア　正しくは「店舗販売業」といいます。薬剤師がいなくても、「登録販売者」がいればよいのですが、薬剤師がいない場合は要指導医薬品と第1類医薬品は販売できません。また、薬剤師がいても薬局開設許可がないと調剤はできません（保険調剤をする場合は保険薬局の指定も必要）。

立地によって薬局を分類すると？

門前薬局　立地的に病院やクリニック（診療所）のすぐ近くにある保険薬局のことです。医療機関の門の前あたりにあることから、門前薬局といわれています。「マンツーマン薬局」といわれることもあります。近くの医療機関との資本関係はありません。反対に、近くに病院やクリニックがなく、いろんな医療機関からまんべんなく処方箋を受けている薬局を「面分業薬局（面薬

敷地内薬局の立地例

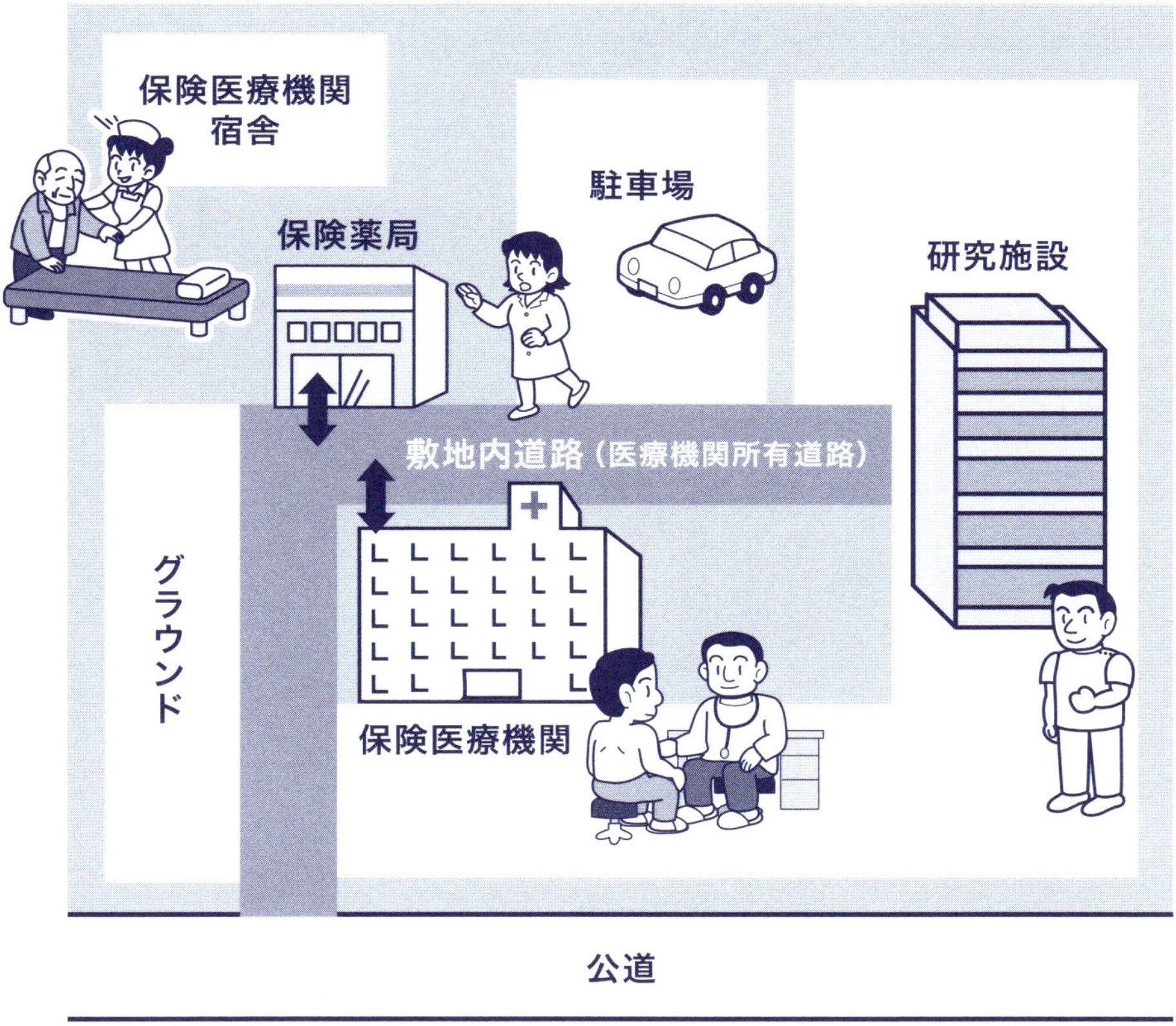

局」と呼びます。

敷地内薬局　病院やクリニックの敷地の中にある保険薬局のことです。病院やクリニックから土地を購入していたり、賃貸契約があったりなど、病院やクリニックと薬局の間に「不動産取引等その他の特別な関係」があります。

薬局は患者が服用している医薬品の一元管理が求められているので、同じ敷地内にある医療機関の処方箋だけではなく、他の医療機関から発行された処方箋も同じ薬局で調剤することが望ましいとされています。

患者はOTC医薬品※を購入したり薬の相談をするときのために「かかりつけ薬局」で「かかりつけ薬剤師」を決めて相談することがお勧めです。

※OTC医薬品　OTC（Over The Counter）とは医師によって処方された医薬品ではなくドラッグストアなどで購入できる医薬品のこと。

Section 1-2

薬局を開設するにはどうしたらいい？

薬局の開設時には保健所に薬局開設許可申請をします。また、保険調剤をするために地方厚生(支)局で保険薬局の指定を受けます。

保健所(健康福祉センター)に開設のための申請をする

①薬局開設の許可申請

薬局を開設する場合には、まず、薬局の所在地を管轄する保健所（健康福祉センター）に薬局開設の許可を申請します。許可を得るためには構造設備基準などを満たすことが必要です。保健所（健康福祉センター）に事前相談をすると必要なもの（次㌻図参照）を教えてもらえます。

構造設備基準については、面積はおおむね19・8㎡以上、調剤室は6・6㎡以上などの細かい規定があります。

ちなみに、薬局の開設者には薬剤師免許証はとくに必要なく、薬剤師を雇えば誰でも開設できます。また、開設者は個人でも法人でも構いません。

なお、薬局開設の許可は、6年ごとの更新の申請が必要です。

②麻薬小売業の免許申請

薬局で麻薬を取り扱う場合は、麻薬小売業者の免許が必要です。ここでいう麻薬とは、がんの痛みを抑えるためのモルヒネやフェンタニル、オキシコドンなどの医療用麻薬です。医療用麻薬は保存や取扱いなどについて厳しく規定されています。

③薬局製剤製造業の許可

薬局製剤を製造、販売する際には、薬局製剤の製造販売承認、製造販売業許可および製造業許可が必要です（承認不要の品目は、製造販売の届出が必要）。薬局製剤については4章—6を参照してください。

④高度管理医療機器等販売業・貸与業許可の申請

高度管理医療機器または特定保守管理医療機器の販売業または貸与業の許可を受ける場合に必要な申請です。

薬局の所在する都道府県の管轄厚生局事務所への届出

①保険薬局の指定

薬局が保険調剤を行う（処方箋調剤をする）場合は、薬局の開設者が、保険薬局指定申請書などの関係書類を、その薬局の所在地を管轄する地方厚生（支）局へ提出し、厚生労働大臣の指

薬局開設の許可申請添付書類（千葉県の例）

- **薬局の平面図**
- **業務体制概要書**
- **薬剤師または登録販売者一覧表**
- **事業内容書**

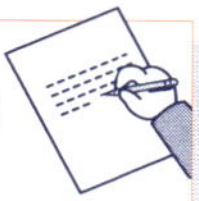

- **登記事項証明書**
  法人の場合

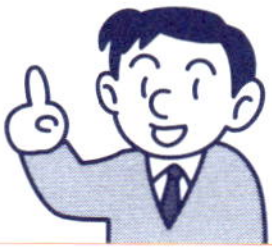

- **役員の業務分掌表**
  申請者が法人の場合。なお、全員が薬事に関する業務に責任を有する役員である場合は不要
- **管理者の雇用証明書**
  申請者が管理者でない場合
- **勤務薬剤師・登録販売者の雇用証明書**

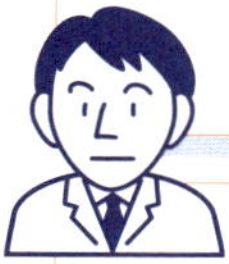

- **申請者に係る精神の機能の障害に関する医師の診断書**
  申請者が法人の場合には、薬事に関する業務に責任を有する役員の診断書。ただし、精神の機能の障害により業務を適正に行うに当たって必要な認知、判断および意思疎通を適切に行うことができないおそれがある者に限る

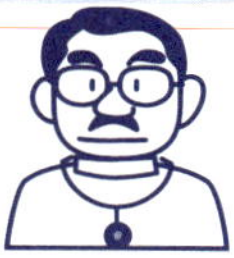

- **薬剤師免許証あるいは販売従事登録証**（原本）

（出典）千葉県 HP

定を受ける必要があります。

保険薬局は、「保険医療機関と一体的な構造、または一体的な経営を行ってはならないこと」、および「保険薬局は保険医又は保険医療機関に対し、患者に対して特定の保険薬局において調剤を受けるべき旨の指示等を行うことの対償として、金品その他の財産上の利益を供与してはならないこと」とされています。

したがって、保険薬局の指定は、これらに該当しないことを確認したうえで行われます。

また、保険薬局は、薬局の見やすい場所に「保険薬局である旨」を表示しなければなりません。

②保険薬剤師の登録

保険調剤を行う薬剤師は保険薬剤師の登録が必要です（薬局内で保険調剤する薬剤師全員が必要）。また、病院の薬剤師は登録の必要はありません。

Section 1-3

薬局は13世紀から医薬分業で発展してきた

医薬分業の歴史は世界的にはシチリア王の毒殺防止法から始まったとされ、これが現在の薬剤師の存在意義の中心を担うものとなっています。

医薬分業の世界と日本の歴史

世界的な医薬分業の始まりは、1240年にシチリア王国の王フリードリッヒ2世の勅命により法制化されたといわれています。自身を毒殺の陰謀から守るため、薬の投与を指示する立場（医師）と、薬を準備・用意する立場（薬剤師）を分けたことから始まったとされます。

日本における医薬分業の歴史は、1874年にドイツの医療制度をもとに「医制」が制定されたことに始まります。その後、1889年に医薬分業制度が法律化されましたが医薬分業はなかなか進まず、1956年の医薬分業法施行後も普及しませんでした。

しかし、1973（昭和48）年の調剤基本料の新設、翌年に処方箋料が大幅な引き上げられた（10点→50点）ことを転換期として、医薬分業は急速に発展しました。診療報酬・調剤報酬はその後たびたび引き上げられ、いわば経済的な誘導政策により医薬分業は推進されました。2020（令和2）年度の処方箋受取率の全国平均は75％を超えています（次㌻図参照）。

医薬分業のメリットとは？

現代の医療においては、おもに次のようなメリットがあげられます。

・医師にとって手持ちの薬に縛られず自由に処方できる。
・処方内容を患者に開示できる→患者が自分に処方された薬を知ったうえで服用することは大切なことであり、アドヒアランス※にも影響する。
・医師と独立した立場から薬剤師が処方確認できる（ダブルチェック）。
・複数の医師による処方箋であっても、かかりつけ薬局で調剤することにより重複投薬の防止および薬剤の相互作用の確認ができる。

調剤における薬剤師の権利と義務

薬剤師の任務は、薬剤師法第1条に「薬剤師は調剤、医薬品の供給そ

処方箋受取率・処方箋の年次推移

○ 2020（令和2）年度の処方箋発行枚数は 約7.3億枚 で、処方箋受取率は 75.7%。
○ 2020（令和2）年度の処方箋発行枚数は、2019（令和元）年度（処方箋発行枚数約8.2億枚）と比較して、新型 コロナウイルス感染拡大の影響により減少したと考えられる（▲約11%）。

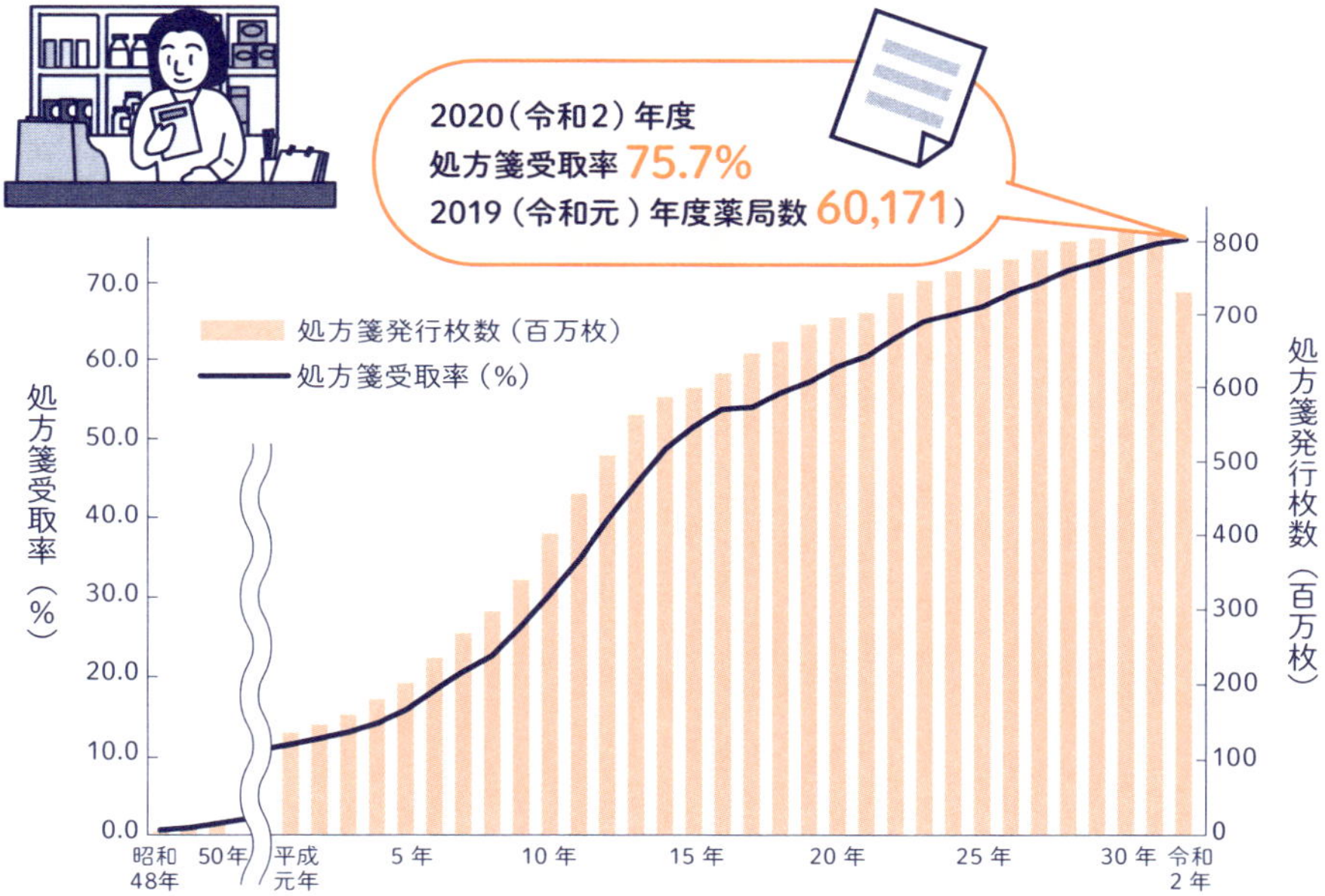

$$\text{処方箋受取率（\%）} = \frac{\text{処方箋枚数（薬局での受付回数）}}{\text{医科診療（入院外）日数×医科投薬率＋歯科診療日数×歯科投薬率}} \times 100$$

（出典）日本薬剤師会「保険調剤の動向」

の他薬事衛生をつかさどることによって、公衆衛生の向上及び増進に寄与し、もって国民の健康な生活を確保するものとする」と規定されています。

調剤は薬剤師の独占業務であり、一部の例外（医師等が自ら調剤をする場合など）を除いて薬剤師以外の人が販売または授与の目的で調剤をすることはできません（薬剤師法第19条）。そのかわり、調剤に従事する薬剤師は調剤の求めがあった場合には、正当な理由がなければこれを拒むことはできないと定められています（薬剤師法第21条）。

この「医師等が自ら調剤をする場合などを除く」という一部の例外規定があることが、日本の医薬分業の発展を遅らせたといわれています。ちなみに、韓国は100％完全医薬分業です。

※アドヒアランス　患者が治療方針に納得して自ら積極的に治療を受けたり服薬を守ること。

Section 1-4

かかりつけ薬局・薬剤師としての価値とは？

かかりつけ薬局・薬剤師は患者が選ぶもの。かかりつけ医と同様、患者の健康状態の管理、いつでも相談を受けられる体制づくりも大切です。

患者に信頼されるのがかかりつけ薬局・薬剤師

医療機関ごとに違う薬局を選択する患者は、その時々の利便性の面から受診した医療機関の近くの薬局を選んでしまいがちです。しかし、複数の医療機関が発行した処方箋を同じ薬局（かかりつけ薬局）で管理したほうが、別々の医療機関が同じ薬を処方していることに気づくことができたり、相互作用（注意が必要な薬の飲み合わせ）が起こることを防ぐことができる可能性が高くなります。

また、処方薬だけでなく、OTC医薬品や健康食品などの相談も、かかりつけ薬局であれば総合的に受けることができるでしょう。

たとえば、かぜのひきはじめや発熱したときに、患者の腎機能や肝機能も考慮して適切なOTC医薬品を提案したり、場合によっては薬局での販売を中止して、医療機関への受診を勧めることもできます。

薬剤師は、患者にとって信頼できる「かかりつけ薬剤師」になって、いつでも患者が気軽に健康相談ができるような体制づくりをしておくことが大切です。

かかりつけ薬局の3つの機能とかかりつけ薬剤師の役割

かかりつけ薬局・薬剤師の機能は、大きく次の3つがあげられます。

①1人の薬剤師が1人の患者の服薬状況を1か所の薬局でまとめて管理し、それを継続して行う機能
②24時間対応が可能であり、患者の自宅に訪問して在宅医療を行う機能
③処方医や医療機関と連携する機能

かかりつけ薬剤師とは、治療や薬のこと、健康や介護に関することなどにも豊富な知識と経験を持ち、患者や生活者のニーズに沿った相談に応じることができる薬剤師のことをいいます。かかりつけ薬剤師は、患者が選択するものです。

なお、かかりつけ薬剤師は患者1人に対して1人の担当者を決める必要があります（担当変更は可能）。

かかりつけ薬剤師になるには？

かかりつけ薬剤師になるには、次に示すような薬剤師としての十分な経験等が必要となります。

・薬剤師として薬局で勤務経験が3年以上（病院勤務の経験は1年を上限として認められる）
・その薬局に週32時間以上勤め、かつ1年以上在籍している
・医療に関する地域活動に参画している
・薬剤師研修認定等を取得している

なお、かかりつけ薬剤師を決めると、保険調剤では「かかりつけ薬剤師指導料」が算定できます。

かかりつけ薬剤師になるためには、患者の同意が必要です。きちんと説明したうえで、同意書に署名をしてもらいます（左図上参照）。

かかりつけ薬剤師の同意書の記載内容

○ かかりつけ薬剤師の業務内容

○ かかりつけ薬剤師を持つことの意義、役割等

○かかりつけ薬剤師指導料の費用

○当該指導料を算定しようとする薬剤師が、当該患者がかかりつけ薬剤師を必要とすると判断した理由

かかりつけ薬剤師の要件（すべて満たすこと）

保険薬剤師として**3年以上の薬局勤務経験**があること。なお、保険医療機関の薬剤師としての勤務経験を1年以上有する場合、1年を上限として保険薬剤師としての勤務経験の期間に含めることができる。

当該保険薬局に継続して1年以上在籍していること。

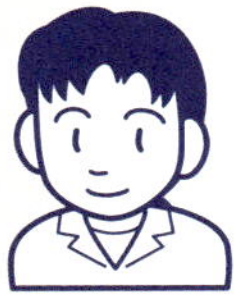

（出典）日本薬剤師会 HP、令和4年度調剤報酬改定等に関する資料

Section 1-5

薬剤師の訪問業務は在宅患者への重要な役割

薬剤師の業務には外来だけでなく在宅訪問もあります。
在宅訪問は在宅療養の患者に貢献できる業務です。

薬剤師の在宅訪問業務とは？

薬剤師の在宅訪問業務は自力で通院が困難な患者宅を訪れ、薬に関するサポートを行います。実際の療養環境を確認することで、より正確な服薬指導につなげることができます。

在宅訪問の調剤報酬は、医療保険では訪問薬剤管理指導、介護保険では居宅療養管理指導として算定されます。

薬剤師が訪問業務を開始するまでの流れは次の4つのパターンがあります。

①医師の指示型

在宅訪問を行っている医師や歯科医師が、薬剤師に訪問の指示を出すことで訪問薬剤管理指導を開始するパターンです。

日本薬剤師会（以下、「日薬」）調査研究によると、薬剤師の訪問業務開始のきっかけの8割以上がこのパターンです。以下のパターンにも共通しますが、訪問開始時に患者に対して、薬剤師が訪問する意義や目的をしっかりと説明し、同意を得ることが必要です。

②薬局提案型

窓口で薬剤師が患者の服薬状況や保管状況等に疑問を持ち、患者宅を訪問するパターンです。訪問の結果、適切な薬物療法を行うために薬剤師の訪問が必要と判断し、患者の了解を得たうえで、処方医にその必要性を情報提供して医師から訪問の指示を出してもらいます。

日薬の調査結果によると、このパターンがきっかけになった事例は残念ながら数％でした。たとえば患者の服薬状況が実際には悪い場合でも、投薬時に患者が「きちんと服用している」と答えれば、それを疑うのは難しい面があります。

しかし、患者への服薬指導等により得られた情報から、在宅での服薬に問題点を感じた際には、「ともあれまずは訪問してみる」という積極的な姿勢を持つことは重要です。

③多職種提案型

ケアマネジャーや訪問看護師、ヘルパー等が患者宅を訪問した際に、服薬に関する問題点（飲残しや服薬困難等）

訪問業務（服薬支援）に至る4つのパターン

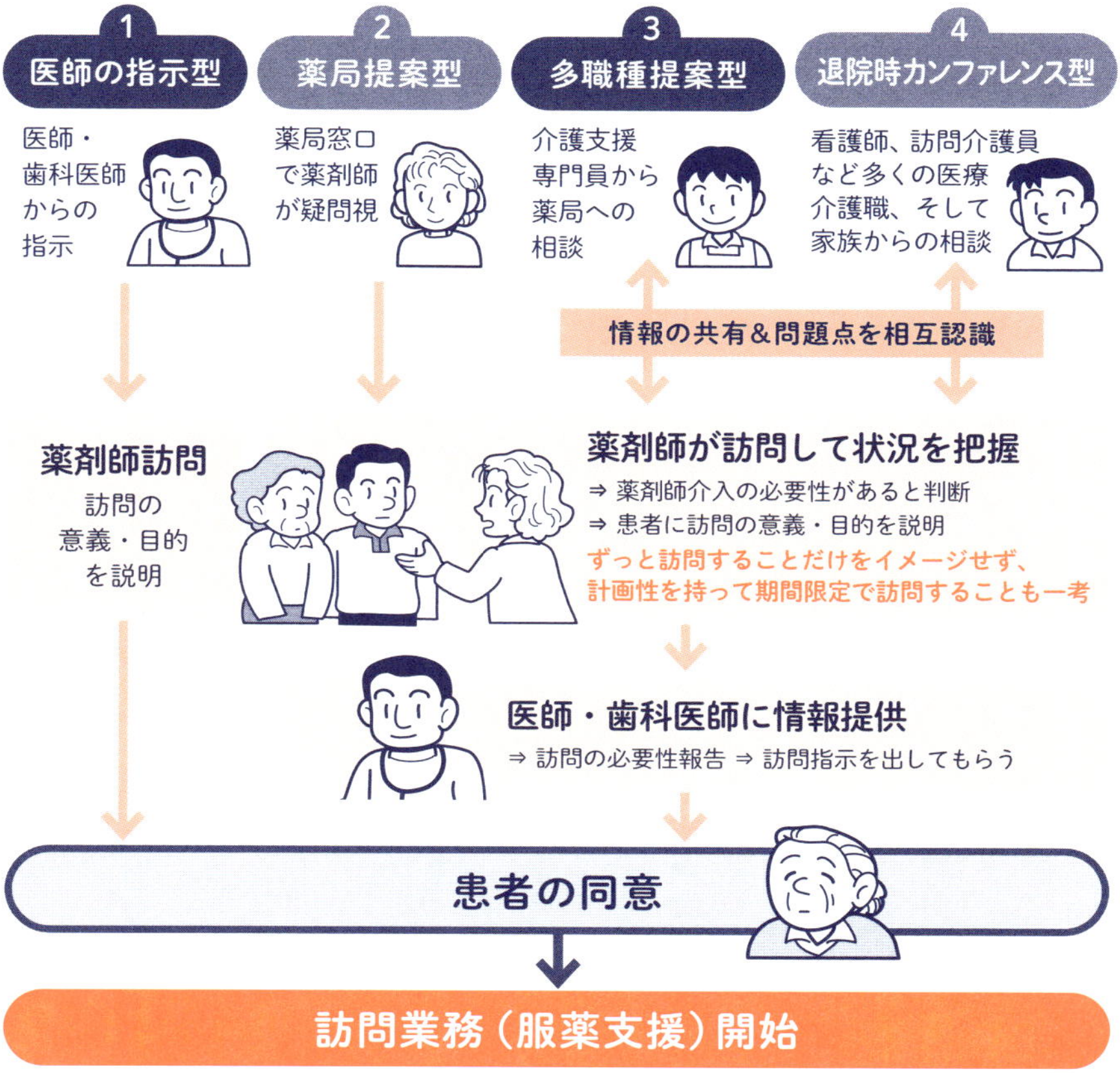

1 医師の指示型
医師・歯科医師からの指示
2 薬局提案型
薬局窓口で薬剤師が疑問視
3 多職種提案型
介護支援専門員から薬局への相談
4 退院時カンファレンス型
看護師、訪問介護員など多くの医療介護職、そして家族からの相談
情報の共有＆問題点を相互認識
薬剤師訪問
訪問の意義・目的を説明
薬剤師が訪問して状況を把握
⇒ 薬剤師介入の必要性があると判断
⇒ 患者に訪問の意義・目的を説明
ずっと訪問することだけをイメージせず、
計画性を持って期間限定で訪問することも一考
医師・歯科医師に情報提供
⇒ 訪問の必要性報告 ⇒ 訪問指示を出してもらう
患者の同意
訪問業務（服薬支援）開始

を発見した場合や、患者家族から薬に関する相談を受けた際などに、その情報を薬剤師に提供することが訪問のきっかけになるパターンです。薬剤師は患者宅を訪問し、情報から得た問題点を確認します。その結果、訪問が必要だと判断した場合には、患者の了解を得たうえで処方医に情報提供を行い、訪問の指示を得て、正式な訪問薬剤管理指導を開始します。今後、このパターンは多職種連携の推進により増えていくと考えられます。

④退院時カンファレンス型

退院時カンファレンスをきっかけとして薬剤師が訪問薬剤管理指導を開始するパターンです。入院中の服薬管理状況をもとに、退院後の投薬の内容（薬の数、服薬方法等）や患者の状況（認知等）、さらに自宅での療養環境（1人暮らし等）などから、患者の退院後も訪問薬剤管理指導が必要と判断されるケースがあります。

Section 1-6

オンライン服薬指導は今後ますます広がっていく!?

患者が自宅で服薬指導を受けられるオンライン服薬指導は利便性が高い一方で課題点もあります。今後の展開と併せて見てみましょう。

オンライン服薬を始めるには届出と環境整備が必要

処方箋に基づく調剤時（薬剤交付時）のオンライン服薬指導が薬機法の改正により、２０２０年９月に解禁となりました。

薬局がオンライン服薬指導を行うためには、まず事前に厚生局に薬剤服用歴管理指導料４（情報通信機器を用いた服薬指導）の届出をします。

２０２０年の診療報酬改定で追加されたオンライン服薬指導に関する項目は、「外来患者へのオンライン服薬指導」と、「在宅患者へのオンライン服薬指導」の2つです。

また、オンラインで服薬指導を行う際の留意点として、プライバシー保護の観点から、指導場所はできるかぎり他の患者などから指導内容が聞こえないような環境を整備することが求められます。

さらにオンライン服薬指導では、お互いに対面できるビデオ通話が義務化されており、対応の通信機器の準備が必要です。スマートフォンやタブレット等のデバイスで構いませんが、会計の際に支払い方法を患者と相談する必要があります。現在、会計機能付きのオンライン服薬指導システムが多種販売されています。

オンラインでの服薬指導の流れ

処方箋の原本は、患者または医療機関から郵送してもらう必要があります。電子処方箋が受けとれる場合には、この過程は必要ありません。

次に、服薬指導をいつ受けられるか患者に予約してもらい、その時刻にビデオ通話で患者を呼び出す形で服薬指導を行います。服薬指導が終わると、処方薬を薬局から患者に郵送等で送ります。代金は決済システムでの支払いか、代金引換払いかを患者が選択します。

オンライン服薬指導のメリットとデメリット

オンラインでは、患者が薬局に行く

オンライン診療の流れ（オンライン服薬指導あり）

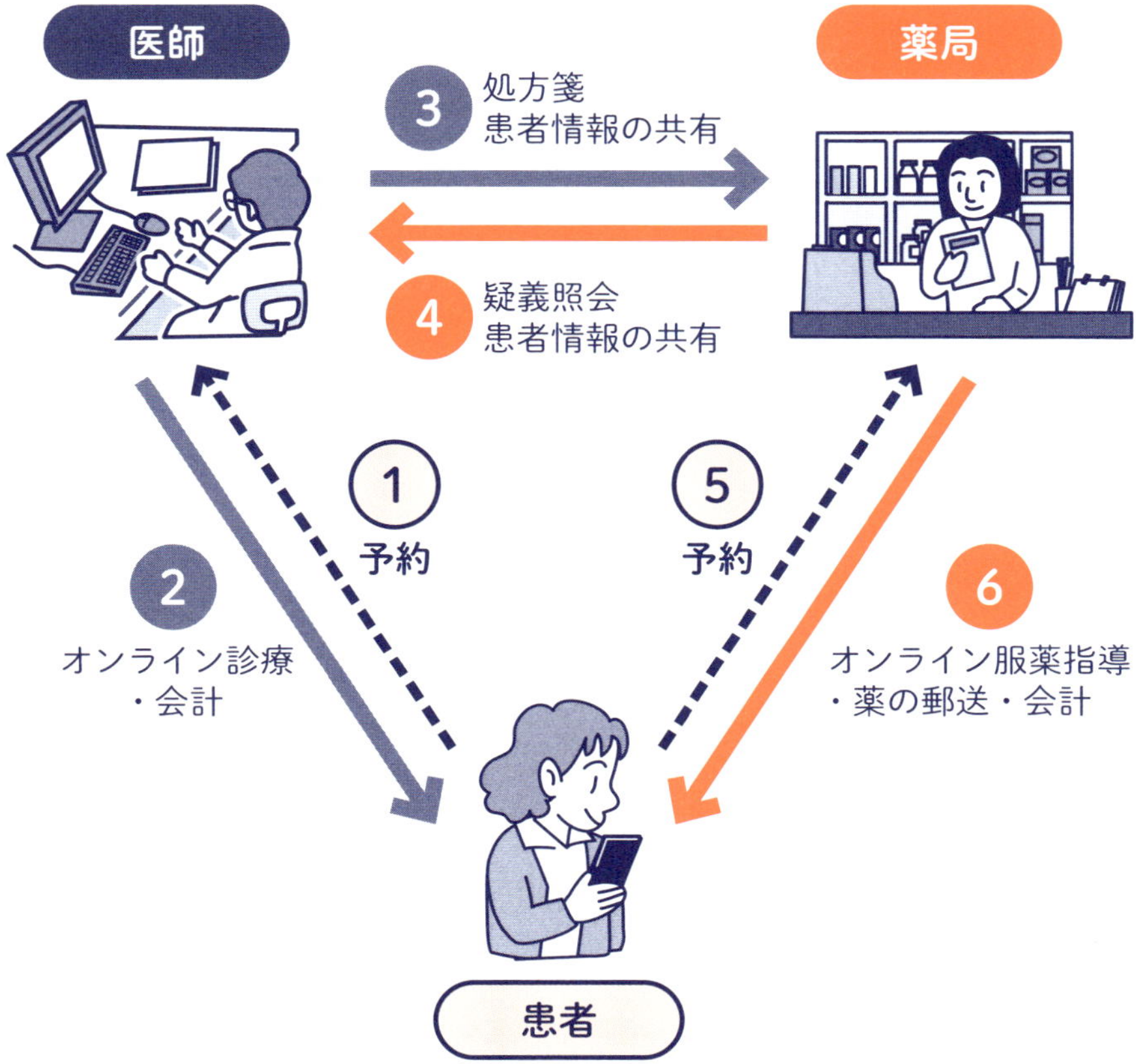

手間が省けるとともに、都合に合わせた場所で、落ち着いて服薬指導を受けられるメリットがあります。しかし、患者は実物の薬が目の前にない状態で服薬指導を受けることになるので、はじめて使う薬、とくに吸入薬など手技の必要な医薬品については、使用法の説明を受けにくいというデメリットもあります。

うまく使えない場合は、処方薬が患者の手元に届いてから、再度ビデオ通話で説明を行うか、来局してもらって、直接薬剤師から手技の指導を受ける必要も出てくるかもしれません。

電子処方箋を組み合わせることで、一連の流れがよりスムーズに進む可能性が高いことから、マイナンバーを積極的に活用できるようになると、オンライン服薬指導はいっそう進むでしょう。

時代に乗り遅れないように積極的に取り組んでいくことが大切です。

Section 1-7

最新の医薬品情報（DI）を正しく把握しておくには？

医薬品情報の活用は薬剤師の最強の武器といえます。正しい情報を適切な情報源から得るようにしましょう。

医薬品情報の吟味がキーポイント

現在は誰でもインターネットで最新の医薬品情報を入手できます。反面、ネット上には誤情報も氾濫しており、情報の取捨選択には注意が必要です。

とくに医薬品ではない健康食品等について、その効能効果をうたうことは薬機法違反となりますが、言い回しを工夫して、いかにも病気が治るかのごとく法律スレスレの表現を使っているケースも見受けられます。医薬品情報は信頼できる情報なのかよく吟味することが大切です。

一般用医薬品（大衆薬）の情報はどこで集める？

一般用医薬品（大衆薬）の情報は、基本的には説明書から入手できます。使用上の注意も「してはいけないこと」「相談すること」などの項目別に、とくに薬学的知識がない一般消費者でも理解できるように平易な表現で記載されています。ただし、最新の情報が追加されている場合があり、患者が普段服用している大衆薬についての情報を把握しておくためにも確認しておいたほうが無難です。大衆薬の情報は、「日本OTC医薬品協会」のHPで閲覧できます（次ページ下図参照）。

医療用医薬品の情報はどこで集める？

医療用医薬品の情報源としては、研究論文をはじめ、複数の論文を要約したレビュー、専門書から平易に解説した書籍までさまざまあります。薬剤師が日常的に利用するものは、医療用医薬品添付文書（2023年8月から原則電子化）、医薬品インタビューフォーム（添付文書よりも詳細な情報）、DSU（使用上の注意の改訂等の情報）などがあります。

このうち最も一般的な医療用医薬品添付文書は、「適用、用法、副作用、相互作用、吸収、分布、代謝、排泄のデータおよび薬理作用」についても記載されており、医療従事者向けの内容といえます。

ある医薬品に緊急に安全対策上の措置を取る必要が生じた場合には、製薬会社から医師や薬剤師に対して緊急安全性情報が配布されます（左図参照）。

薬剤師の役割は情報の収集、評価、そして活用

医薬品の適正使用のために薬剤師に望まれることは、さまざまな医薬品情報を収集し、その情報を評価し、かつ活用できるように整理しておくことです。

もし薬局で副作用等を発見した場合には、すみやかに医師に連絡して患者に受診を促すとともに、その結果を厚生労働省や製薬会社に報告することが大切です。それらのデータが蓄積されることで、医薬品使用の安全性が高まっていきます。

緊急安全性情報の例（イエローレター）

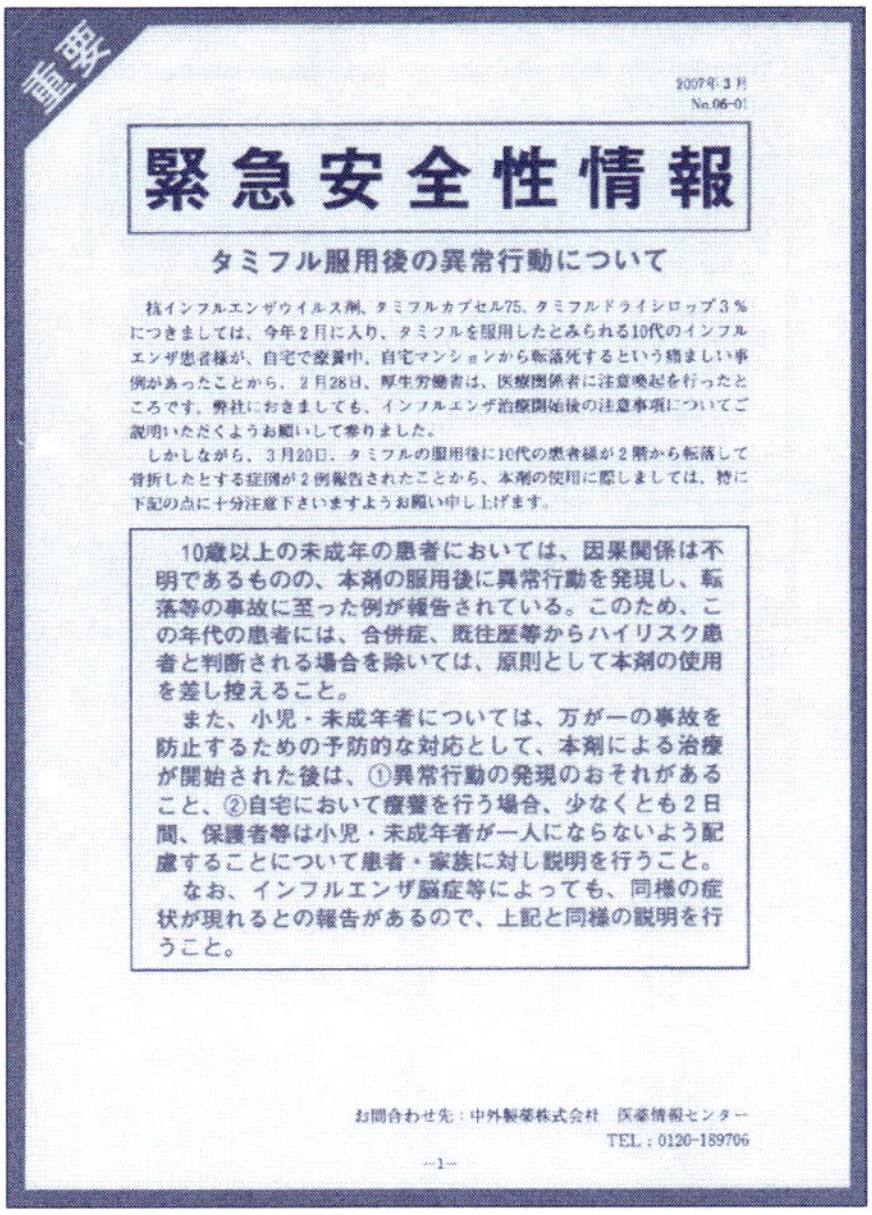

重要

2007年3月
No.06-01

緊急安全性情報

タミフル服用後の異常行動について

抗インフルエンザウイルス剤、タミフルカプセル75、タミフルドライシロップ3％につきましては、今年2月に入り、タミフルを服用したとみられる10代のインフルエンザ患者様が、自宅で療養中、自宅マンションから転落死するという痛ましい事例があったことから、2月28日、厚生労働省は、医療関係者に注意喚起を行ったところです。弊社におきましても、インフルエンザ治療開始後の注意事項についてご説明いただくようお願いして参りました。

しかしながら、3月20日、タミフルの服用後に10代の患者様が2階から転落して骨折したとする症例が2例報告されたことから、本剤の使用に際しましては、特に下記の点に十分注意下さいますようお願い申し上げます。

10歳以上の未成年の患者においては、因果関係は不明であるものの、本剤の服用後に異常行動を発現し、転落等の事故に至った例が報告されている。このため、この年代の患者には、合併症、既往歴等からハイリスク患者と判断される場合を除いては、原則として本剤の使用を差し控えること。

また、小児・未成年者については、万が一の事故を防止するための予防的な対応として、本剤による治療が開始された後は、①異常行動の発現のおそれがあること、②自宅において療養を行う場合、少なくとも2日間、保護者等は小児・未成年者が一人にならないよう配慮することについて患者・家族に対し説明を行うこと。

なお、インフルエンザ脳症等によっても、同様の症状が現れるとの報告があるので、上記と同様の説明を行うこと。

お問合わせ先：中外製薬株式会社　医薬情報センター
TEL：0120-189706

—1—

（出典）厚生労働省HPより

大衆薬の情報が得られるウェブページ

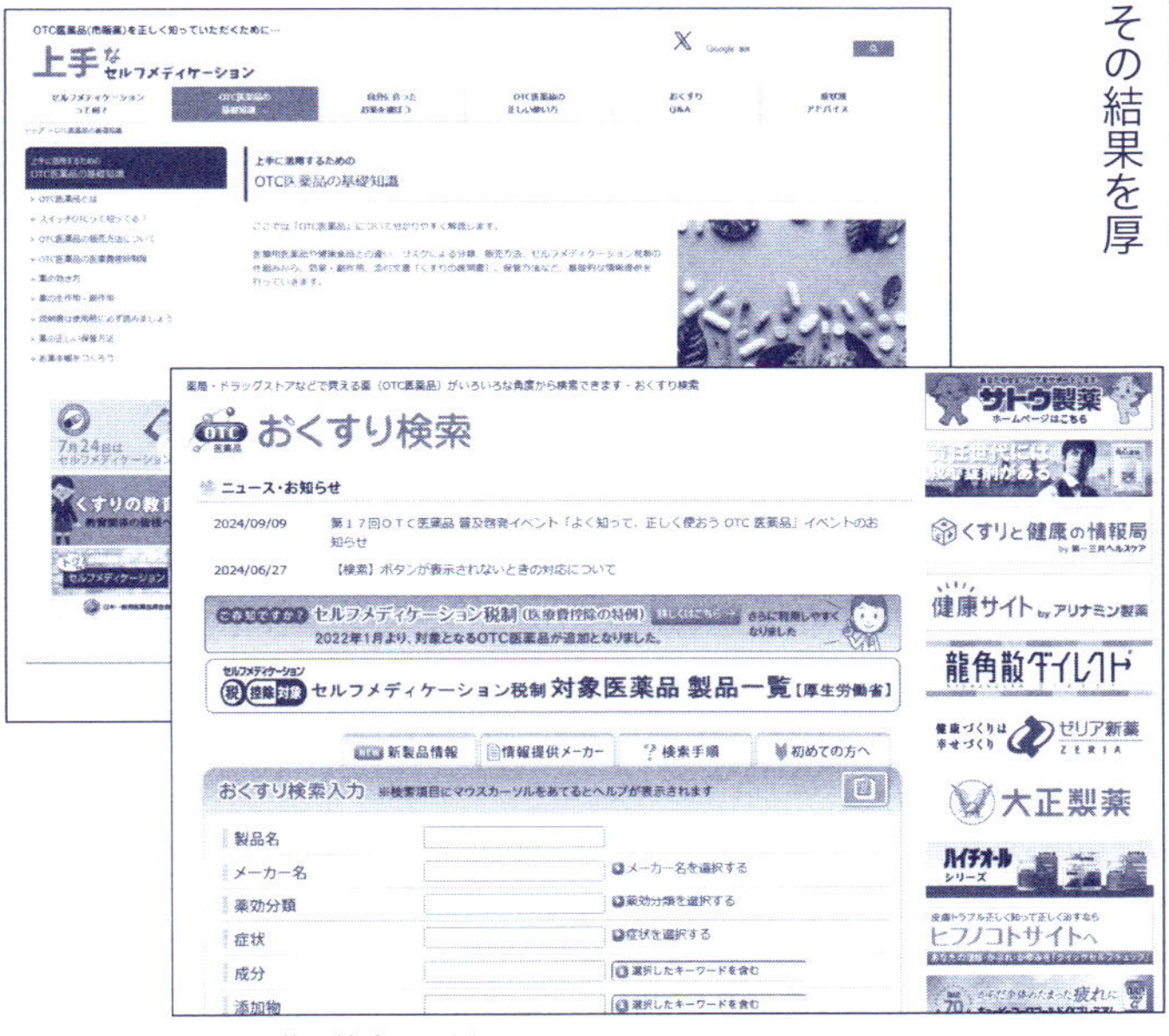

（出典）日本OTC医薬品協会HPより

column 1

薬局の真価を発揮できる在宅医療

入院患者は手厚い服薬管理を受けられる環境にいますが、在宅療養患者、とくに１人暮らしの高齢者の場合は管理が難しくなります。服薬する医薬品が多数だったり用法が複雑な場合、薬剤師が多職種連携チームの一員として関わらなければ、適切な管理ができません。

在宅服薬管理の開始時に薬剤師が発見した問題点には、さまざまな課題があります。なかでも、処方薬の飲残し等は深刻なテーマです。在宅医療における薬剤師の重要な役割は、飲残し等の軽減など服薬状況の改善です。在宅療養患者の服薬状況が悪い理由としては、「残薬や併用薬が多くなり整理できず飲めない」「何の薬か理解していないため飲まない」「薬の副作用が怖いため飲まない」「とくに体調が悪くないため飲まない（自己調節）」「錠剤、カプセル剤または粉薬が飲みこめず飲まない（飲めない）」など、さまざまなケースがあります。

服薬状況の改善方法は原因によって異なり、たとえば「残薬や併用薬が多くなり整理ができず飲めない」のであれば、残薬を調べて重複や飲み合わせ（相互作用）などに注意しながら整理します。その際、必要に応じて用法ごとに薬をまとめる「一包化調剤」を行ったり、服薬したかどうか簡単に確認できるように「服薬カレンダー」を作成したりします。また、医師と相談しながら用法の変更（１日３回服用を１日１回にするなど）を行います。そのほかの原因についても、薬の特徴や性質等を吟味したうえで改善方法を検討します。介護の現場では、嚥下不良等の理由で「錠剤を粉状にして飲ませる」ケースを見受けますが、その場合でも、粉砕可能な薬かどうか確認し、的確にアドバイスします。

◎在宅患者の薬に対する不安や悩み

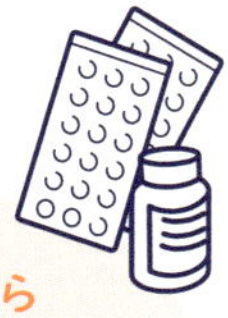

- 薬局まで行けない
- 薬の飲み方がわからない
- 薬を飲んだら体調がよくない
- 薬が飲みにくい
- 残った薬の数が合わない
- その薬にどういう効果があるかわからない

2章

薬局に
求められている
機能と役割

Section 2-1

法律で決められた薬局の形態とは？

薬局には調剤室の設置が必要不可欠ですが、調剤室があるだけでは、薬局と呼べなくなる時代になります。

調剤室がないと薬局とはいえないがそれだけでは薬局とはいえない

薬局には調剤室の設置が必須で、たくさんの医薬品を陳列していても薬局とは見なされません。厚生労働省令では、薬局の構造設備の基準に関して、6・6㎡以上の調剤室の設置を定めています。一方、2020（令和2）年9月1日に施行された改正・薬機法第2条の12によると、「薬局」は次のように定義されています。

「薬剤師が販売又は授与の目的で調剤の業務並びに薬剤及び医薬品の適正な使用に必要な情報の提供及び薬学的知見に基づく指導の業務を行う場所（その開設者が併せ行う医薬品の販売業に必要な場所を含む）をいう。ただし、病院もしくは診療所又は飼育動物診療施設の調剤所を除く」

つまり、薬局とは調剤の場だけではなく、医薬品供給と適正使用に必要な情報を提供する場ということになります。ドラッグストアのように調剤室がなく、一般用医薬品を販売している店は店舗販売業といいます。

薬局は、医療用医薬品を含めたあらゆる医薬品を取り扱える場所であると同時に、調剤した医薬品の服薬指導や一般用医薬品の情報提供等を行う場所であることが、法律上で明確化されています。

薬局の管理者は薬剤師しかなれませんが、店舗販売業の管理者（店長）は、薬剤師以外に登録販売者もなれます（次ページ上図参照）。

求められる役割が大きく変わった

以前、「薬局」は薬剤師が販売または授与の目的で調剤の業務を行う場所と定義されていましたが、時代とともに調剤だけではなく医薬品の供給の場と、その医薬品の適正使用に必要な情報を提供する場に大きく変わったのです（次ページ中図参照）。さらには、薬剤師による継続的な服薬状況の把握および服薬指導の義務などが法制化されました。

陳列してある医薬品の品目数に多少

の差はあっても、薬局では、薬剤師が処方箋の調剤と医薬品の販売などの対物業務だけでなく、医薬品を適正に使用するために必要な情報を提供するなどの対人業務にも関わることが求められています。

「薬局」という名称は、薬機法上の薬局開設の許可を受けた場合のみ使用が許されます。例外として、病院や診療所で薬を調剤する場所は、法律上は「調剤所」と呼ばれますが、「薬局」の名称を使用することができます（法施行規則第10条。左下図参照）。

薬局と店舗販売業の違い

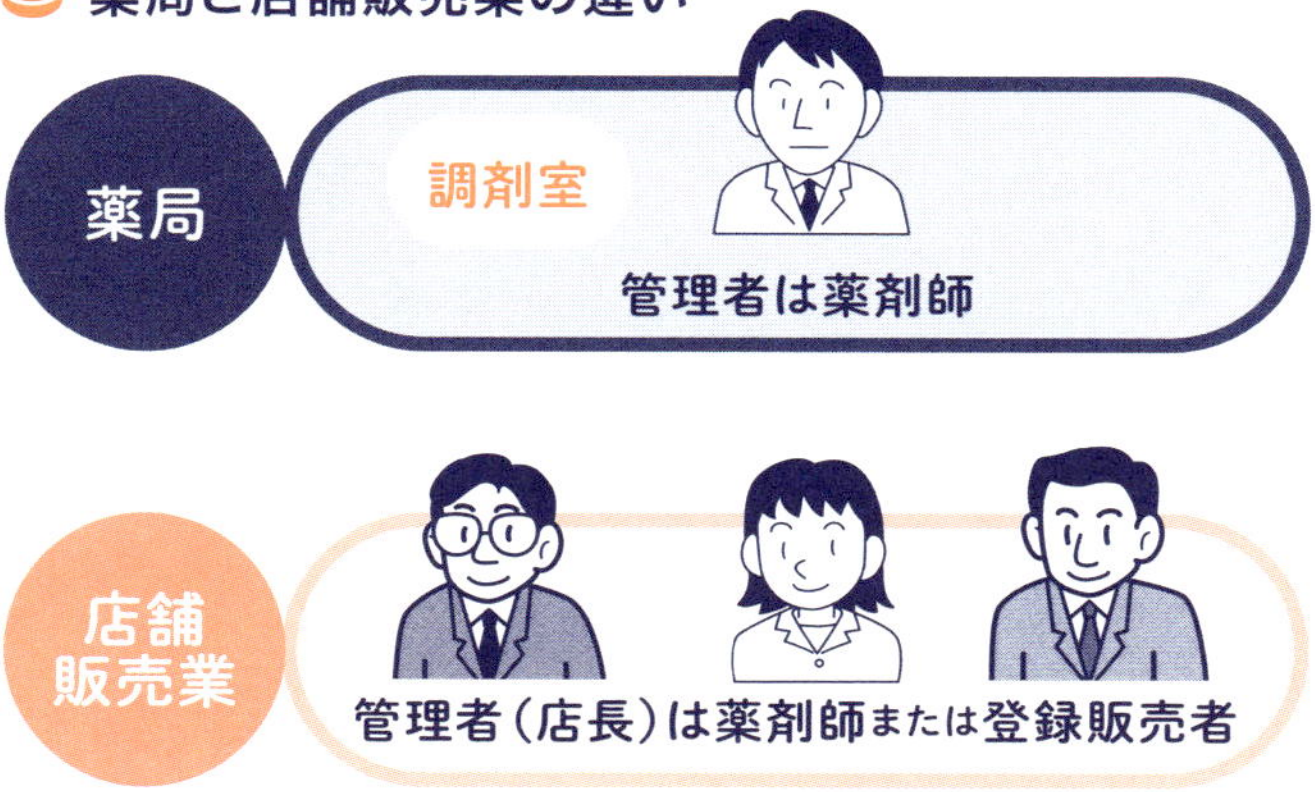

薬局の業務内容とは？

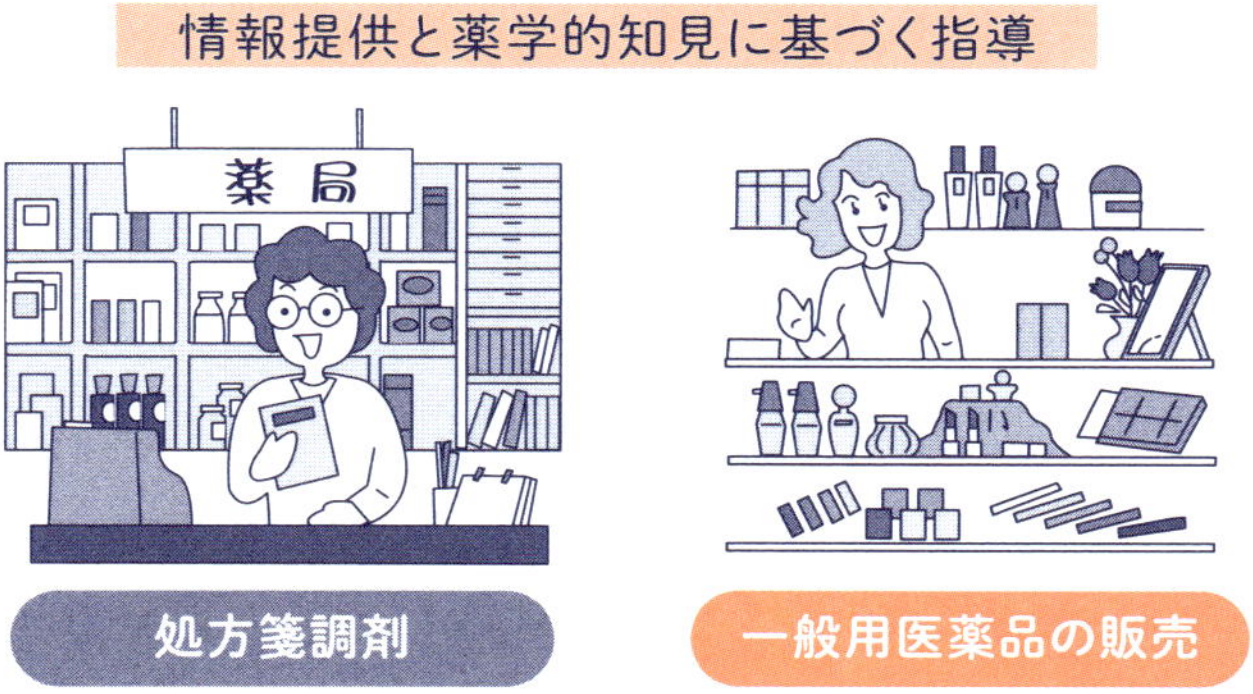

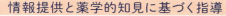

病院内の薬局は調剤所

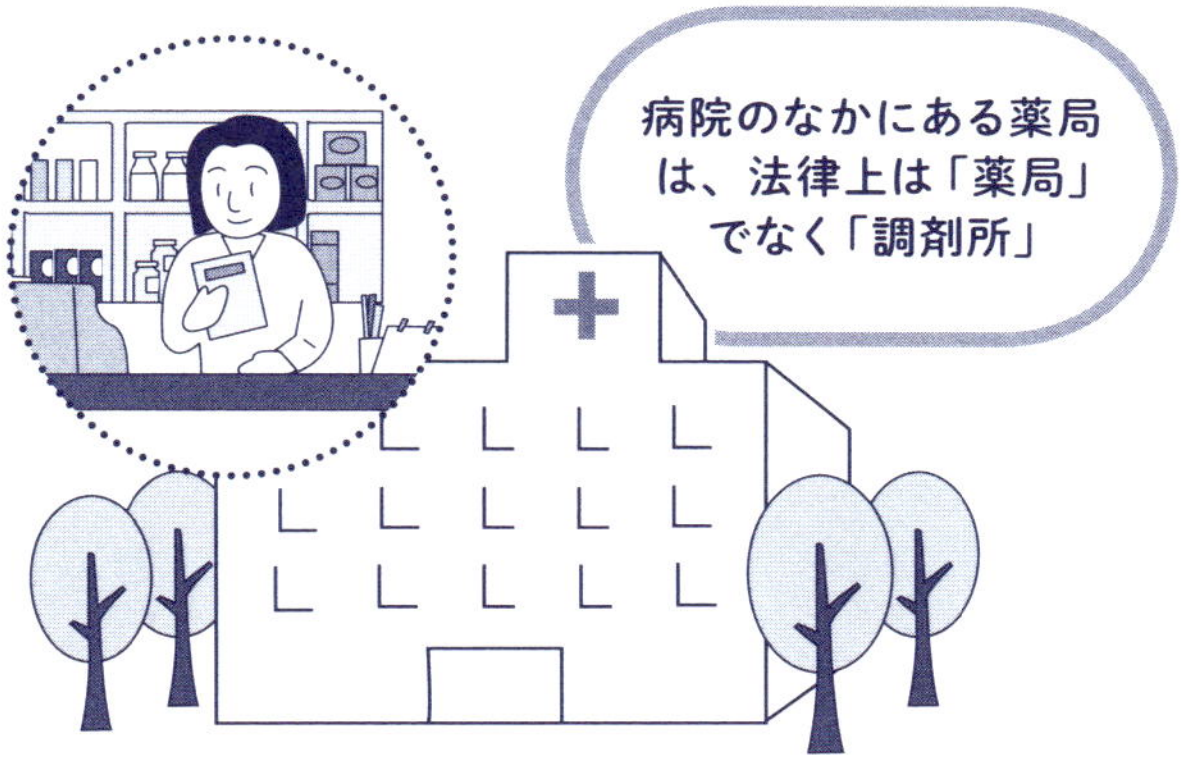

Section 2-2

医療保険制度のなかでの薬局の役割とは？

日本国民は、「いつでも、どこでも、誰でも」医療機関を受診できます。この国民皆保険制度を守るため、薬局は医療費の適正化に関わっています。

日本の医療保険制度は国民皆保険で支えられている

1961（昭和36）年、日本国民すべての人に公的医療保険への加入が義務づけられました。これが〝国民皆保険〟です。この制度のおかげで、日本は世界最高レベルの平均寿命と保健医療水準を維持しています。

公的医療保険制度には、以下の3種類があります（次㌻上図参照）。

①**被用者保険**　職域をもとにした保険（健康保険、共済制度）

②**地域保険**　居住地（市町村）をもとにした保険（国民健康保険）

③**後期高齢者医療制度**　75歳以上の人および65～74歳の人で一定の障害の状態にあり後期高齢者医療広域連合の認定を受けた人のための保険

ちなみに公的医療保険は、病気やケガをしたときなどに、診療（医療サービスという現物）を受けることができる現物給付[※1]の制度です。

薬局での支払いも医療費に含まれる

医療サービスの価格は、すべての医療行為それぞれについて診療報酬点数表で「診察料〇〇点」などと定められています（自由診療を除く）。この点数に10円をかけた金額が診療報酬（医療費）となり、実際に患者が支払う金額は自己負担割合（3割など）分の金額となります。

これと同様に、薬局で行ったサービスの金額（調剤報酬）は調剤報酬点数表で価格が定められています。診療報酬も調剤報酬もすべて国民医療費に含まれます。

したがって、薬局では調剤報酬点数表をもとに、適正なサービスを提供することが重要です。国民医療費全体の約2割を薬価・薬剤費が占めるなか、調剤報酬の適正化に薬剤師は大きな役割を担っています。

医療保険制度の問題点と薬局ができる対応策

日本の医療保険制度には、次のような2つの大きな問題点があります。

公的医療保険の種類と対象者

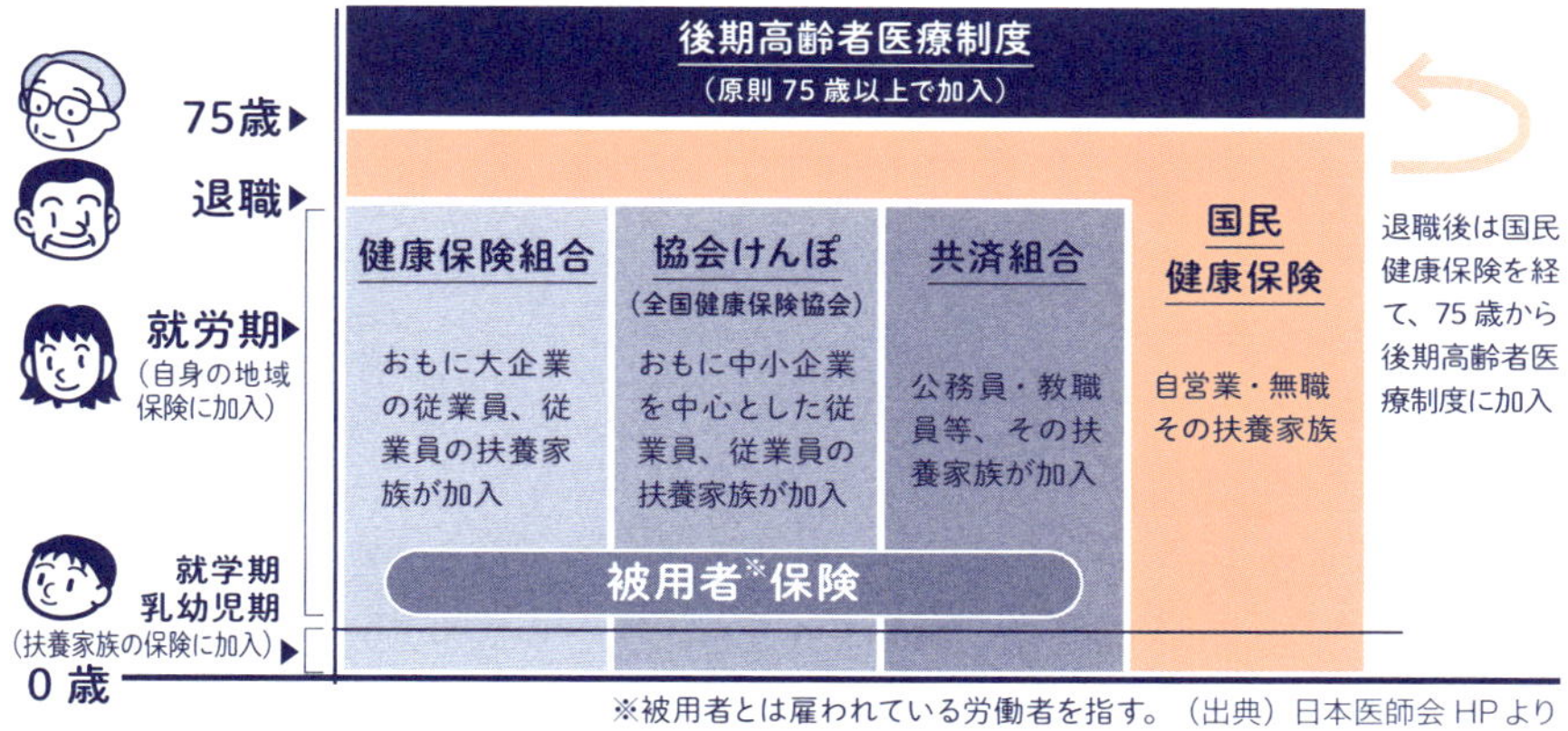

※被用者とは雇われている労働者を指す。（出典）日本医師会HPより

国民医療費と薬剤費等の推移

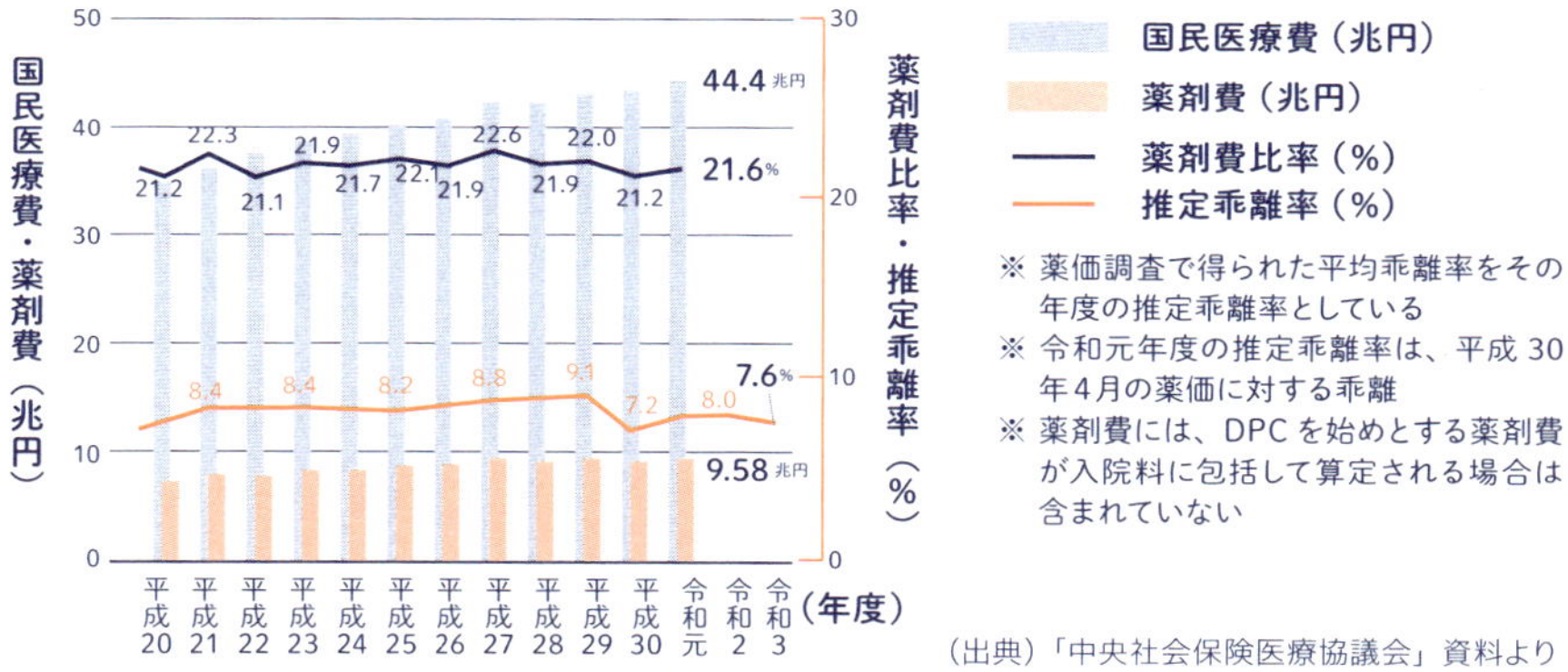

（出典）「中央社会保険医療協議会」資料より

まず1つ目が、医療財政の悪化です。後期高齢者の増加や医療の高度化などの要因によって医療費が増加し、保険者の財源を圧迫しています（上図下参照）。

2つ目は、疾病予防に対する保険給付が認められていない点です。つまり疾病予防に関しては医療保険が使えないため、セルフメディケーションを推進し、一般用医薬品や健康食品を上手に活用する必要があります。

このような問題に対して、後発医薬品（ジェネリック医薬品）の使用推進や、疾病の重症化予防、ポリファーマシー※2対策（6種類以上の薬が処方された患者に対し、薬剤師が処方を見直す）など、薬局には医療費を適正化する役割が求められています。

※1現物給付　診察、薬剤の給付等、療養の給付が直接患者に提供される方法をいう。
※2ポリファーマシー　多くの疾患を抱えた患者で処方薬の数も多い場合に、薬の相互作用や飲み違い・飲忘れなどによって生じる有害現象。

Section 2-3

介護保険制度のなかでの薬局の役割とは？

超高齢社会では、介護においても社会保険制度が導入され、高齢者医療や在宅医療が充実するとともに薬局の役割も変化しています。

介護保険制度の目的としくみ

日本は世界に類を見ない超高齢社会を迎えています。

高齢化の進展に伴い、要介護高齢者の増加、介護期間の長期化など介護ニーズが増大するなか、核家族化、老老介護などに対応するには従来の医療制度では限界があるため、社会全体で支え合うしくみとして介護保険制度（介護保険法）が1997年に成立し、2000年に施行されました。介護が必要な状態になっても、要介護者が住み慣れた地域で、できるだけ自立して、安定した生活を続けられるように支えるしくみです。

そのため、この制度の基本的な考え方としては自立支援を理念とし、利用者本位で選択ができる社会保険方式を採用しています。

介護保険費用が膨らむなか薬局が行う居宅サービスとは

後期高齢者の増加に伴って介護職員の確保が喫緊の課題となり、医療費同様に介護保険費用も膨らみ続け、保険料の上昇や給付の見直しといった事態を招いています。そうしたなかでも介護保険の利用者でもある高齢者のほとんどは疾患を持ち、医療機関を受診して処方薬を服用しているため、住み慣れた自宅、そして地域で安心して暮らせるよう、薬局が服薬の支援をする必要があります。

介護保険では、薬剤師が利用者の自宅や施設を訪問し、薬学的な訪問指導を行った場合、「居宅療養管理指導費」が算定できます。患者の視点からいえば、薬局に行けない状態になったとしても、これまで受けていた薬局のサービスを自宅や施設で受けることができます。

介護施設にいる患者に対して薬局・薬剤師ができること

老人介護施設には、薬剤師が常駐していないため、施設内で調剤ができません。そのため、外部の薬局が調剤を行い施設に届けることで、入所者に医

介護保険での居宅療養管理指導のしくみ

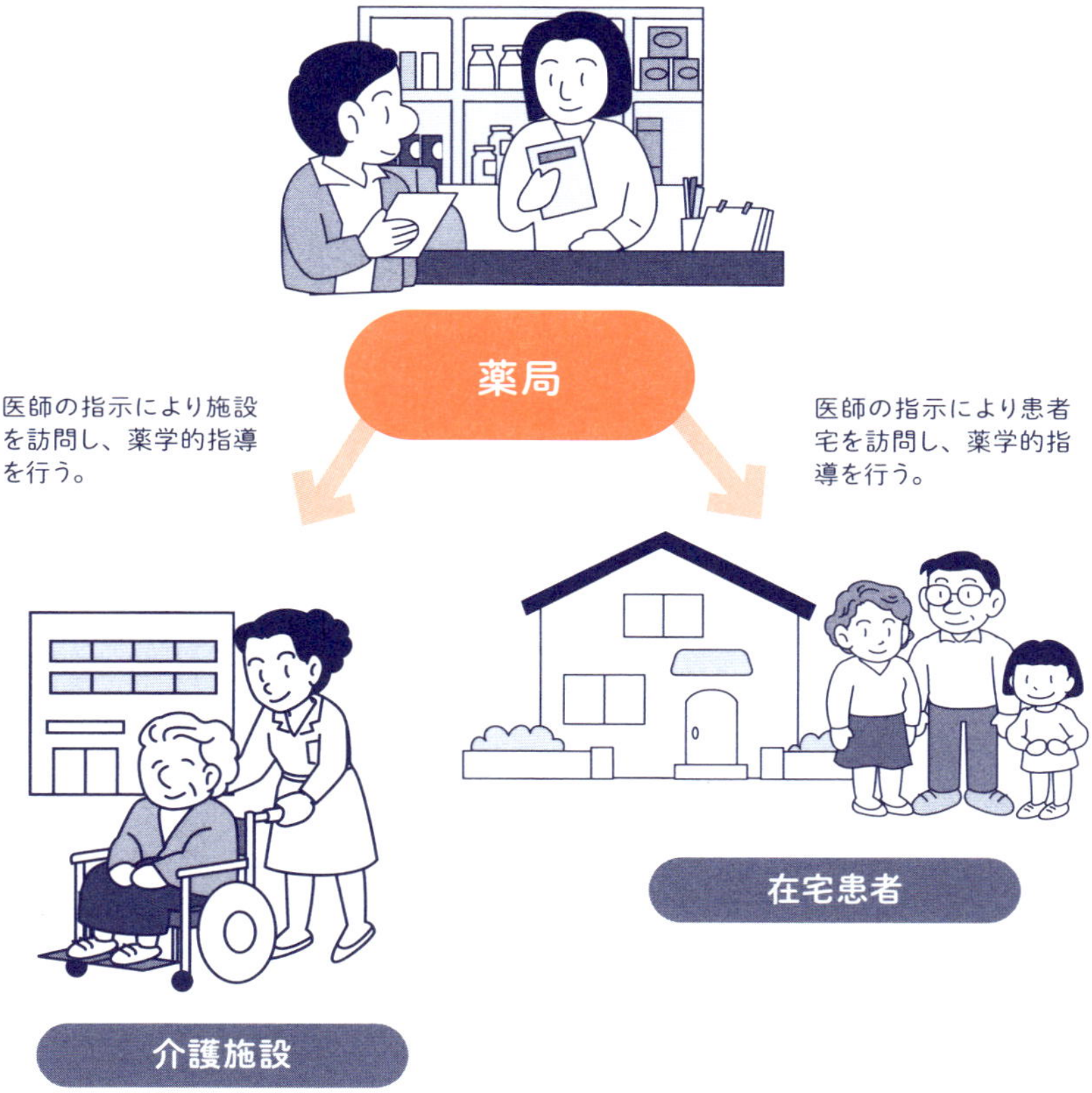

薬品を提供しています。その際、必要に応じて、施設の医師や看護師、ケアマネージャー、介護職員に医薬品の適切な情報を提供し、医薬品の適正使用の推進を図っています。

　このように、患者が通院困難になった場合でも、患者宅もしくは施設で薬局のサービスを受けることができます。この場合、医療保険扱いでも、介護保険扱いでも、どちらでもかまいません。要介護や要支援などの介護認定を受けていて、介護保険を使える人であれば、介護保険が優先されますが、誰もが在宅（居宅）サービスを受けることができ、薬剤師が行う「在宅患者訪問薬剤管理指導（医療保険）」や「居宅療養管理指導（介護保険）」などの在宅サービスを受けることができます（上図参照）。介護保険制度においても、薬局は今後さらに活躍する場が増えていくでしょう。

Section 2-4

地域包括ケアシステムでの薬剤師・薬局の機能

地域住民が住み慣れた地域でそのまま暮らせる街づくりを、地域住民と一緒にデザインできるよいチャンスが到来しました。

医療の2025年問題に対応するための地域包括ケアシステム

団塊の世代700万人が75歳以上の後期高齢者となる2025年には、65歳以上の高齢者は3700万人になると予想されています。国民の医療や介護需要は今以上の増加が見込まれています。そのため、高齢者の尊厳を保ち自立生活支援を行うため、できるだけ住み慣れた地域で、最期まで自分らしい暮らしを続けることができるよう、地域の包括的な支援・サービス提供体制システムの構築を推進しています。

このシステムを「地域包括ケアシステム」と呼んでいます。地域のニーズは個々に違うため、全国一律のサービスではなく市区町村ごとに、およそ人口1万人くらいの、中学校区程度の地域を想定し、その地域のニーズに合わせて、住まい・医療・介護・予防・生活支援が一体的に提供できることを前提にしています。

薬局は地域住民が気軽に立ち寄れる場に

現在、薬局の店舗数はコンビニよりも多い状況です。薬局は店舗数が多い分、地域包括ケアシステムのなかで、さまざまな役割が期待されますが、地域住民はまだその役割を十分に認識していません。そのため、今後は薬局・薬剤師がその役割を情報発信していく必要があるでしょう。

薬局は医療機関と違い、予約も必要ないため垣根が低く、地域住民が健康について気軽に相談できる場です。

また、一般用医薬品や衛生材料、健康食品などの商品を陳列し、セルフメディケーションの推進や、介護の情報提供など幅広く住民の相談に乗ることもできます。このようにすることで、薬局は処方箋がなくても住民が気軽に立ち寄れる場となり、医療だけでなく介護などについても幅広い相談機能を持つことができるようになります。

薬局は地域における健康・介護のワンストップ相談窓口

2016年には、かかりつけ薬剤師・

薬局は健康・介護のワンストップ相談窓口

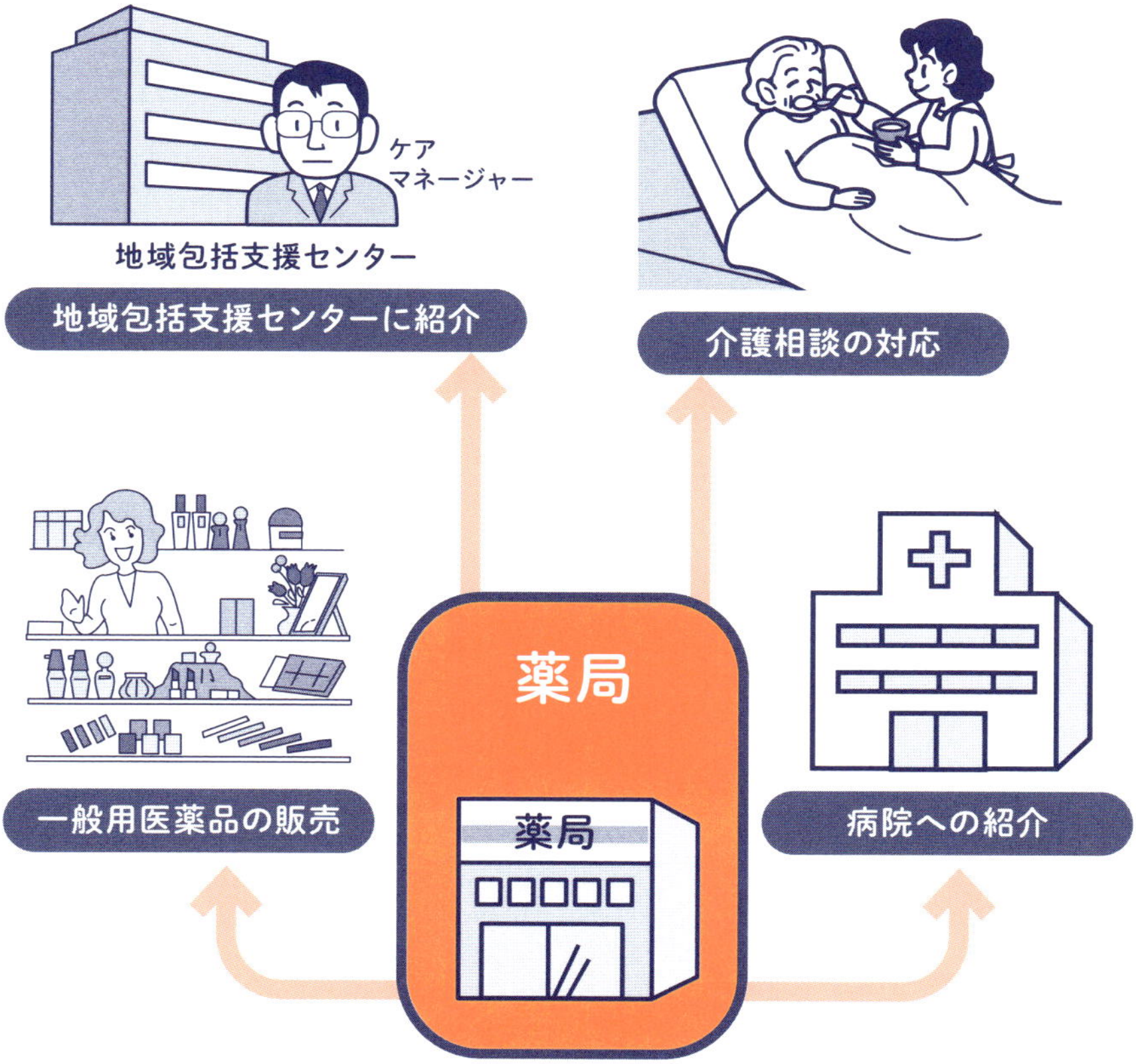

薬局としての機能に加え、積極的な健康サポート機能を持たせた薬局として、「健康サポート薬局」の認定制度が施行されました（2章-8参照）。

健康サポート薬局では、健康の維持・増進に関する相談を幅広く受け付け、定期的に健康情報を地域住民へ発信・提供することが求められています。一般用医薬品の販売や専門医療機関に紹介する取組みや、さらには介護予防を支援する地域包括支援センターと連携を取りながら、薬局に介護相談で来局した地域住民を地域包括支援センターに積極的に紹介するなど、地域の健康・介護の相談窓口としての役割も期待されています（上図参照）。

つまり、病気でなくても健康維持・増進のために地域住民を支援する機能と、在宅医療にも積極的に取り組むかかりつけ薬剤師・薬局機能という2つの機能を持つワンストップ相談窓口といえます。

Section 2-5

ますます重要になる医療と介護の連携

高齢者の疾患は、年齢とともに「治癒する病気」から「共存する病気」となり、医療と同時に介護も必要とする高齢者が増えています。

病院完結型医療から地域完結型医療へ

2023（令和5）年度の人口動態統計では、死因順位の1位は悪性新生物、2位は心疾患、3位は老衰、4位は脳血管疾患となっています。

とくに高齢者の罹患率が高い心疾患や脳血管疾患は治癒が見込まれず、疾患を抱えたまま長期療養が必要になります。また、身体機能が低下していることが多いためリハビリも必要になります。

そのため、超高齢化社会においては、急性期医療を行ってきた「病院完結型医療」から「地域完結型医療」へ、病気と共存しながら「QOL（quality of life：生活の質）の維持・向上」を目指す方向へと変化しています。具体的には、地域全体で支える「地域完結型医療」への転換と、在宅医療・介護の一体的なサービス提供体制の構築が求められています。

ちなみに、病院完結型医療は疾患の治癒を重視していましたが、地域完結型医療は患者の生活を重視して治療を行います。

地域事情に合わせた病床の機能分化の推進、在宅医療への移行

患者の高齢化にともない、病院の医療提供体制においても、高度急性期、急性期、回復期、慢性期などによる医療機能の分担と専門化を進め、地域内の他医療機関と連携して必要な医療を継続して地域に提供しています。

とくに高度急性期・急性期以外の病床では、介護など生活支援も必要となるため、医療と介護のシームレスなサービスの継続、在宅医療へのスムーズな移行など、各機関・施設間の連携が必要になります。

また一般的に、ほかの医療機関や介護施設との連携が多いほど早期退院へつながるため、2016（平成28）年度診療報酬改定では、「退院支援加算」が設けられました。各医療機関では退院支援・退院調整のしくみができ（次ページ図参照）、高度急性期・急性期病院

退院支援のしくみ

患者が安心・納得して退院し、早期に住み慣れた地域で療養や生活を継続できるように、積極的な退院支援に対する評価の充実や在宅復帰機能が高い医療機関に対する評価の見直し等を実施。

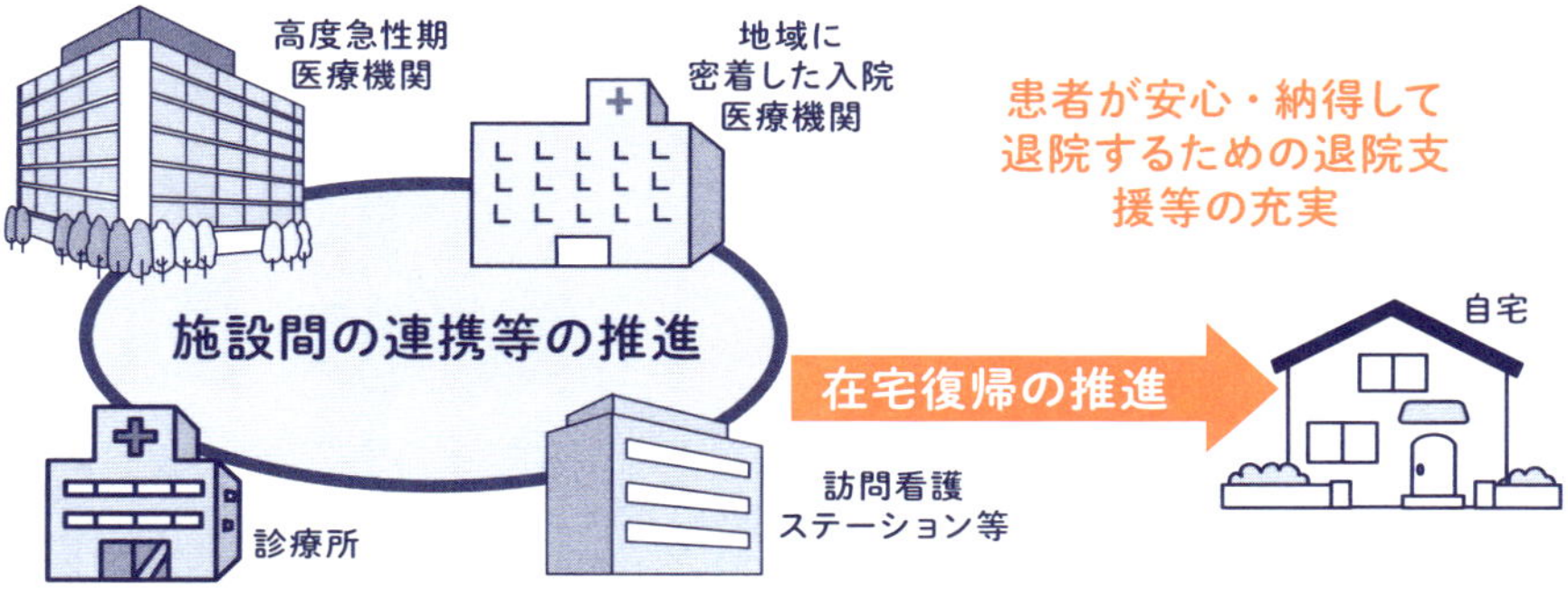

退院支援の充実

- **退院支援に関する以下の取組みを評価**
  - ・病棟への退院支援職員の配置
  - ・連携する施設の職員との定期的な面会
  - ・介護支援専門員との連携
  - ・多職種による早期のカンファレンスなど
- **在宅療養への円滑な移行を支援するための、退院直後の看護師等による訪問指導を評価**

在宅復帰機能が高い医療機関の評価

- **高い在宅復帰機能を持つ有床診療所に対する評価の新設**
  - ・7対1病棟等における在宅復帰率の基準の引上げと指標の見直し
- **療養病棟（在宅復帰機能強化加算算定病棟）における、急性期等からの在宅復帰を適切に評価するための指標の見直し**

（出典）厚生労働省「平成28年度診療報酬改定の概要」（2016年3月4日版）をもとに作成

での在院日数の短縮や、地域の病床利用状況に合わせた医療機能の転換など、さらに地域包括ケアの推進を行っています。

キーワードは医療・介護の連携と患者情報の共有

医療・介護の連携のなかで、薬局薬剤師は病院や地域の医師、歯科医師、看護師、ケアマネージャー、病院薬剤師と連携を取り、退院時カンファレンスや地域連携情報提供書などを介して患者情報を共有し、その情報をもとに処方の提案を行います。これにより、患者の薬物治療の質的向上とＱＯＬの改善に貢献します。

また、在宅医療においては生活重視の場でもあるため、医療サービスのみならず訪問入浴や介護支援などの介護サービスの提供も必要です。地域連携と多職種の協働により、医療と介護の連携がとくに重要視されるのです。

Section 2-6

地域連携薬局の機能と働きとは？

「機能分化」というと病院の病床が思い浮かびますが、薬局においても機能分化が求められるようになりました。

医療機能情報提供制度と薬局機能情報提供制度

医療法では、住民や患者自らが医療機関を適切に選択できるよう、医療機能に関する情報の報告を医療機関に義務づけています（医療機能情報提供制度）。これと同様に、改正薬機法では住民や患者が薬局の選択を適切に行えるように、薬局の機能に関する情報の報告を薬局に義務づけています（薬局機能情報提供制度）。

両者の情報は、全国の医療機関や薬局を検索できる医療情報ネット（ナビイ）で公表しています。このなかで、とくに「地域連携薬局」と「専門医療機関連携薬局」という機能分化した2種類の薬局については、都道府県知事が認定して名称を表示できるようにしています。

薬局に求められる2種類の機能分化

薬局には、以下のような2種類の機能分化が求められています。

①地域連携薬局

入退院時の医療機関等との情報連携や、在宅医療等に地域の薬局と連携しながら一元的・継続的に対応できる薬局

②専門医療機関連携薬局

がん等の専門的な薬学管理に関係機関と連携して対応できる薬局

地域連携薬局および専門医療機関連携薬局については、2021（令和3）年8月1日施行の改正薬機法で導入され、所在する都道府県知事の認定が必要です。つまり都道府県が認定すれば、地域連携薬局もしくは専門医療機関連携薬局の看板を掲げることができるということです。

地域連携薬局の役割と認定されるための要件

地域連携薬局とは、かかりつけ機能を持ち、入退院時の医療機関等との情報連携や、在宅医療等に地域の薬局と連携しながら一元的・継続的に対応できる薬局です（次ページ図参照）。

認定のためのおもな要件としては、

地域連携薬局の役割とおもな認定要件

- **外来受診時だけではなく、在宅医療への対応や入退院時**を含め、他の医療提供施設との服薬情報の一元的・継続的な情報連携に対応できる薬局
- **他の医療提供施設（医療機関、薬局等）の医療従事者との連携体制を構築**したうえで対応することが必要
- 地域連携薬局としては、他の薬局に対する医薬品の提供や医薬品に係る情報発信、研修等の実施を通じて、**他の薬局の業務を支えるような取組み**も期待

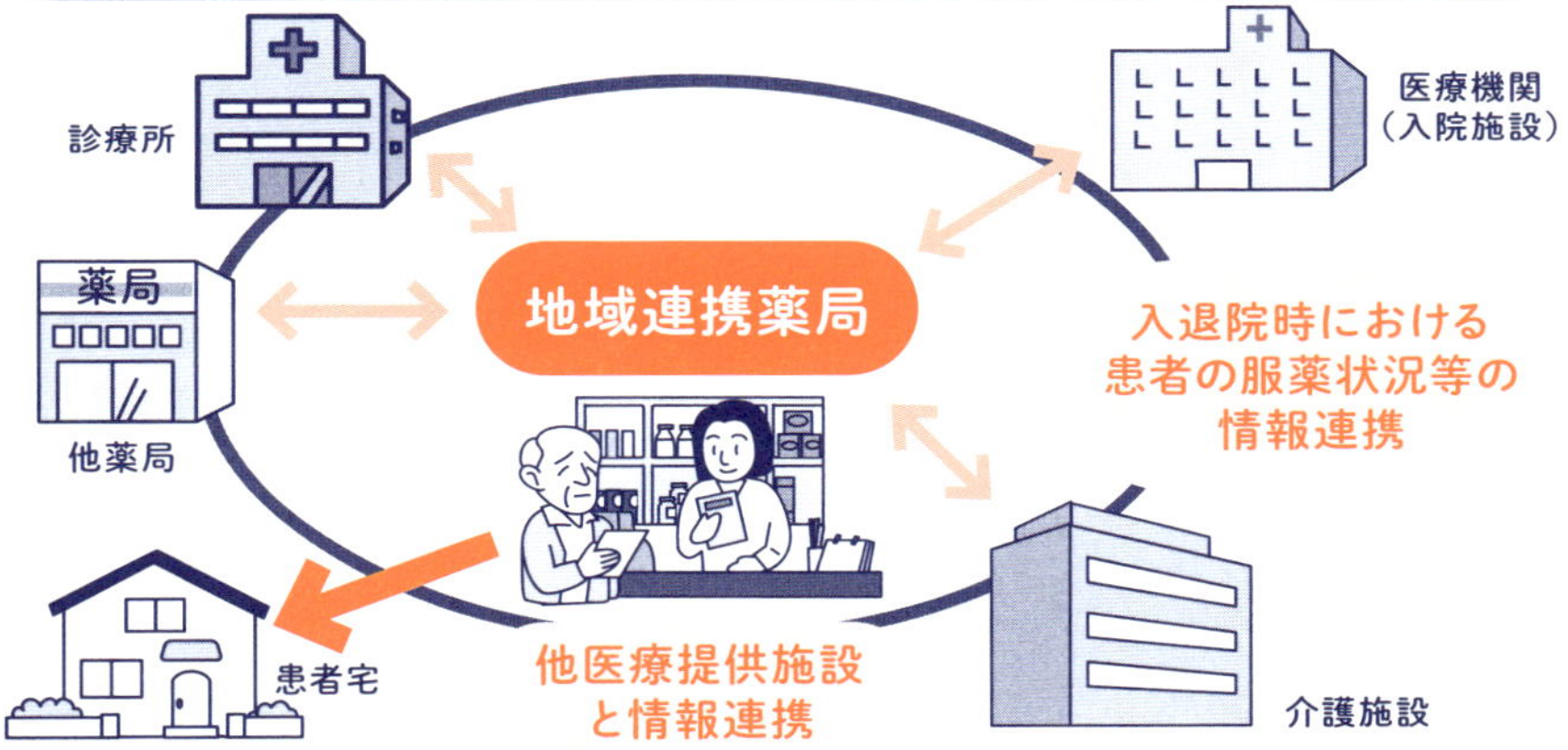

おもな認定要件

- ・**関係機関との情報共有**（入院時の持参薬情報の医療機関への提供、退院時カンファレンスへの参加等）
- ・夜間・休日の対応を含めた地域の調剤応需体制の構築・参画
- ・地域包括ケアに関する研修を受けた薬剤師の配置
- ・在宅医療への対応（麻薬調剤の対応等）　など

（出典）厚生労働省　資料「薬剤師及び薬局に関する改正薬機法の施行状況及び最近の状況」（2022年1月）より一部抜粋

関係機関との情報共有、夜間・休日の対応を含めた地域の調剤応需体制の構築・参画、地域包括ケアに関する研修を受けた薬剤師の配置、在宅医療への対応等です。

地域連携薬局になるためには、常勤薬剤師の半数以上が地域包括ケアシステムに関する研修を受けることが必要です。また、在籍する他の薬剤師も地域包括ケアシステムに係る内容を理解したうえで業務に携わる必要があります（上図参照）。

この薬局は、地域の医薬品情報室として、薬局内に限らず、病院、診療所、介護老人保健施設、介護医療院等や訪問看護ステーション等に対して医薬品の適正使用に関する情報を提供するよう努めることが求められています。まさに地域包括ケアシステムの連携ハブとなる薬局といえるでしょう。

専門医療機関連携薬局の詳細については次項で説明します。

Section 2-7

専門医療機関連携薬局の機能と働きとは？

薬物治療には専門的な知識や技能が必要です。特定の疾患に対して、十分に対応できる知識や技能を持った薬剤師が求められます。

専門医療機関連携薬局には専門知識を持った薬剤師が常駐

専門医療機関連携薬局とは、がん等の専門的な薬学的知見に基づく調剤および指導の業務を行うこととされており、その認定要件（人的要件）として「学会認定等の専門性が高い薬剤師の配置」が示されています（次ページ図参照）。

がん等の専門的な薬学管理が必要な患者に対して、関係する医療機関と連携して高度な薬学管理や特殊な調剤に対応する機能を持った薬局といえます。

都道府県知事の認定を受けることにより、専門医療機関連携薬局と称することができます。

また、専門医療機関連携薬局には専門知識を持った薬剤師が常駐しています。

薬剤師には病院や薬局での研修が求められる

学会認定等の専門性が高い薬剤師になるためには、病院と薬局において研修を受ける必要があります。現在、日本医療薬学会が地域薬学ケア専門薬剤師の認定を、日本臨床腫瘍薬学会が外来がん治療専門薬剤師の認定をそれぞれ行っています。

また、研修は学会が認定した研修施設（病院と薬局）において、専門薬剤師の指導のもと、研修ガイドラインに従って5年以上を行うこととしています。

その間に、研修中に経験した50症例の報告と学会での発表、専門薬剤師認定試験の合格などの条件が課せられています。

研修施設では、日常的な薬物療法や地域薬学ケアに関する研修を行い、月に3～4回、研修病院のカンファレンス等に出席し、指導薬剤師から指導を受けます（研究発表に関する指導も含む）。

日本医療薬学会の地域薬学ケア専門薬剤師養成では、副領域（がん）を取得するためには、最低でも胃がん、大腸がん、肺がん、乳がん、造血器腫瘍のがん種に関して疫学や診断、薬物治療の知識が必要になります。

専門医療機関連携薬局の役割とおもな認定要件

専門医療機関連携薬局（今回規定した「がん」の場合）

- がん患者に対して、**がん診療連携拠点病院等との密な連携**を行いつつ、**より高度な薬学管理や、高い専門性が求められる特殊な調剤に対応**できる薬局
- 専門医療機関連携薬局としては、他の薬局に対する抗がん剤等の医薬品の提供、がんの薬物療法に係る専門性の高い情報発信、高度な薬学管理を行うために必要な研修等の実施を通じて、専門的な薬学管理が対応可能となるよう**他の薬局の業務を支えるような取組み**も期待。

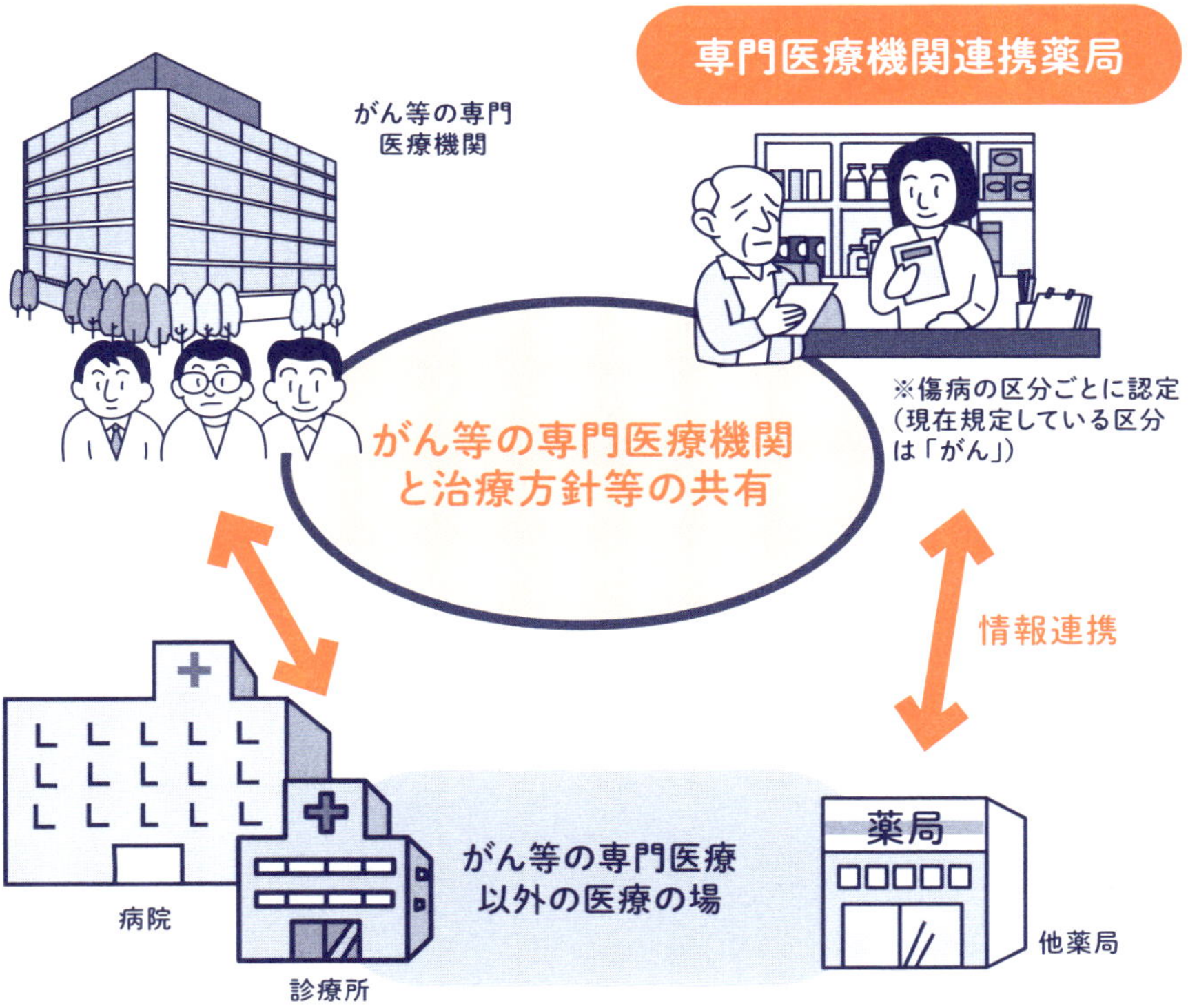

おもな認定要件

- **関係機関との情報共有**（専門医療機関との治療方針等の共有、患者が利用する地域連携薬局等との服薬情報の共有等）
- **学会認定等の専門性が高い薬剤師の配置**　など

<専門性の認定を行う団体>
日本医療薬学会（地域薬学ケア専門薬剤師「がん」）
日本臨床腫瘍薬学会（外来がん治療専門薬剤師）

（出典）厚生労働省　資料「薬剤師及び薬局に関する改正薬機法の施行状況及び最近の状況」（2022年1月）より一部抜粋

Section 2-8

健康サポート薬局の機能と役割とは？

健康サポート薬局制度は２０１６年にスタートした制度で、地域住民の主体的な健康の保持増進を積極的に支援する機能があります。

健康サポート薬局はどう定義されている？

健康サポート薬局とは、かかりつけ薬剤師・薬局の機能を持つうえに、一般用医薬品等の適正使用などの助言等を通して地域住民の健康を支援する役割を担う薬局です。病気の治療だけではなく、疾病予防の取組みや健康維持のためのサポート機能を持ちます。

地域連携薬局や専門医療機関連携薬局と違い、都道府県知事の認定は必要ありませんが、届け出が必要になります。

地域における積極的な取組み

健康サポート薬局では、おもに次のような取組みを地域で実施します。

①地域住民による主体的な健康の維持・増進を積極的に支援するため、医薬品等の安全かつ適正な使用に関する助言を行う。

②健康の維持・増進に関する相談を幅広く受けつけ、必要に応じて、かかりつけ医をはじめ適切な専門職種や関係機関に紹介する。

③地域の薬局のなかで率先して地域住民の健康サポートを積極的かつ具体的に実施し、地域の薬局への情報発信、取組み支援等を実施する。

具体的な役割としては、地域の公民館で健康に関する出前講座を行ったり、健康情報の発信、薬局に住民を集めての体操指導、健康相談会や介護相談会を開催するなど、さまざまな取組みが行われています（次ペ上図参照）。

健康サポート薬局に係る研修の受講が必要

健康サポート薬局には、技能習得型研修8時間と知識習得型研修22時間（合計30時間）の研修を受けた薬局実務経験5年以上の常駐薬剤師が必要です。特徴的なのは、多職種連携の研修として、薬局が所在する都道府県の地域包括ケアシステムの取組みを学ぶ必要があることです。そのほか、コミュニケーションや感染症など多様な知識も学びます（次ペ下表参照）。

健康サポート薬局での取組み

●出前講座（テーマ例）

薬剤師「いまさら聞けないお薬の疑問」
看護師「認知症予防」
栄養士「減塩のコツ」等の地域住民向け講座の実施

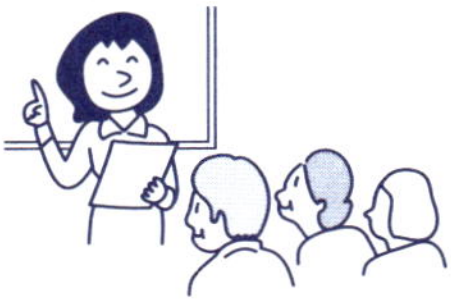

●ロコモ活動教室
●ちょっとそこまで歩こう会

薬局に地域住民が集まり、看護師等も同行しながらウォーキング等を実施

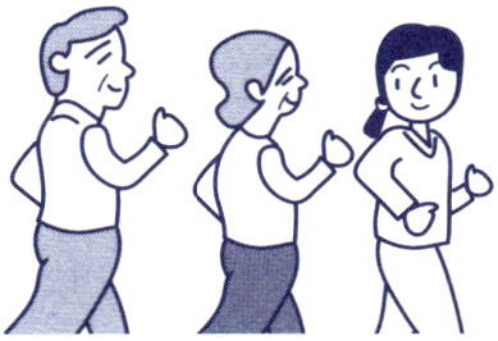

●受診勧奨により早期治療につながった事例（皮疹）

背景
塗り薬を求めて薬局を訪れた。

健康サポート薬局における対応
症状を伺った結果、帯状疱疹の可能性を考慮し、受診勧奨をした。

その後の経過
その後、抗ウイルス薬の処方箋を持参され、帯状疱疹であったことを確認した。

●健康フェア
●お薬・栄養・介護相談会

薬剤師・管理栄養士がコラボレーション。病気や食生活に関する話題の提供や相談会の実施

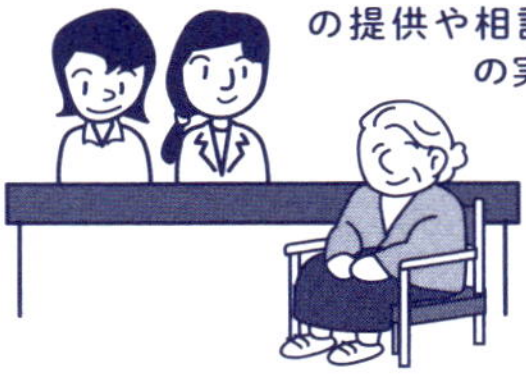

●健康通信

季節に合わせて健康や疾病予防に関する情報を発信

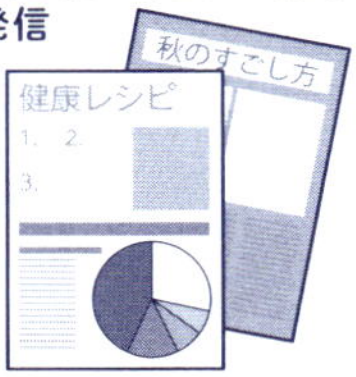

●1日薬剤師体験

地域の子どもたちが、薬の作り方や薬剤師の仕事など薬局の裏側を体験

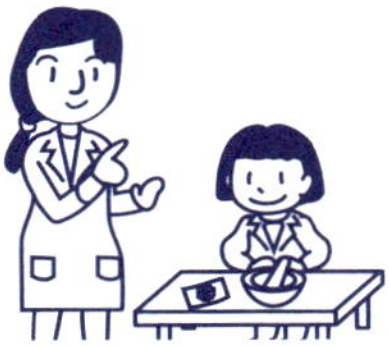

（出典）厚生労働省「医薬品医療機器制度部会」資料（2017年）

健康サポート薬局に係る研修内容

研修の実施方法		研修項目	時間数
技能習得型研修（集合研修）	健康サポートのための多職種連携研修	健康サポート薬局の基本理念	1
		地域包括ケアシステムにおける多職種連携と薬剤師の対応	3
	健康サポートのための薬剤師の対応研修	薬局利用者の状態把握と対応	4
知識習得型研修	e-ラーニング	地域住民の健康維持・増進	2
		薬事関係法規・要指導医薬品等概説	8
		健康食品、食品	2
		禁煙支援	2
		認知症対策	1
		感染対策	2
		衛生用品、介護用品等	1
		薬物乱用防止	1
		公衆衛生	1
		地域包括ケアシステムにおける先進的な取組み事例	1
		コミュニケーション力の向上	1

（出典）厚生労働省

column 2

「ChatGPT」で薬局業務が進化する？

昨今、話題の対話特化型の自然言語処理モデル「ChatGPT」は、言語の翻訳・質問への回答、テキストの要約などが得意とされています。今後、薬局でどう活用できるのか可能性を探ってみましょう。

▶薬歴作成を効率化する

薬局では服薬指導を行ったあと、薬歴に記録を残さなければなりません。「ChatGPT」の応用で、患者の訴えを入力するだけで処方箋の内容から薬歴までを効率よく作成してくれる時代がくるかもしれません。

患者の基本情報（名前、年齢、性別、連絡先など）や病歴、現在の服用薬や過去の処方履歴を入力しておくと情報を整理したり、服薬指導の内容を提案したり、患者に説明する文章を作成します。複数の医薬品を使用している場合には、相互作用の可能性をチェックして、場合によっては処方医に疑義照会する内容や患者に確認する内容を薬剤師に教えてくれます。

▶トレーシングレポートの作成とスケジュール管理

薬局では、服薬情報提供書（トレーシングレポート）などで医療機関へ患者情報の提供を行いますが、患者情報や医療機関情報を学習させることで、「ChatGPT」が各医療機関の様式に合わせて文書も作成してくれます。

抗がん剤などは、投与してからさまざまな副作用が出現しますが、投与日や投与薬剤を入力することで、経時的にモニタリングを行う項目と日程などをスケジュール化し、薬歴上に作成してくれるでしょう。そのスケジュールにしたがって患者宅に電話で様子を伺ったり、患者が来局した際に、「今日は貧血をモニタリングする日です」などリマインダーとしても使えます。さらに、副作用の症状を入力すれば、対処法のアドバイスもしてくれるでしょう。

▶医師の処方意図を推測

処方の意図がわからない場合、「ChatGPT」に処方内容や主治医の情報を入力すると文献検索が行なわれ、処方の意図が回答され、患者への説明も楽になるでしょう。調剤は機械化されますし、薬歴への入力時間も短縮できるので、より患者に向き合う時間が確保でき、患者の個々のニーズに応じた安全・安心な薬物治療の提供ができるようになるでしょう。

3 章

薬局とその周辺で働く人々の仕事

Section 3-1

やっぱり薬局の主役は薬剤師

地域の人々の健康を支える薬局と薬剤師。薬剤師の仕事は以前とは大きく変わり、より地域密着が望まれます。

医師不足が予測されるなか薬剤師が担う役割とは？

医療の担い手の必要数は、患者数との掛け算となります。ＯＥＣＤ加盟諸国のなかで日本は、人口10万人当たりの薬剤師数が203人とダントツに多い国です（次ページ上図参照）。

薬剤師は専門知識を持っており、マンパワーを活かした地域住民1人ひとりの健康づくりに貢献することが期待されています。薬剤師として働き続けるには専門性を高め、在宅医療や緩和ケアの知識・経験を積んでいき、コミュニケーション能力を磨いていくなど、さらなるステップアップが求められます。

一方、今後の日本で確実に深刻化すると予測されるのが医師不足です。生活習慣病の管理や、がん治療後のフォローなど慢性期のケアは、医師だけではなく薬剤師や他のメディカルスタッフも担わなければ医療が成り立たなくなります。

また、健康寿命を延ばすことが重要になるなか、慢性期の患者をモニタリングしていく担い手として関わることができるのが薬剤師です。加齢にともなって使う薬が増え、多病であるがために多剤併用となり、ポリファーマシーの問題が生じています。ここでも薬剤師が関わり適切に対応することで、ポリファーマシーを解消できます。

薬局機能としての薬剤師の仕事

地域の薬局は、医薬品等の供給体制の確保に加えて、来局する患者の服薬情報を把握し、その情報に基づく薬学的管理・指導を行う役割があります。また、患者の入退院時における医療機関等との連携や夜間・休日等の調剤、電話相談への対応も求められます。

薬剤師が患者情報を一元的に管理できれば、重複投薬の防止や相互作用のある薬の組み合わせを避けられ、患者が服用する薬を減らせるなどの効果につながります。

また、患者の残薬解消や副作用の早期発見、服薬状況に応じた飲み方の工

各国の人口10万人当たりの薬剤師数（2000年および2022年の比較）

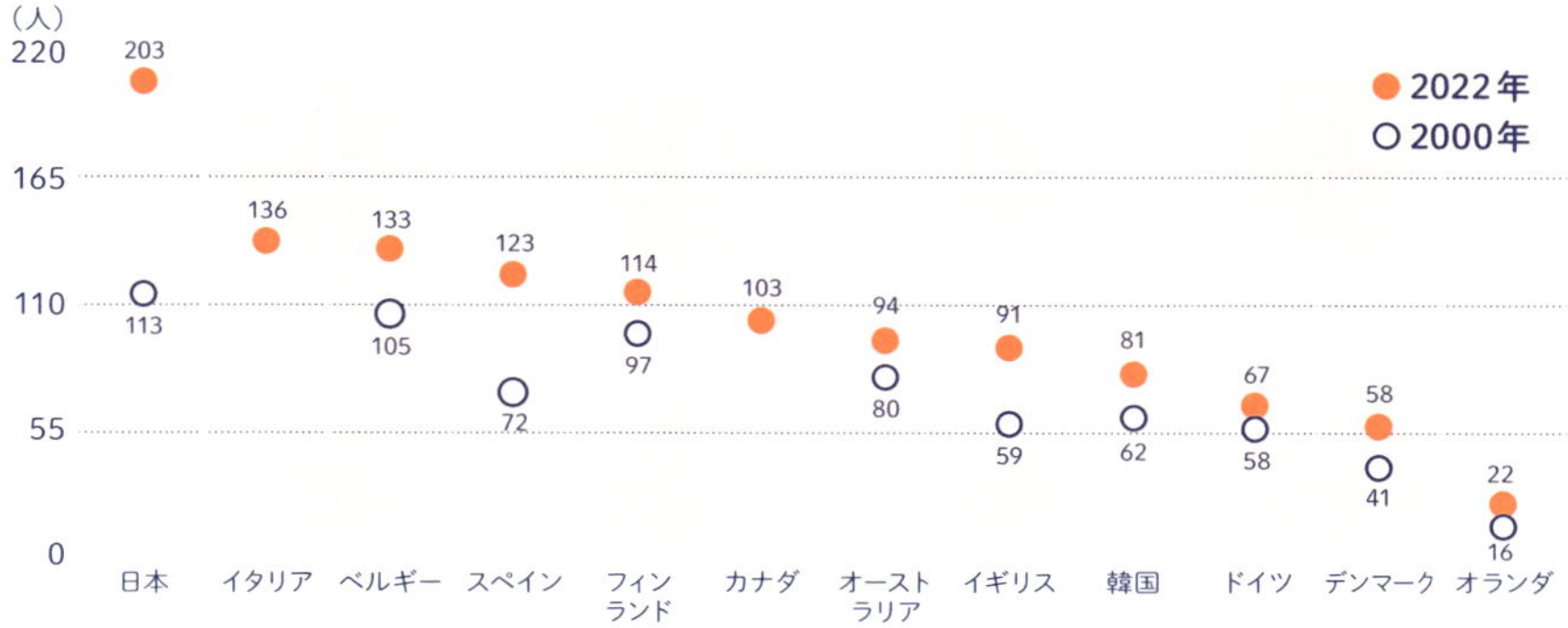

※1 データは免許を持つすべての薬剤師が対象　※2 2022年データ：フィンランド・デンマークは2021年のデータ
※3 2000年データ：イタリア・カナダはデータなし。イギリスは2002年、韓国は2004年のデータ
（出典）OECD Health Statistics 2021 & 2024 より作成

薬剤師認定制度認証機構（CPC）が認証の対象とする薬剤師への研修・認定制度の種類

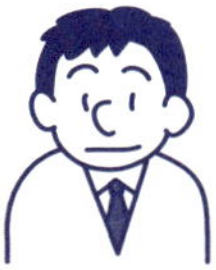

① 生涯研修認定制度	薬剤師職能の向上を目的とする各種研修を企画、実施、評価し、成果に対して単位を給付する制度、および一定水準の生涯研修記録に基づき成果を認定する制度
② 特定領域認定制度	生涯研修のなかで焦点を絞って、特定分野・領域について適切に計画されて学習を納めた成果を認定する制度
③ 専門薬剤師認定制度	特定の疾患、診療領域等を対象に、薬学的専門知識を生かして保健、チーム医療、地域医療、福祉に貢献できる能力を保証し、専門薬剤師として認定する制度
④ その他の薬剤師認定制度	特定の能力・適性を持つ薬剤師を認定する制度で上記の各制度に該当しない制度

（出典）セミナー「薬剤師認定制度認証機構の果たす役割」吉田武美（「ファルマシア Vol.56 No.10 2020）をもとに作成

夫で、服薬アドヒアランスの向上につながります。

かかりつけ薬剤師制度の内容と機能とは？

1人の患者に薬剤師が専任でケアを行うのが「かかりつけ薬剤師制度」です。薬剤師として薬局で3年間以上、現在の勤務薬局で1年以上の勤務実績があり、かつ研修認定薬剤師の資格を持つ薬剤師が、患者の同意を得た場合に「かかりつけ薬剤師」となることができます。そして、その患者の対応を行ったときに「かかりつけ薬剤師指導料」を算定できます。

かかりつけ薬剤師として信頼されるためには、薬物療法のケアはもちろん、生活へのアドバイスや健康相談、介護相談など幅広く応じるようにし、基本的に24時間対応で行います。

Section 3-2

薬局管理者の役割と求められる資質

薬局管理者として必要なのは大きな責任を負う覚悟とリーダーシップです。また、高いマネジメント能力も求められます。

開設者が薬剤師ではない場合は管理薬剤師を指定する

薬局の開設については、許可が下りれば個人でも法人でも開設者となることができます。

開設者には運営責任がありますが、開設者が薬剤師でない場合は、勤務する薬剤師のなかから、薬局管理者となる「管理薬剤師」を指定する必要があります。開設者は、この管理薬剤師が仕事のうえで重要な意見を述べたときは、その意見を尊重することが促されています。

管理薬剤師の要件とおもな役割

薬機法改正により2021年8月1日から、管理薬剤師になるための要件として、「薬局での5年以上の実務経験」と「認定薬剤師の資格」の2つが加わりました。厚生労働省の法令遵守ガイドラインでは、管理者は「薬局における実務経験が少なくとも5年あり、中立的かつ公共性のある団体（公益社団法人薬剤師認定制度認証機構等）により認証を受けた制度、またはそれらと同等の制度に基づいて認定された薬剤師」であることが重要とされています。

管理薬剤師には、「薬局等を実地に管理しなければならない」という定めがあるため、1つの施設で一定時間以上勤務することが求められます。法律では時間数を明確に定めていませんが、常勤薬剤師の規定である「週32時間以上」の勤務が必要です。おもな役割としては、医薬品等の管理、適正使用のための情報提供、従業員の監督などです。

管理薬剤師は兼業が禁止されており、その薬局以外の場所での薬事に関する実務に従事することはできません。非常勤の学校薬剤師を兼務する場合や急患センターで働く場合は、都道府県知事の許可が必要です。

管理薬剤師に求められる資質

管理薬剤師は、まず、医療従事者と

しての倫理観に加え、薬の専門家として、患者のＱＯＬ（生活の質）の向上に取り組み、薬物療法の結果に責任を持つという強い信念が必要です。

また、「ヒューマンスキル」「テクニカルスキル」「コンセプチュアルスキル」の３つのスキルが求められ、何より組織の管理者としてのリーダーシップが必要です。

管理薬剤師に求められる3つのスキル

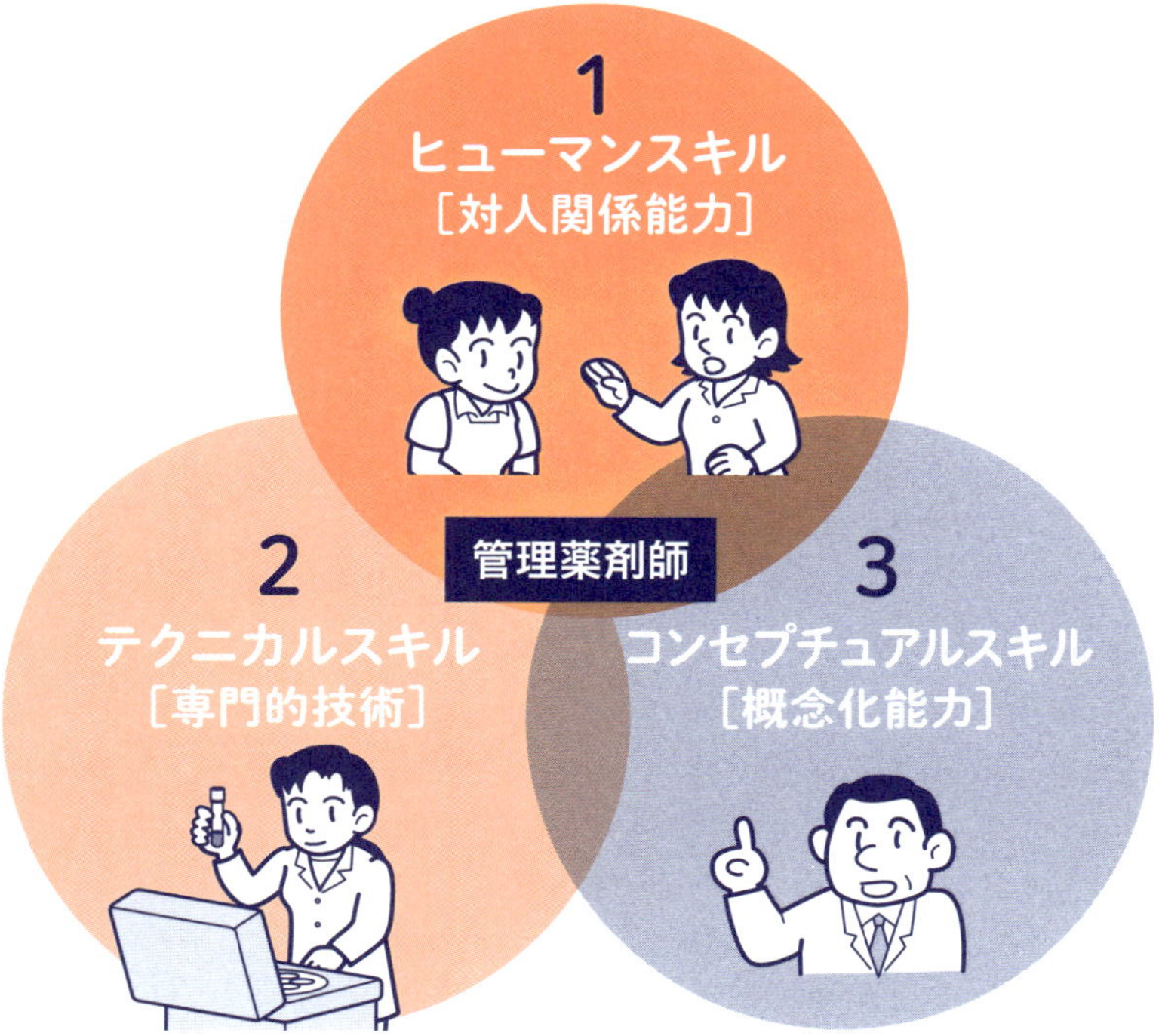

スキルの種類	解説	具体例
ヒューマンスキル（対人関係能力）	他者との良好な関係を築き、コミュニケーションを円滑に行う能力。基本的かつ最も重要なスキル	患者とのコミュニケーション、スタッフの指導・育成、チームワーク
テクニカルスキル（専門的技術）	専門的な知識や技術に基づいて、実務を遂行する能力。薬剤師としての基礎能力	調剤、薬歴管理、薬の効果や副作用に関する知識
コンセプチュアルスキル（概念化能力）	全体像を把握し、戦略的に物事を考え、問題を解決する能力。管理職としてのリーダーシップ	業務の効率化、薬局運営の戦略立案、トラブルシューティング

（出典）厚生労働省 HPより

Section 3-3

事務員やパートナーとの連携が大切

薬局の医療事務職も医療に関わる仕事であるという
自覚と責任を持って働くことが、今まで以上に強く求められます。

薬局事務員からパートナーとしての業務へ

2019年4月2日、今まで薬剤師がほぼ独占して行ってきた業務の一部を、一定の条件下で薬局事務員でも可能とする内容の文書が厚生労働省から通知されました（「0402通知」）。これを受け、薬局事務職の業務範囲が広がりました。

薬剤師の働き方も、薬の取りそろえ（ピッキング業務）といった対物業務から、患者へのアフターフォローといった対人業務へと広がってきています。ここで重要になるのが、薬剤師と協働する人材です。この人材を「パートナー」と呼ぶ場合もあります。

「0402通知」に基づき、薬局事務員が調剤補助業務を行うことで、薬剤師の業務負担は軽減されます。その結果、薬剤師は服薬指導に集中し、医師へのフィードバックに時間を割くことが可能になるため、医療全体の質の向上につながると考えられています。

薬局事務員やパートナーの仕事とはどんなもの？

レセプト業務

レセプトとは、組合健保や協会けんぽ、市区町村など、健康保険の保険者に請求する診療報酬明細書のことです。患者が負担しない部分の医療費は、レセプトに基づいて保険者から支払われます。この保険請求をするためのレセプトの作成を行う業務は、薬局の収入に関わる大切な業務です。

接客、事務作業

患者が提出する処方箋やお薬手帳の受取り、医薬品卸が納品した薬剤の受取りや伝票のチェック、処方箋の管理や各種伝票の整理、経費やレジ金などのお金の管理を行います。

ピッキング業務

薬剤師の指示・管理のもとで、包装された状態の薬剤を、処方箋に基づいて取りそろえる業務です。なお、軟膏剤・水剤・散剤などを直接計量・混合する行為は認められていません。

お薬カレンダーへのセット

パートナーは薬剤を薬袋に入れる

患者来局時の流れと薬剤師と医療事務（パートナー）の役割分担

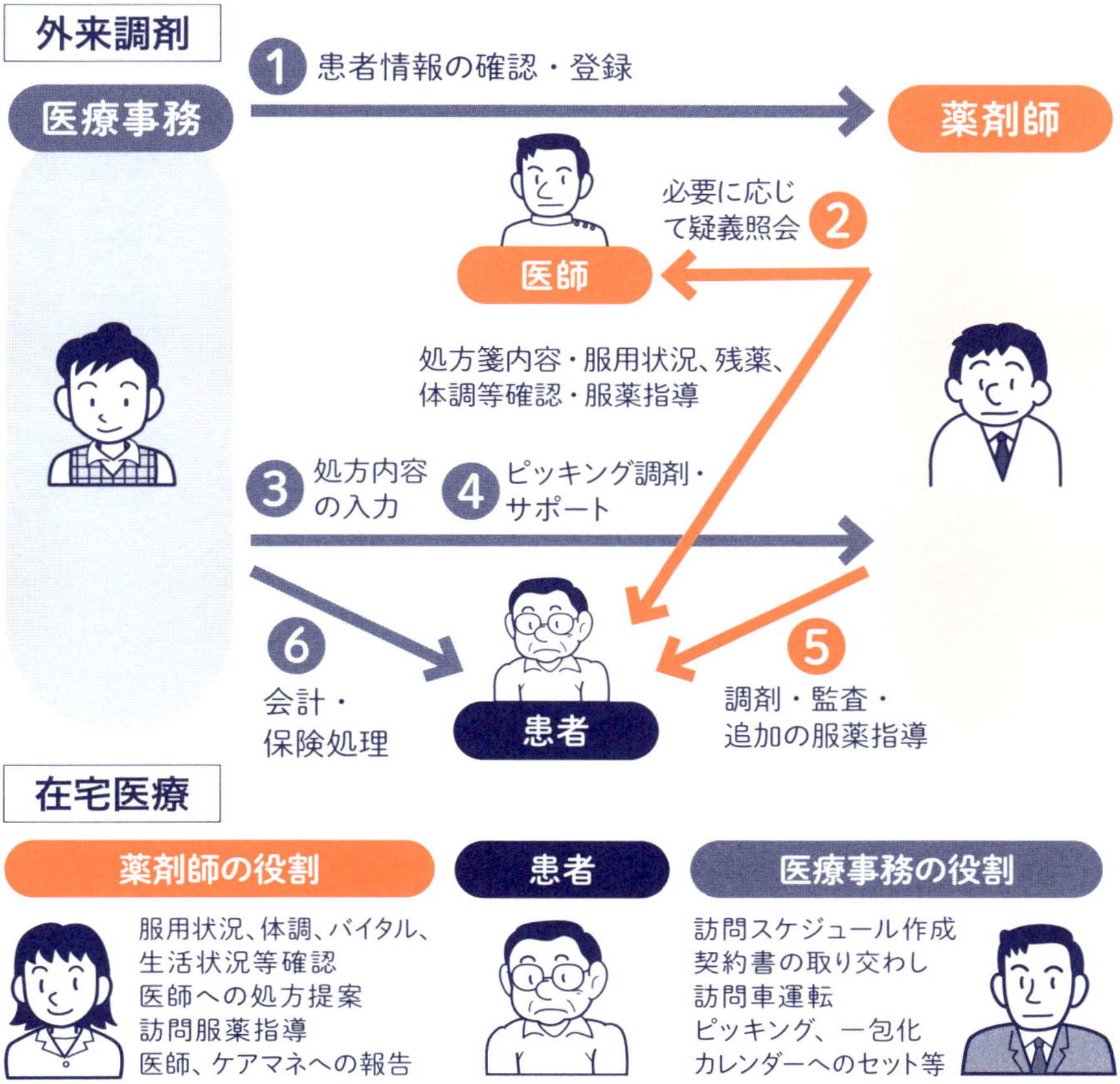
外来調剤
医療事務
1 患者情報の確認・登録
薬剤師
必要に応じて疑義照会 2
医師
処方箋内容・服用状況、残薬、体調等確認・服薬指導
3 処方内容の入力
4 ピッキング調剤・サポート
6 会計・保険処理
患者
5 調剤・監査・追加の服薬指導
在宅医療
薬剤師の役割
服用状況、体調、バイタル、生活状況等確認
医師への処方提案
訪問服薬指導
医師、ケアマネへの報告
患者
医療事務の役割
訪問スケジュール作成
契約書の取り交わし
訪問車運転
ピッキング、一包化
カレンダーへのセット等

ことはできませんが、調剤済みの薬剤を患者のお薬カレンダーに入れるなど、服薬支援のサポートは行うことができます。薬の取違いや服薬漏れが起きないようにお薬カレンダーを使用して管理します。薬剤師の監査が完了済みの一包化した薬を、お薬カレンダーにセットします。

商品の販売

市販薬をはじめとする薬局内で陳列した商品の販売も行います。登録販売者の資格を持っている場合は、調剤事務業務をメインとしながらも、第2、3類の医薬品を購入するお客様への情報提供・相談対応も行います。

在宅訪問での関わり

上図のように、訪問スケジュールの作成や介護保険の契約もパートナーが行うことで、薬剤師が専門の業務に集中することができます。

Section 3-4

薬局内で活躍する管理栄養士

管理栄養士というと病院が職場というイメージがあるかもしれませんが、最近では薬局でも採用されるなど活躍の場が広がっています。

薬局での管理栄養士の採用が増えている

栄養士、管理栄養士はいずれも国家資格であり、食事と栄養学のスペシャリストです。最近では薬局やドラッグストアでの採用が増えており、活躍の場が広がっています。ただし、薬局では医療事務職と兼務するケースも多く、課題となっています。

栄養士も管理栄養士も食事や栄養についてのアドバイス（栄養指導）や食事の管理（栄養素計算・献立作成）を行いますが、栄養指導を行う対象が異なります。

管理栄養士は患者への指導が可能で、栄養士はおもに健康な人が対象です。管理栄養士は健康な人だけでなく、患者や特別な配慮が必要な人に対しても栄養指導が行うことができるだけの専門的知識と技術を持っています。

健康サポート薬局制度と管理栄養士

2016年10月に「健康サポート薬局制度」が始まりました。この制度では、多職種連携による疾病予防教室や管理栄養士による栄養相談会の開催など、健康情報の地域への発信が要件に入っています。

昨今、健康意識の高まりから地域住民から予防医療に関する健康相談や、栄養相談の要望も増えています。これに対応するため、食事と栄養のプロとして、薬剤師とは異なる観点から患者や地域住民の健康をサポートできる点が、薬局が管理栄養士を求める大きな理由の1つだといえるでしょう。

薬剤師とコラボして患者の生活に沿った提案を

薬局での栄養相談は、処方薬を服用している患者の場合は、医師の診療方針を確認して、そのサポートになるように工夫することが大前提です。

たとえば、薬剤師が患者やその家族への投薬時に、食事で困っていることなどをヒアリングし、管理栄養士と連携して理論に基づいた献立や調理の仕方など、毎日続けられるような提案を

調剤薬局の管理栄養士が作成した患者配布資料の例

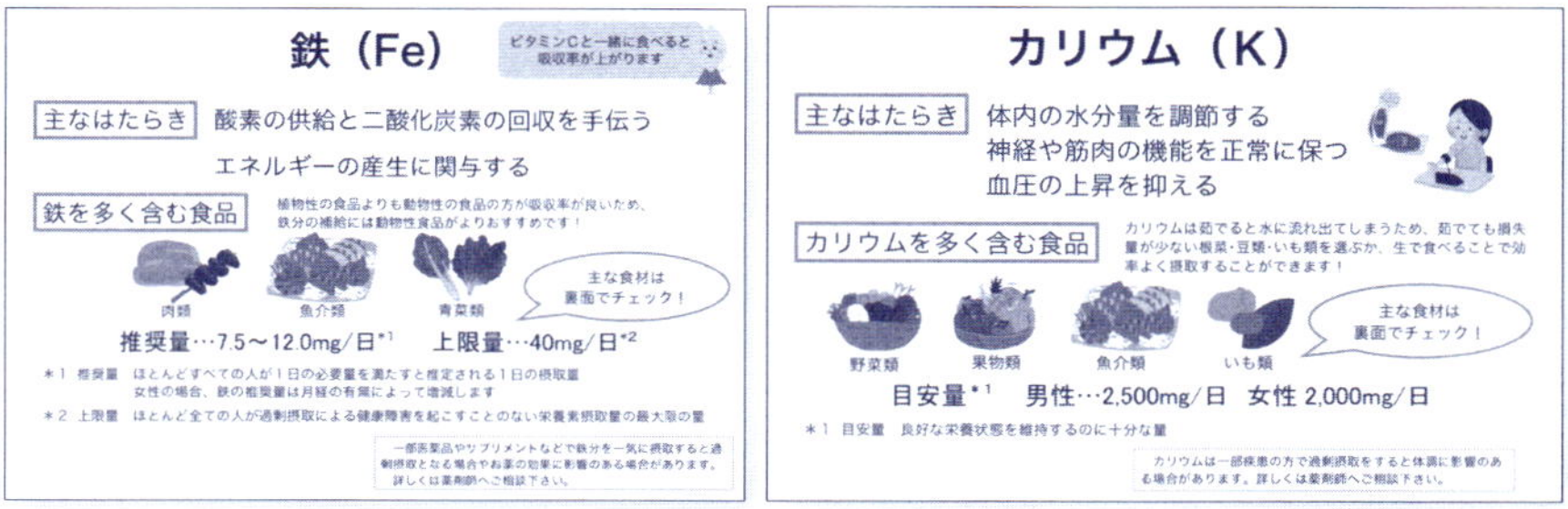

（提供）インターハート

調剤薬局の管理栄養士が作成したオリジナルレシピ集の例

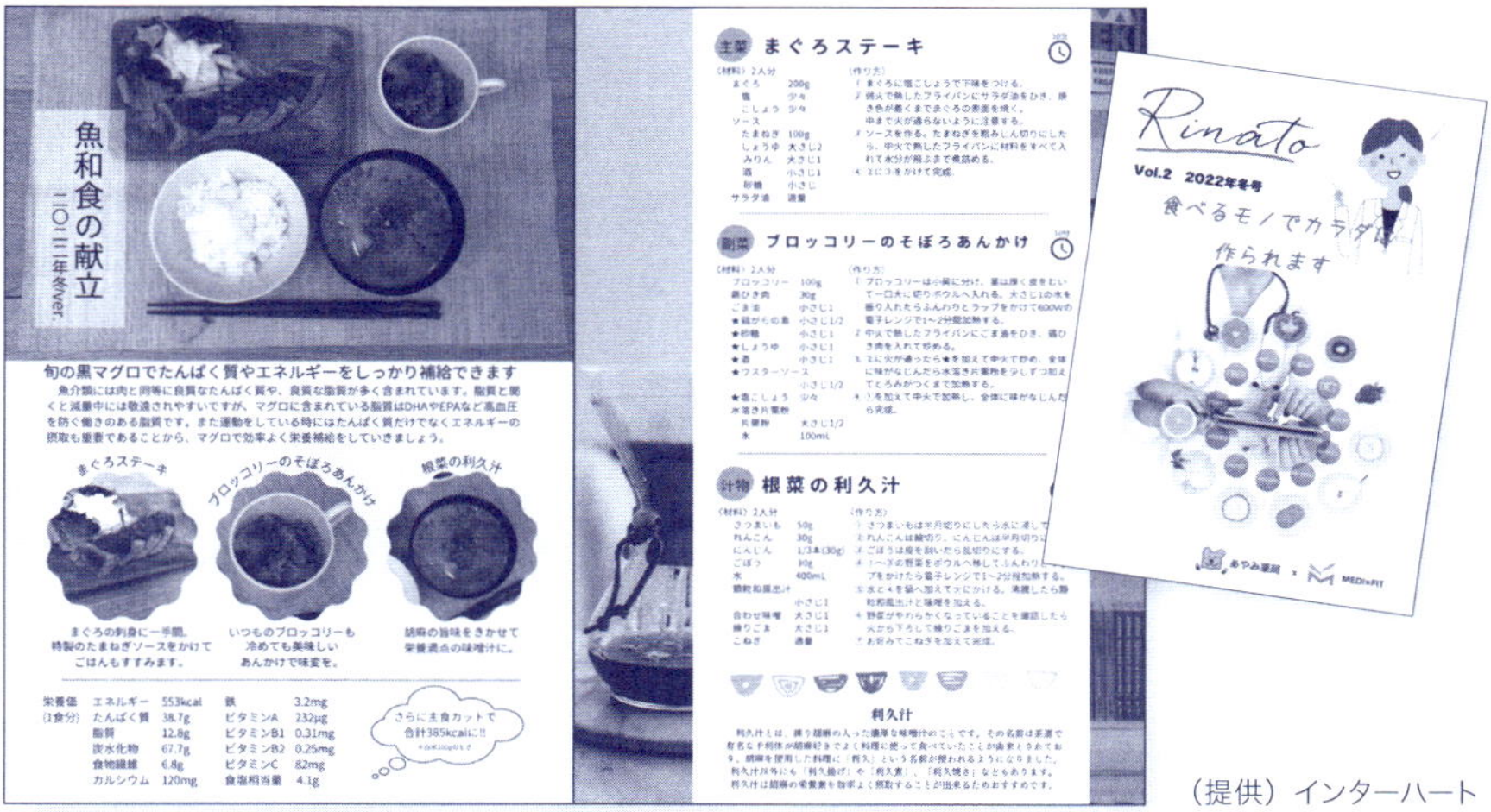

（提供）インターハート

行います。

患者は複数の疾患を持っている場合も多いので、管理栄養士は患者それぞれにとって最良となるプランを考え、当人の生活に沿った提案をすることが大切です。

また薬剤師と同様に、管理栄養士も患者の自宅に出向いて行う「訪問栄養指導」ができます。ただし、薬局に所属する管理栄養士の訪問栄養指導は、保険制度のうえでは介護保険の「居宅療養管理指導」や、医療保険の「在宅患者訪問栄養食事指導」の対象には含まれないという課題が残っています。

薬局では薬剤師と管理栄養士がお互いの専門分野を共有して高め合いながら、新しい価値をつくり、地域に貢献していくことができるのです。

Section 3-5

薬剤師と医療機関スタッフ（医師、病院薬剤師、地域連携室）との連携

医薬分業はよりよい薬物療法を患者に提供するシステムであり、医師と薬剤師の連携のもと、医薬品の適正使用を推進するのが目的です。

医師や医療機関スタッフとのシームレスな連携が大切

薬剤師は外来、入院、在宅というそれぞれの医療状況に合わせて薬物療法に関わっており、患者が使用するすべての薬剤を管理する責務があります。また、適切な薬物療法を提供するために、医薬品情報を活用しながら医療・介護従事者に対して必要な情報提供や提案を行い、シームレスな連携を取ることが求められます。

具体的には重複受診のチェック、投薬にともなうポリファーマシーの解消、外来化学療法などの高度な薬物療法の提供などのために、薬局薬剤師と医師や病院薬剤師との連携が重要です。

情報連携にお薬手帳を活用

医療機関との情報連携には、外来、入・退院時などの場面に応じてお薬手帳などが活用されます（次㌻上図参照）。そのほか、薬剤管理サマリーや服薬状況等情報提供書（次㌻下図参照）、医療介護連携システムなどを補完的に活用します。薬剤管理サマリーとは薬局で入院前の処方薬情報や副作用・アレルギー情報などを整理したものです。入院中に安全な薬物療法を行うために必要となります。

地域包括ケアシステムのもと多職種間の連携は重要

地域包括ケアシステムとは、「要介護状態になっても『可能な限り、住み慣れた地域や自宅で自分らしく生活したい』と希望する人が、必要なサービスを受けながら、在宅で自立した生活を続けられるように地域ぐるみで支えること」を実現するための体制です。在宅医療では多職種からサービスが提供されるので、職種間の情報連携を充実させることが質の高い在宅医療の確保に不可欠です。

さまざまな社会的背景を持つ患者を支えるには、患者の病状や生活を多角的に見るため、薬剤師以外の多職種と連携することも重要です。

病院内に設けられている「地域連携

室」は地域の医療機関同士の調整を行う部門で、多くの重要な情報を把握しています。

医療機関が研修会などイベントを開催する際は、地域連携室から医師会や薬剤師会などへ発信されることが多く、そのような情報を入手して積極的に参加し、顔の見える関係づくりに役立てるとよいでしょう。

地域医療連携のためのツール

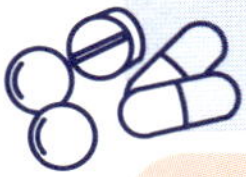

- お薬手帳
- 薬剤管理サマリー
- 服薬状況等情報提供書（トレーシングレポート）
- オンライン資格確認
- 患者の重複投薬等に係る報告書
- 医療介護連携システム（多職種連携システム）

患者の服薬状況等に係る情報提供書の書式

（別紙様式１－１）

患者の服薬状況等に係る情報提供書

情報提供先保険医療機関名

担当医　　科　　殿

令和　年　月　日

情報提供元保険薬局の所在地及び名称

電　話

（ＦＡＸ）

保険薬剤師氏名　　印

患者氏名 性別（男・女）　生年月日　年　月　日生（　歳） 住所 電話番号

以下のとおり、情報提供いたします。

情報提供の概要：

１　処方薬の情報 薬剤名等：
２　併用薬剤等（要指導・一般用医薬品、医薬部外品、いわゆる健康食品を含む。）の情報 薬剤名等：
３　処方薬剤の服用状況（アドヒアランス及び残薬等）及びそれに対する指導に関する情報
４　患者、家族又は介護者からの情報（副作用のおそれがある症状及び薬剤服用に係る意向等）
５　薬剤に関する提案
６　その他

［記載上の注意］
１　必要がある場合には、続紙に記載して添付すること。
２　わかりやすく記入すること。
３　必要な場合には、手帳又は処方箋等の写しを添付すること。

（出典）厚生労働省「服薬情報等提供書（トレーシングレポート）」

Section 3-6

薬剤師と介護職（ケアマネージャー、ヘルパー）との連携

在宅医療を受けている高齢者の多くは要介護・要支援の認定を受け、ケアプランに基づいてサービスが提供されています。

ケアマネージャーの仕事内容と薬剤師の連携

ケアマネージャーは患者の身体状況、医療状況を見ながら患者個々人のケアプランを作成します。そのプランに基づいて、訪問看護師や介護職（ヘルパー）による介護や生活援助などのサービスが提供されます。

介護保険の居宅療養管理指導のために薬剤師が患者宅を訪問したあとは、処方医とケアマネージャーに報告書を送付することが義務づけられています。

薬剤師からケアマネージャーに対しては、ヘルパー訪問時の服薬介助・服薬確認などのスケジュール調整や、患者の体調チェックとその記録などを依頼します。また、薬剤訪問指導内容を共有し、入院時における服薬情報の提供などを行います。

ケアマネージャーから薬剤師に対しては、ケアプランの情報共有や、介護保険に関わる情報、生活・経済状況など、利用者情報の提供が行われます。

ケアマネージャーは介護保険のキーパーソン

ケアマネージャーが薬剤師による居宅療養管理指導をケアプランに組み入れたいと考えても、家族が薬剤師の訪問のメリットを理解していなかったために実現しないケースがあります。薬剤師が在宅訪問することで、医薬品の管理・指導、医薬品の相互作用の確認、医薬品に関する相談対応、処方医への提言などが可能になります。このような薬剤師の在宅訪問のメリットをケアマネージャーから利用者や家族にきちんと説明してもらうことで、薬剤師が在宅服薬支援を行いやすくなります。ケアマネージャーと薬剤師の連携がうまくいくと、患者の薬の飲忘れや飲みにくさの改善、不安や疑問などの軽減、さらには残薬の解消などにつながります。

薬剤師は退院時カンファレンスやサービス担当者会議などへ積極的に参加し、普段からケアマネージャーとのコミュニケーションを図り、顔の見える関係を築いておくことが大切です。

ICTを利用した情報共有が大切

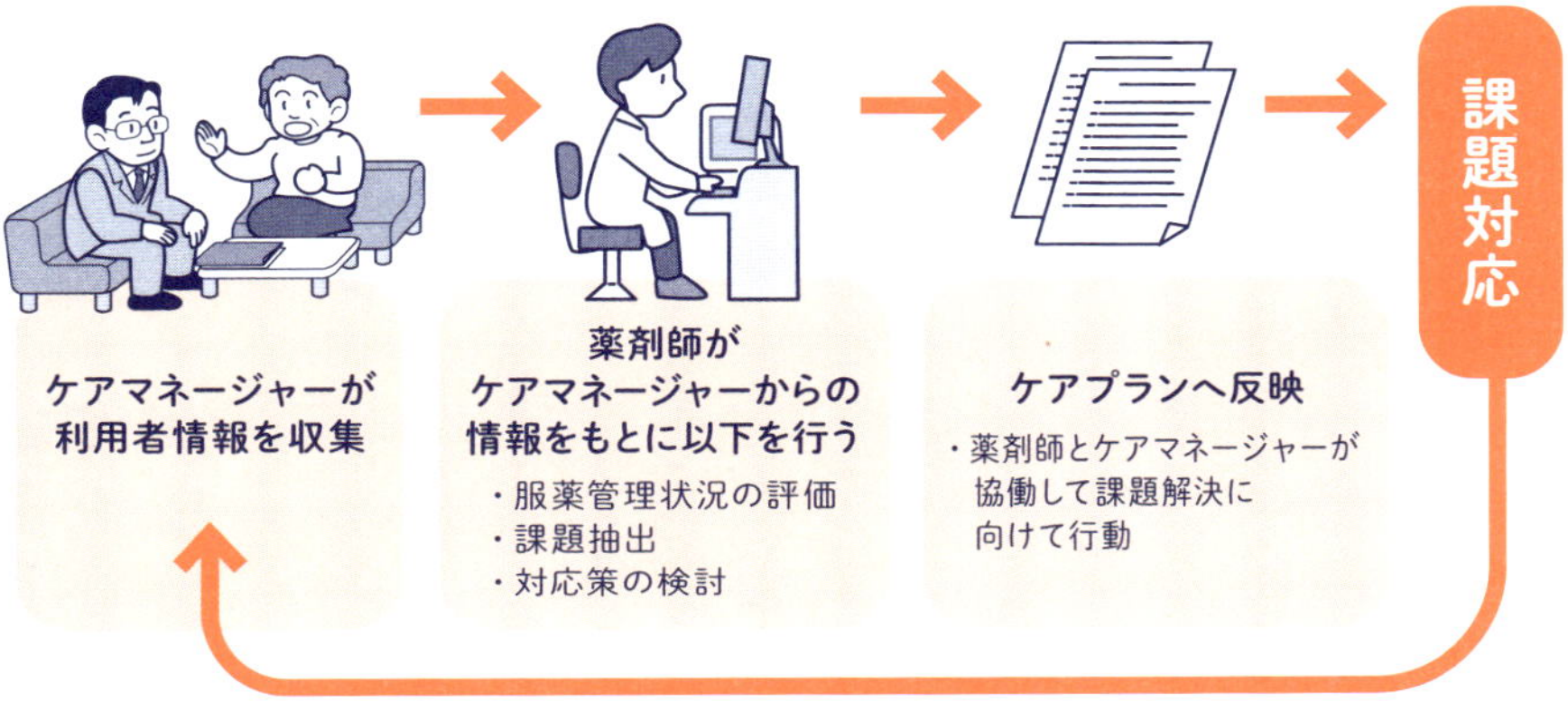
課題対応
ケアマネージャーが
利用者情報を収集
薬剤師が
ケアマネージャーからの
情報をもとに以下を行う
・服薬管理状況の評価
・課題抽出
・対応策の検討
ケアプランへ反映
・薬剤師とケアマネージャーが
協働して課題解決に
向けて行動

現在はICTインフラを活用してよりオンタイムな情報共有が可能となっています（上図参照）。

ヘルパーの仕事内容と薬剤師の連携

在宅医療において、薬剤師が薬のすべてを担当することで、訪問看護師やヘルパーは自身の専門的なケアに時間をかけることができ、結果的に治療や生活の質向上につながります。

ヘルパーは、医療職以上に頻繁に患者宅を訪れているため、ヘルパーとうまく連携を取ることで患者の様子を素早くかつ詳細に把握できます。薬剤師はその情報を活用し、患者の状態や暮らしぶりを確認しながら、処方薬の効果や副作用を考察します。そのうえで患者への服薬サポート方法について医師や他医療職と話し合い、内容を介護職につなげることができます。

在宅医療でとくに気をつけたいことは、患者や家族の生活の場にお邪魔しており、各家庭のやり方やルールがあります。患者や家族と信頼関係を築くには、相手の軸に合わせることが必要です。薬剤師はケアマネージャーやヘルパーとの連携によって、患者の生活の様子やルール、価値観、意思、気持ちなど相手への理解を深め、薬の安心と安全を提供しています。

患者ケア向上のための薬剤師と介護職との協働

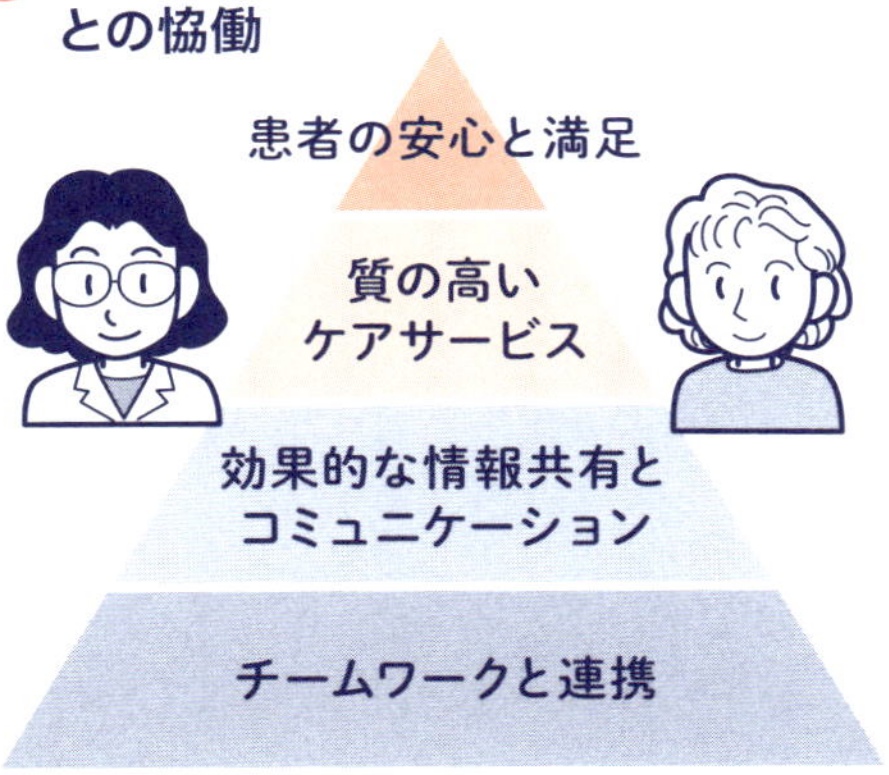
患者の安心と満足
質の高い
ケアサービス
効果的な情報共有と
コミュニケーション
チームワークと連携

Section 3-7

訪問看護師と訪問リハビリスタッフとの連携

薬についての情報に限らず、病気に対する認識や家族構成など患者の背景の情報も把握したうえで情報提供できる薬剤師が望まれます。

訪問看護師と薬剤師との連携

薬剤師が受け取る情報は、訪問時点の患者とその家族の言葉をもとにした状況判断や、処方箋の内容のみに基づいたものです。患者との少ない接点のなかで、体調変化や生活環境の把握が十分でないことがあります。

患者の言葉は「嘘ではないけれど本当でもない」ようなことも多く、ときには振り回される場合もあります。その点、バイタルの測定や体調変化などの身体的アセスメントや、患者環境のアセスメントが得意なのは訪問看護師で、患者の体調変化や生活環境の把握に長けています。

薬剤師が訪問看護師と積極的に連携を取ることで患者の言葉や行動、ADL（日常生活動作）・体調変化に加え、処方箋だけではわからない訪問医師の意図がわかることもあります。

患者宅に訪問したあとに、薬剤師が訪問看護ステーションに情報提供することは義務ではありませんが、たとえば処方が変更されたときなどに「ふらつく可能性あり」など、ちょっとした情報を伝えておくことで、訪問看護師が患者の様子をより注意してケアできるようになります。

在宅医療専門部を設けた薬局もある

外来業務が忙しいからと、多職種からの相談対応があと回しになるようであれば、信頼される薬剤師にはなれません。在宅業務をしっかり行う薬剤師が薬局にいれば、多職種から気軽に相談できるようになります。

最近では、在宅医療専門部を持つ薬局もあります。ケアマネージャーとのダブルライセンスを持つ薬剤師が24時間体制で地域医療に従事し、訪問看護ステーションなど幅広い業種と連携し、地域のニーズに応じた幅広い在宅業務を行う薬局もあります。

訪問リハビリスタッフと薬剤師との連携

訪問リハビリテーションは、患者が

専門職による在宅医療のサポート連携

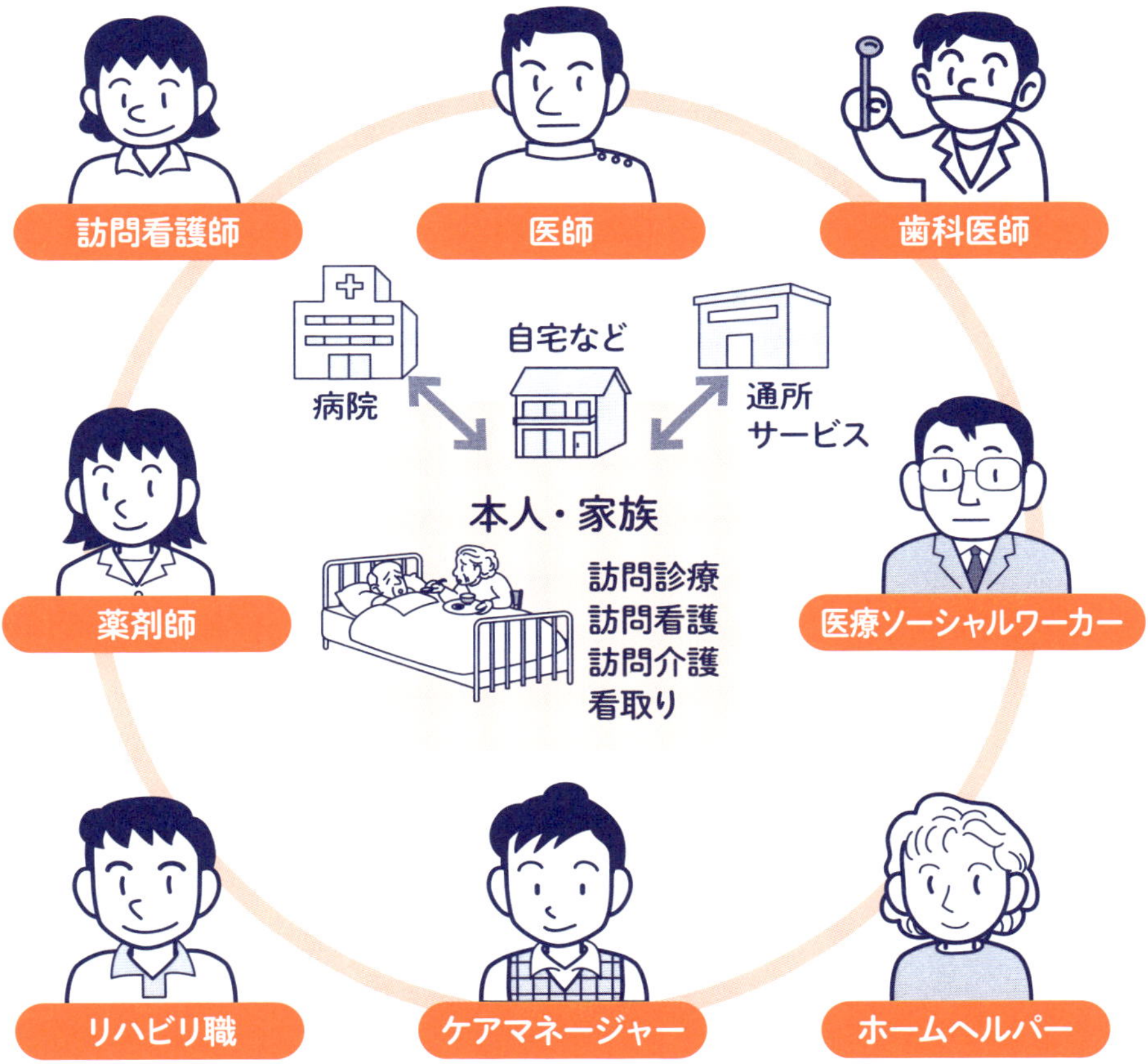

在宅生活を送るなかで、日常生活の自立と社会参加を目的として提供されるサービスです。理学療法士、作業療法士、言語聴覚士が利用者の自宅を訪問し、心身の機能の維持・回復、日常生活の自立を支援します。

訪問リハビリテーションの必要性がある患者は、たとえば「筋力が低下して歩くことに不安がある」「手の動きが悪い」「言葉がはっきり出せずに会話に支障がある」「食べ物にむせるようになった」などの状態の患者が対象となります。

薬の効果や飲み方などは患者によって異なる部分があるため、理学療法士、作業療法士などの訪問リハビリスタッフと薬局薬剤師は、お互いの専門的知識を発揮し、よりよいケアとなるよう積極的にコミュニケーションを取ることが望まれます。

Section 3-8

製薬企業のMRと医薬品卸のMSとの連携

MRとは製薬会社の医薬情報担当者のことです。MSとは医薬品卸担当者のことです。どちらも医療機関や薬局に関わる重要な仕事を担っています。

MRは医療機関や薬局に医薬品に関する情報提供を行う

MR（Medical Representative）とは、製薬会社の医薬情報担当者のことです。MRのおもな業務は製薬会社を代表し、医薬品の適正使用および薬物療法の向上のため、病院や薬局など医療関係者に医薬品の品質・有効性・安全性等に関する情報提供です。

MSは医療機関や薬局に仕入れた医薬品や医療機器を販売

MS（Marketing Specialist）は、医薬品卸売会社の営業担当者のことです。MSのおもな役割は、製薬会社から仕入れた医薬品や医療材料、医療機器など多岐に渡る商品を、病院や薬局に安定的に供給することです。単に医薬品を販売するだけでなく、薬の有効性や安全性などの情報のほか、医療制度の知識、季節性疾患の流行状況などについての情報提供も行います。

MSは中立的な視点から情報提供ができる立場にいるため、病院や薬局それぞれのニーズに合わせた製品を提案すると同時に、価格交渉および決定も行います。

薬剤師と連携し協力し合うパートナー

MSは日頃の営業活動で得た医薬品に関する情報や医師・薬剤師からの要望をMRに伝え、必要に応じて医療機関への同行訪問を行います。

一方、MRは新製品の情報提供をはじめ、MSの営業活動に必要な製品知識を提供します。また、医療機関に対して共同で勉強会を開催するなど、MSとMRは医薬品の適正使用のために連携を取りながら、協力し合うパートナーです。薬剤師にとってもMRもMSもさまざまな情報が得られる重要なパートナーといえます。

なお、2019年4月から厚生労働省が策定した「販売情報提供ガイドライン」が施行されました。このガイドラインは、医薬品製造販売業者などが医薬品の販売情報提供を行う際に、適正な広告や販促を促し、適正な使用を

年度別MR数と認定取得状況の推移

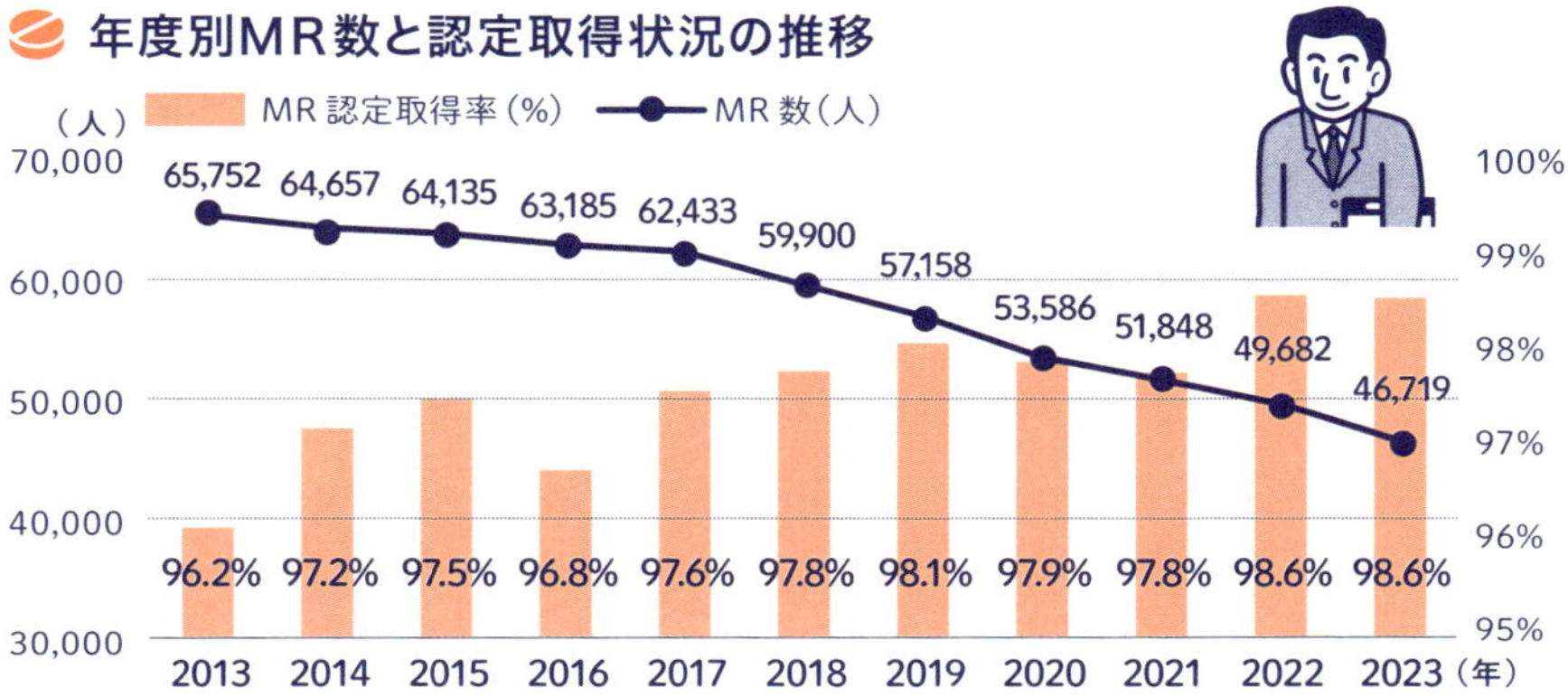

（出典）「MR白書」（2024年版）

医薬品卸会社の従業員数・MS数の推移（各年6月1日現在）

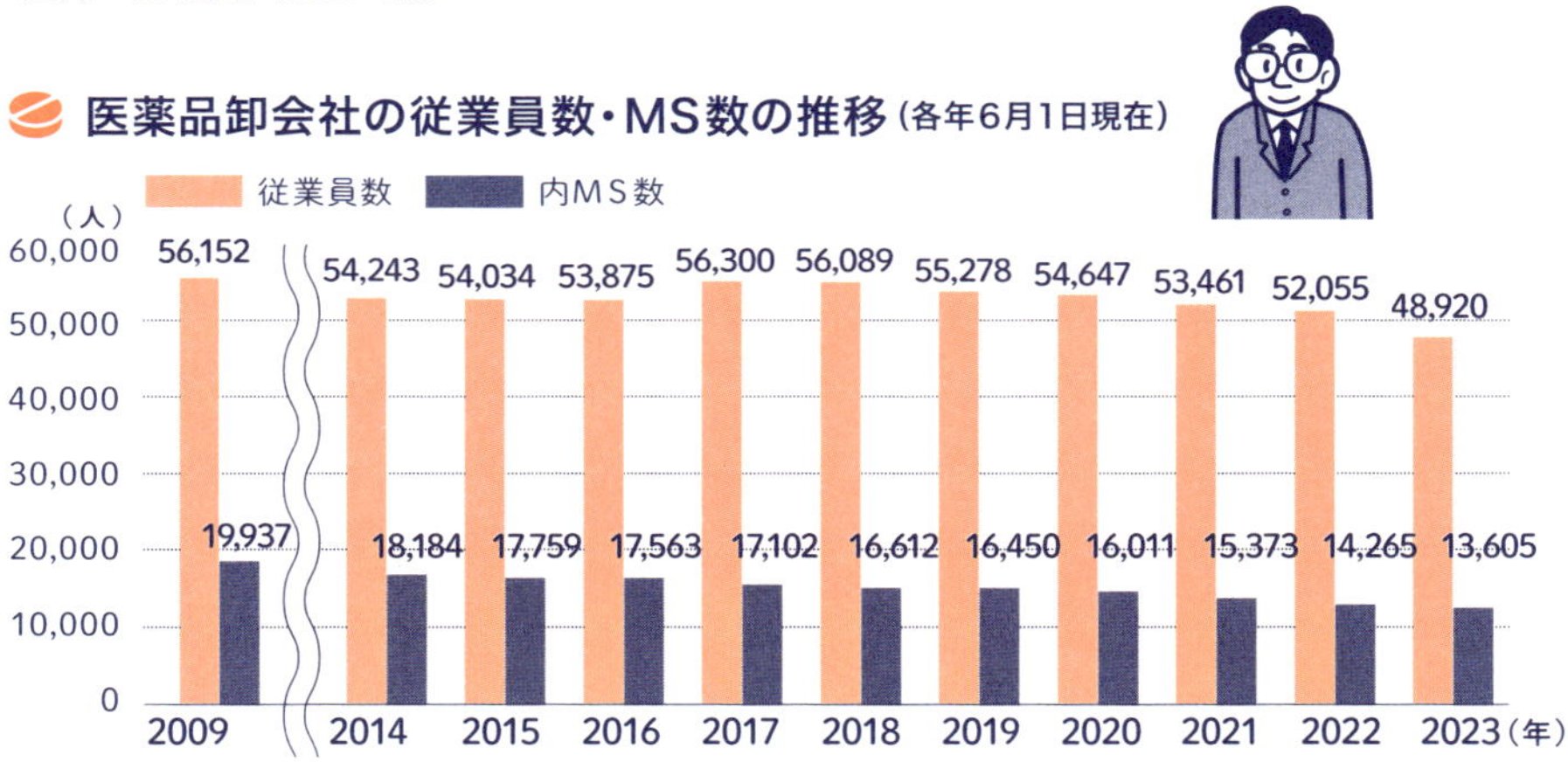

（出典）日本医薬品卸売業連合会HPより

実現することを目的としています。これにより、医療従事者への情報提供内容が限定的になりました。

訪問制限の影響で ウェブやAIを活用した活動も

　また、近年ではMRの直接訪問が制限されるようになりました。とくにコロナ禍の際には医療機関は感染予防のため外部からの訪問者を厳しく制限し、MRの活動量は激減しました。そのため、ウェブまたは電話でのみ営業活動を行うケースが増加しています。

　最近では、医療従事者のニーズをAIで分析してMRの訪問計画を立てたり、医薬品卸では医薬品出荷予測にAIを活用しています。MRやMSが取得したデータがAIで解析され、従来のルーチンワークが見直された結果、MRとMSはより生産性の高い仕事が求められています。

column 3

派遣薬剤師とフリーランス薬剤師

近年、専門性やライフスタイルに応じた柔軟な働き方を望む薬剤師が増えており、従来の正社員やパートに加えて派遣やフリーランスという形態が選択肢に加わり、薬剤師の働き方も大きく変化しています。

▶派遣薬剤師は高待遇で勤務条件が柔軟に調整できる

派遣薬剤師は人材派遣会社に登録し、薬局やドラッグストアに派遣され、派遣先の指示に従って働く雇用形態です。派遣薬剤師は、直接職場と雇用契約を結ぶのではなく、派遣会社と契約するため、給与や福利厚生は派遣会社が提供します。派遣薬剤師は高時給であり、残業が少なく、勤務条件が柔軟に調整できます。

派遣先はおもに保険薬局やドラッグストアですが、病院では一定の条件を満たした場合にのみ派遣薬剤師として働くことが可能です。派遣業務は短期から長期まで幅広く対応でき、また福利厚生や教育制度も充実しているため、正社員に近い待遇を受けることができます。しかし、派遣料が高額であるため、薬局経営からみると負担となることも少なくありません。

▶フリーランス薬剤師の仕事内容は幅広い

一方、フリーランス薬剤師は派遣とは異なり、薬剤師本人が契約先と業務委託契約を結びます。仕事内容は薬や健康に関する記事執筆などライター業務もあり、薬局やドラッグストア以外の案件があるのも派遣との違いです。働く日数や時間に関してもより自由度が高く、複数の薬局と契約したり、単発案件で月に数回のみ働くことも可能です。

フリーランスには仲介事業者があり、業者を介することで営業活動を行うことなく自分に合った案件を紹介してもらうこともできます。

派遣に比べて紹介手数料が低いため、人材を求めている薬局は経営状況や戦略に合わせた適切な人員配置を低コストで行うことが可能です。フリーランスの場合、社会保険料が全額自己負担になり、雇用保険に加入できないなど、社会保険において不利な面もあります。また、確定申告も自身で行う必要があります。

働き方の多様化が進むなか、派遣やフリーランスは個々人のライフスタイルやキャリア目標に応じた柔軟な働き方を実現できる選択肢として、自由度を重視する薬剤師にとって魅力的なスタイルといえます。

4章

薬局で取り扱う医薬品と商品

Section 4-1

医薬品はどう分けられる？タイプ別に分類してみよう

医薬品は大きく分類すると、「薬局医薬品」「要指導医薬品」「一般用医薬品」に分けられます。

薬局で取り扱う医薬品の分類

薬局で取り扱う医薬品は、「薬局医薬品」「要指導医薬品」「一般用医薬品」の3つに分けられます（次ページ図表参照）。「薬局医薬品」はその名のとおり薬局で取り扱う医薬品で、「医療用医薬品」と「薬局製造販売医薬品」の2つに分けられます。

医療用医薬品は、さらに「処方箋医薬品」と「その他の医療用医薬品」に分けられます。

医療用医薬品の価格は、国で定めた全国一律の価格である「薬価」が定められており、全国どこの薬局でも同じ価格です。なお、薬価は消費税込みの額です。

処方箋医薬品とその他の医療用医薬品

「処方箋医薬品」とは、薬機法第49条（処方箋医薬品の販売）で、医師等の処方箋がなければ患者に渡すことができない医薬品と定められています（ただし、他の薬局には販売することができる）。

なお、処方箋医薬品でも保険を使わない自由（自費）診療の範囲で使用される場合は、処方箋は必要ですが、薬価ではなく医療機関や薬局が自由に価格をつけることができます（自由価格。88ページ本章コラム参照）。

次に、「その他の医療用医薬品」は、薬価は定められていますが、処方箋がなくても薬局が販売できる医療用医薬品です。

例としては、医療用医薬品の「ロキソニン錠」60mgがあげられます。ロキソニン錠60mgは、市販されているOTC医薬品の「ロキソニンS」と同じ成分ですが、このように同じ成分で同じ量の薬が市販された場合、医療用医薬品のほうも処方箋が不要という扱いになることがあります。

薬局製造販売医薬品とは薬局で製造した医薬品

薬局製造販売医薬品は、薬局製剤とも呼ばれ、薬局開設者がその薬局の設備や器具を使って製造し、直接消費者に販売（または授与）する医薬品です（4章-6参照）。

医薬品の分類

薬局医薬品	医療用医薬品	処方箋医薬品
		その他の医療用医薬品
	薬局製造販売医薬品	
要指導医薬品		
一般用医薬品	第1類医薬品	
	第2類医薬品	指定第2類医薬品
	第3類医薬品	

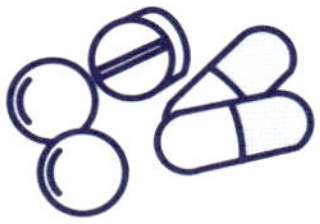

薬局医薬品以外の医薬品にはどんなものがある？

要指導医薬品

要指導医薬品とは、販売の際に処方箋は不要ですが、薬剤師が患者との対面によって情報収集、指導のもとに販売が可能な医薬品です。人体に対する作用が著しくない医薬品ですが、薬局医薬品以外の医薬品のなかではリスクが高いとされています。

一般用医薬品

薬局やドラッグストアなどで購入できる医薬品で、副作用等のリスクの程度に応じて、第1類、第2類、第3類などと分類されています。第2類医薬品のなかには指定第2類医薬品もあります。

薬機法では、効能や効果において人体に対する作用が著しくないもので、薬剤師などから提供された情報に基づいて使用するものとされています。

Section 4-2

処方箋医薬品をくわしく分類すると？

処方箋医薬品は薬局で扱う医薬品のなかで、医師や歯科医師の処方箋がなければ勝手に患者に渡すことができない医薬品です。

処方箋医薬品は取扱いルールでさらに分類できる

前項で述べたとおり、処方箋医薬品は医師等の処方箋が必要な医薬品のことを言いますが、さらに細かい規制を受けるものがあります。これらは、包装への表示の仕方、譲受の条件や保管方法、記録の仕方などのルールが定められています。

①麻薬

モルヒネを代表として、医療用麻薬を処方するには、麻薬施用（せよう）者の免許を持った医師でなければなりません。医師が院外処方箋で麻薬を処方する際には、処方箋に「麻薬施用者の免許証番号」「患者の住所」の記載が必要です（次ページ図表参照）。

麻薬を調剤する薬局は麻薬小売業の免許が必要で、麻薬は薬局内に施錠できる堅固な設備を設け、厳重に管理する必要があります。麻薬小売業者（薬局）は、麻薬業務所（薬局）に帳簿を備え、譲り受けたり、譲り渡した麻薬の「品名」「数量」「日付」などを記載し、最終記載の日から2年間保管する必要があります。

②覚せい剤原料

覚せい剤の原料として使用できる可能性がある医薬品を「覚せい剤原料」とし、麻薬と同様の規制を定めています。

③向精神薬

薬局は基本的に向精神薬を取り扱うことができます。向精神薬は乱用の危険性と治療上の有用性により、第1種向精神薬、第2種向精神薬、第3種向精神薬の3種類に分類されています。このうち第1種と第2種を譲り受けたり、譲り渡しをしたときには記録を残す義務があります。また、向精神薬は医薬品ごとに投与日数の制限（上限）が決められています。

④毒薬

毒薬は、毒性が強いものとして厚生労働大臣が指定する医薬品です。毒薬を直接入れた容器または直接の被包には、黒地に白枠・白字で薬の品名および「毒」の文字を記載することが義務づけられています（薬機法第44条）。

麻薬処方箋の例

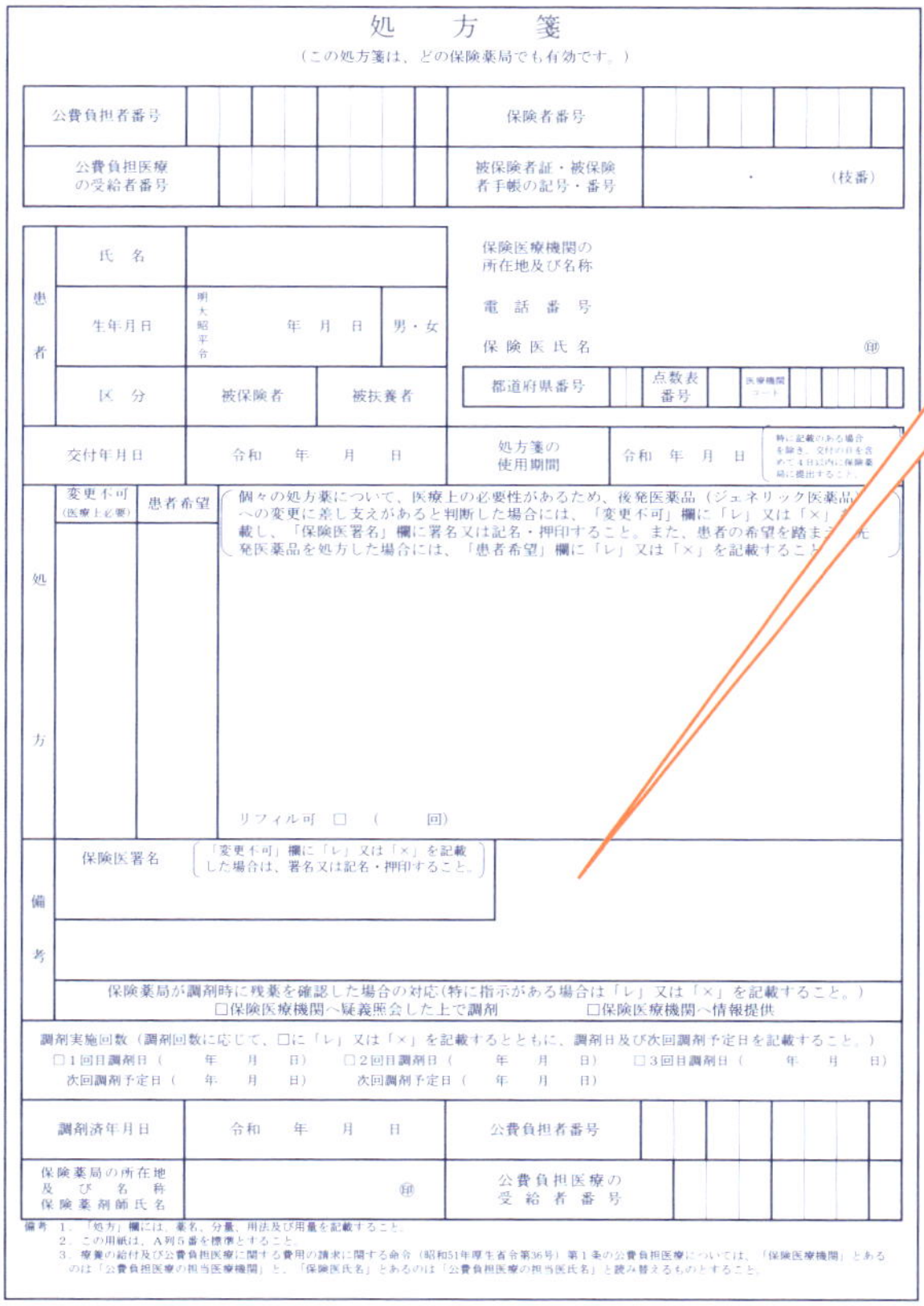
処方箋
（この処方箋は、どの保険薬局でも有効です。）
公費負担者番号 / 保険者番号
公費負担医療の受給者番号 / 被保険者証・被保険者手帳の記号・番号 ・（枝番）
患者：氏名 / 生年月日 明大昭平令 年 月 日 男・女 / 区分 被保険者 被扶養者
保険医療機関の所在地及び名称
電話番号
保険医氏名 ㊞
都道府県番号 / 点数表番号 / 医療機関コード
交付年月日 令和 年 月 日 / 処方箋の使用期間 令和 年 月 日（特に記載のある場合を除き、交付の日を含めて4日以内に保険薬局に提出すること。）
処方：変更不可（医療上必要） / 患者希望
（個々の処方薬について、医療上の必要性があるため、後発医薬品（ジェネリック医薬品）への変更に差し支えがあると判断した場合には、「変更不可」欄に「レ」又は「×」を記載し、「保険医署名」欄に署名又は記名・押印すること。また、患者の希望を踏まえ、先発医薬品を処方した場合には、「患者希望」欄に「レ」又は「×」を記載すること。）
リフィル可 □（ 回）
備考：保険医署名（「変更不可」欄に「レ」又は「×」を記載した場合は、署名又は記名・押印すること。）
保険薬局が調剤時に残薬を確認した場合の対応（特に指示がある場合は「レ」又は「×」を記載すること。）
□保険医療機関へ疑義照会した上で調剤 □保険医療機関へ情報提供
調剤実施回数（調剤回数に応じて、□に「レ」又は「×」を記載するとともに、調剤日及び次回調剤予定日を記載すること。）
□1回目調剤日（ 年 月 日） □2回目調剤日（ 年 月 日） □3回目調剤日（ 年 月 日）
次回調剤予定日（ 年 月 日） 次回調剤予定日（ 年 月 日）
調剤済年月日 令和 年 月 日 / 公費負担者番号
保険薬局の所在地及び名称 保険薬剤師氏名 ㊞ / 公費負担医療の受給者番号
備考 1．「処方」欄には、薬名、分量、用法及び用量を記載すること。
2．この用紙は、A列5番を標準とすること。
3．療養の給付及び公費負担医療に関する費用の請求に関する命令（昭和51年厚生省令第36号）第1条の公費負担医療については、「保険医療機関」とあるのは「公費負担医療の担当医療機関」と、「保険医氏名」とあるのは「公費負担医療の担当医氏名」と読み替えるものとすること。

（出典）「薬局における向精神薬取扱いの手引」厚生労働省 HP （2024 年 10 月現在）

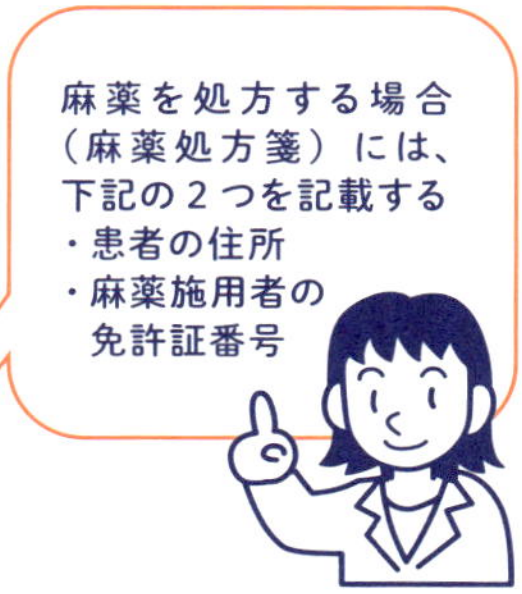
麻薬を処方する場合（麻薬処方箋）には、下記の２つを記載する
・患者の住所
・麻薬施用者の免許証番号

⑤劇薬

劇薬は、劇性が強いものとして厚生労働大臣が指定する医薬品です。劇薬を直接入れた容器または直接の被包には、白地に赤枠・赤字で品名および「劇」の文字を記載することが義務づけられています（薬機法第44条第2項）。

⑥その他の処方箋医薬品

前出①～⑤までに分類されない、いわゆる普通薬です。

処方箋医薬品を違法販売するとどうなる？

処方箋なしで向精神薬を販売した薬局のケースでは、薬機法「処方箋医薬品販売」の規定（第49条）、および麻薬及び向精神薬取締法の「譲り渡し等」の規定（第50条の16第4項）に違反し、かつ、当該保険薬局の管理者に当該保険薬局を実地に管理させなかったとして薬機法「薬局の管理」の規定（第7条第2項）、および「薬局開設者の法令遵守」の規定（第9条の2第1項）に違反したとされ、14日間営業停止の行政処分を受けました（2023年3月）。

Section 4-3

ジェネリック医薬品とバイオシミラーとは？

ジェネリック医薬品は先発医薬品と異なり研究開発費等が含まれず薬価が安くなるので医療費の節約につながります。

ジェネリック医薬品（後発医薬品）とは？

ジェネリック医薬品（後発医薬品）は先発医薬品（新医薬品として承認されたもの）の特許切れを待って、新たに同じ成分、剤形、効能効果の医薬品として製造するものです。研究開発費等がかからない分、薬価が安く、ジェネリック医薬品の薬価は、当該ジェネリック医薬品の初回改定時まで先発医薬品の0・5倍の価格が基本です。

ただし内用薬については、より複雑な価格設定のルールがあります。

バイオ医薬品と後継品のバイオシミラー

バイオ医薬品（「バイオテクノロジー応用医薬品」）とは、遺伝子組換え技術や細胞培養技術を使って製造した医薬品のことです（次ページ上図参照）。

バイオシミラーとはバイオ医薬品の後継品で、すでに国内承認を経たバイオ医薬品と、「同等性・同質性」の品質、安全性、有効性を持つ医薬品として、先行品（バイオ医薬品の場合は「先発医薬品」ではなく「先行品」という）とは異なる製造販売業者により開発された医薬品です。

バイオシミラーは微生物や動物細胞の機能を用いて発酵・培養などして製造するため、先行品と同じ製法で製造しても完成したタンパク質は完全に同じとは限りません。前述した「同等性・同質性」が意味するものは、先行品に対してバイオシミラーの品質特性がまったくの同一ということではなく、品質特性において類似性が高く、差異があったとしても最終製品の安全性や有効性に有害な影響を及ぼさないと科学的に判断できるということです。

なお、バイオシミラーは同等性・同質性を示すために、効果や副作用などを評価する「臨床試験」を行う必要があります。この点はジェネリック医薬品と異なります（次ページ下図参照）。

薬には商品名のほかに一般名（成分の名前）がある

医療用医薬品には商品名がついてい

ますが、別に一般名（薬の成分の名前）を持っています。医薬品の商品名ではなく一般名により処方（「一般名＋剤形＋含量」）された場合、有効成分が同一であれば、先発医薬品でもジェネリック医薬品でも調剤が可能ですが、患者の同意を得たうえでジェネリック医薬品を優先して調剤します。

バイオ医薬品の製造

バイオ医薬品は細胞のタンパク質合成能を利用して製造する。

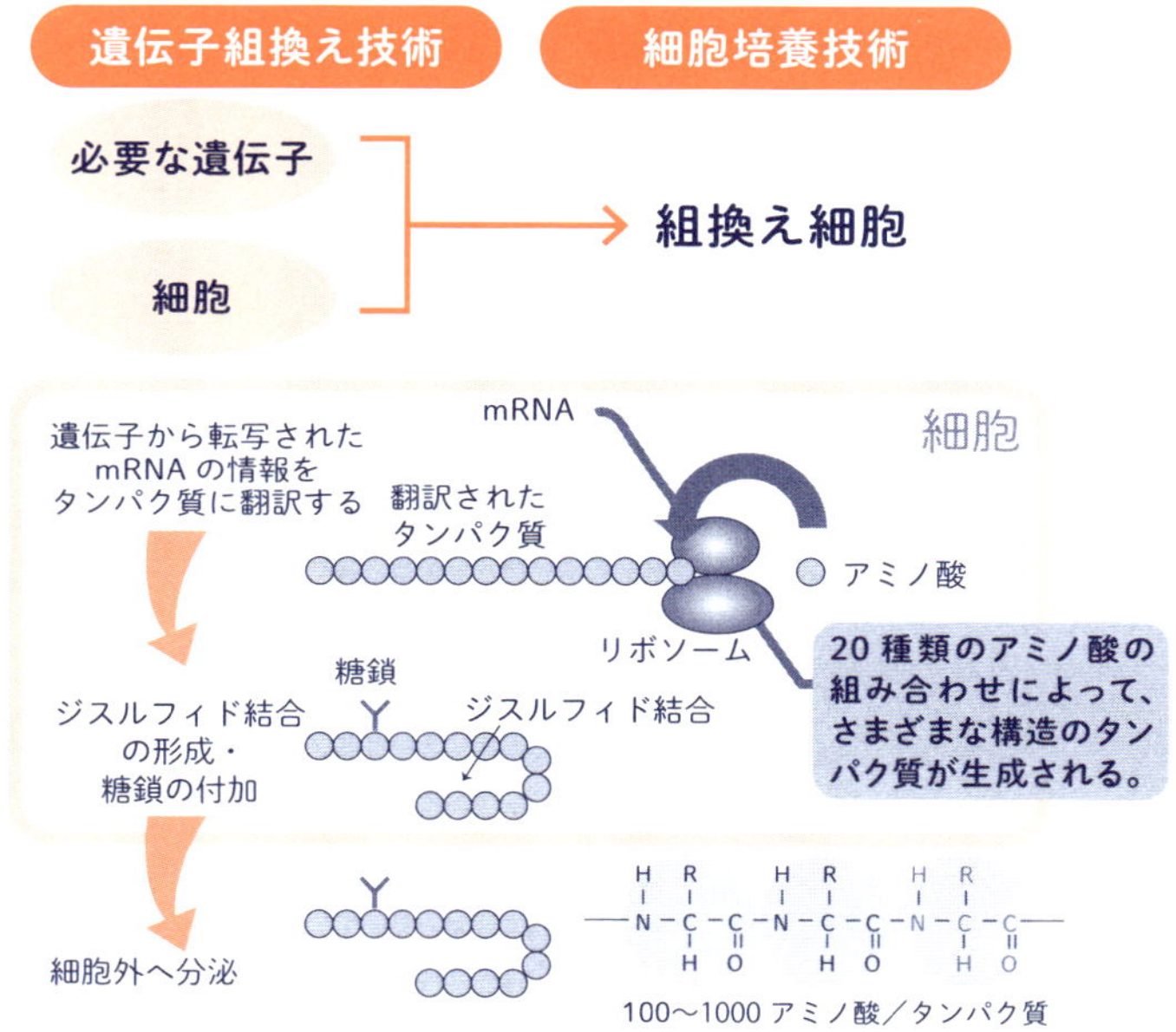

●バイオ医薬品の製造に用いられる細胞

・大腸菌　・酵母　・昆虫細胞　・植物細胞
・動物細胞（CHO細胞等）　・ヒト細胞（HT-1080細胞等）

糖タンパク質の製造には動物細胞やヒト細胞が用いられる。

（出典）厚生労働省 HP より

ジェネリック医薬品とバイオシミラーの比較

項目	ジェネリック医薬品	バイオシミラー
先発／先行医薬品	化学合成医薬品	バイオ医薬品
後発／後続医薬品に求められる条件	先発医薬品と同一の有効成分 先発医薬品と同一の用法・用量で、同一の効能・効果を示す	先行バイオ医薬品と同等／同質の品質・有効性・安全性を有する
先発／先行医薬品との有効成分（品質特性）の比較	同一であること	**同等性／同質性（類似性）**
剤形	多様	注射剤
製法開発における重要ポイント	おもに製剤	おもに原薬
臨床試験	使用時に水溶液である静脈注射用製剤以外について、基本的に生物学的同等性試験による評価が必要	先行バイオ医薬品との**同等性／同質性**を評価する試験が必要
製造販売後調査	原則として実施しない	原則として実施する

（出典）厚生労働省 HP より

Section 4-4

OTC医薬品はセルフメディケーション用

OTC医薬品とは医師の処方箋なく購入できる医薬品で、症状に合った薬を専門家（薬剤師や登録販売者）に相談して購入します。

OTC医薬品とは一般用医薬品＋要指導医薬品

OTC医薬品とはセルフメディケーションに用いる医薬品で、医師の処方箋がなくても、薬局や店舗販売業で購入できる医薬品のことをいいます。

「OTC」とは、「Over The Counter」の略で、薬局などのカウンター越しに購入する医薬品ということです。専門家（薬剤師や登録販売者[※1]）に相談したうえで症状に合った薬を購入します。なお、市販薬や大衆薬などといわれることもあります。

現在は「要指導医薬品」と「一般用医薬品」の2つを合わせたものがOTC医薬品です。

一般用医薬品はリスクに応じて分類されている

一般用医薬品は副作用等のリスクの程度に応じて、第1類、第2類、第3類に分けられます（次ページ図表参照）。さらに、第2類医薬品のなかには指定第2類医薬品があるので、結果的にOTC医薬品は、一般用医薬品4分類と要指導医薬品を加えた5つに分類されます。このOTC医薬品の分類は固定されておらず、しばしば変更されます（第1類医薬品から指定第2類医薬品への指定変更など）。

要指導医薬品に分類される薬品には、「再審査期間中のダイレクトOTC」「スイッチ直後（原則3年間）のスイッチOTC」（くわしくは次項参照）、「毒薬」「劇薬」があります。

要指導医薬品と一般用医薬品では販売ルールが異なる

一般用医薬品は薬局や店舗販売業のほかに、薬局配置販売業者でも販売可能です。配置販売業とは「富山の置き薬」が有名ですが、あらかじめ家庭内に常備薬を置いておいて、必要に応じて使用するタイプです。

一方、要指導医薬品は販売の際に薬剤師の対面による情報提供・指導が必要とされ、また、配置販売業者では取り扱うことはできません。

要指導医薬品では対面販売が必須な

OTC医薬品の分類と販売のルール

分類	要指導医薬品	一般用医薬品			
			第2類医薬品		
		第1類医薬品	指定第2類医薬品		第3類医薬品
定義	OTC薬のなかで、薬剤師の対面による情報提供、指導が必要なもの・再審査期間中のダイレクトOTC・スイッチ直後（原則3年間）のスイッチOTC・毒薬・劇薬	一般用医薬品のなかで　安全性上、とくに注意が必要なもの	第2類医薬品のなかで、特別に注意が必要なもの	一般用医薬品のなかで、副作用等のリスクが比較的高いもの	一般用医薬品のなかで、副作用等のリスクが比較的低いもの
販売業態	薬局・店舗販売業	薬局・店舗販売業・配置販売業			
販売方法	対面販売	インターネット販売等の特定販売が可能 ※1			
対応者	薬剤師		薬剤師／登録販売者		

※1 「特定販売」とは、配送手段として郵便、宅配便、薬局・店舗販売業の従業員の直接配達（搬送は管理薬剤師の管理業務に含まれる）。実際の店舗で貯蔵・陳列されている一般用医薬品を販売する。特定販売のみ行う時間帯でも薬剤師が勤務していること。

（出典）『OTC 薬入門（改訂第６版）』薬ゼミ情報教育センター

セルフメディケーションの定義とは？

●**「日本薬剤師会・一般用医薬品委員会（平成15年8月29日）」の定義**

「セルフメディケーションとは、自己の健康管理のため、**医薬品等**を自分の意思で使用することである。薬剤師は生活者に対し、医薬品等について情報を提供し、アドバイスする役割を担う」

●**「WHO（世界保健機構）Geneva 2000」の定義**

「セルフメディケーションとは、自分自身の健康に責任を持ち、軽度な身体の不調（minor ailments）は**自分で手当て**すること」

●**「FIP（国際薬剤師連盟）&WSMI（世界大衆薬協会）Berlin1999」の定義**

「セルフメディケーションとは、自分の意思で**非処方箋薬**を使用することである。薬剤師は、セルフメディケーションに利用可能な**医薬品**について支援、アドバイスおよび情報を人々に提供するのに、重要な役割を担っている」

ので、インターネット等で特定販売[※2]をすることはできません。

なお、要指導医薬品と第1類医薬品は薬剤師のみの対応となりますが、第2類と第3類医薬品は、登録販売者でも対応できます。

セルフメディケーションとはどういうもの？

セルフメディケーションの定義は複数ありますが、日本薬剤師会では医薬品等を自分の意思で使用することとしています。この「医薬品等」には、保健機能食品や健康食品も含まれるものと思われます。一方、WHOの定義では自分で手当てするものであればすべてセルフメディケーションとしています。

※1登録販売者　各都道府県に一般用医薬品の販売を認められた登録業者。要指導医薬品と第1類医薬品は取り扱えない。

※2特定販売　配送手段としては郵便、宅配便、薬局・店舗販売業の従業員の直接配達など。

Section 4-5

スイッチOTCとダイレクトOTC

OTC医薬品のなかには、スイッチOTCとダイレクトOTCと呼ばれているものがあります。

スイッチOTCとはどういうもの？

医療用医薬品としては以前から使用されている有効成分ですが、OTC医薬品の有効成分としても使用可能となった医薬品です。医療用医薬品であったものをOTC医薬品に転用（スイッチ）したことから、スイッチOTCといわれています。

同じ有効成分のスイッチOTCの添付文書（説明文書）と、医療用医薬品の添付文書を比較してみると、医療用医薬品の添付文書は医療従事者向けの記載となっている一方、スイッチOTCの添付文書は、一般消費者向けに書かれています。

たとえば、医療用医薬品の添付文書では「禁忌」や「慎重投与」と表現されている部分が、スイッチOTCの添付文書では、「してはいけないこと」「相談すること」と表現されています。

副作用に関する記述も医療用医薬品では症状の名称が記載されていますが、スイッチOTCの添付文書では、わかりやすいように平易な表現で、具体的な副作用の症状を示しています。

ダイレクトOTCとはどういうもの？

ダイレクトOTCとは、まったく新しい有効成分を含有しているOTC医薬品のことです。通常、新規成分の医薬品は、まず医療用医薬品として承認を得てから6～10年の再審査期間を経過後、OTC医薬品にスイッチするのですが、最初からOTC医薬品として申請・許可された医薬品をダイレクトOTCと呼びます。発毛剤として普及しているミノキシジル製剤などが該当します。

再審査期間中のダイレクトOTCや転用直後のスイッチOTCは、安全性を考慮して、まずは要指導医薬品（4章-1、4章-4参照）に分類されます。要指導医薬品は薬剤師の対面による情報提供（書面やタブレット端末等の使用も可）が義務づけられており、インターネット販売はできません。

OTC医薬品の使用で重篤な副作用の症状が出ることも

安全性に配慮されたOTC医薬品ですが、ときに副作用を招くこともあります。副作用が起きた際にとくに重要なのは、重篤になる前段階で使用者が気づくことです。そのためには副作用の初期症状を使用者が知っておく必要があります。

副作用については、商品の添付文書や、購入時に薬剤師・登録販売者から説明を受けた際に渡された説明文書で確認できます。また、独立行政法人医薬品医療機器総合機構（PMDA）のホームページに掲載された「重篤副作用疾患別対応マニュアル（患者・一般向け）」は、重篤な副作用の症状を、一般の人にもわかりやすい表現で説明した資料で、誰でも閲覧できます（左図参照）。

重篤副作用疾患別対応マニュアル（患者・一般の方向け）の紹介ページ

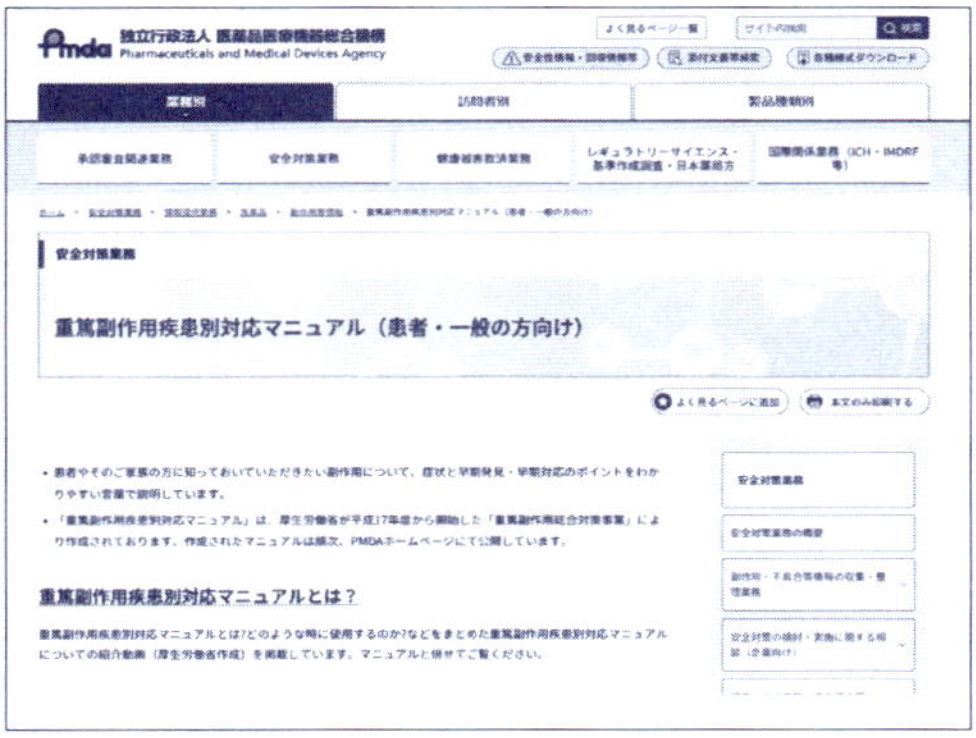

（出典）医薬品医療機器総合機構 HPより

重篤副作用疾患別対応マニュアルの広報資料（重症高血圧の例）

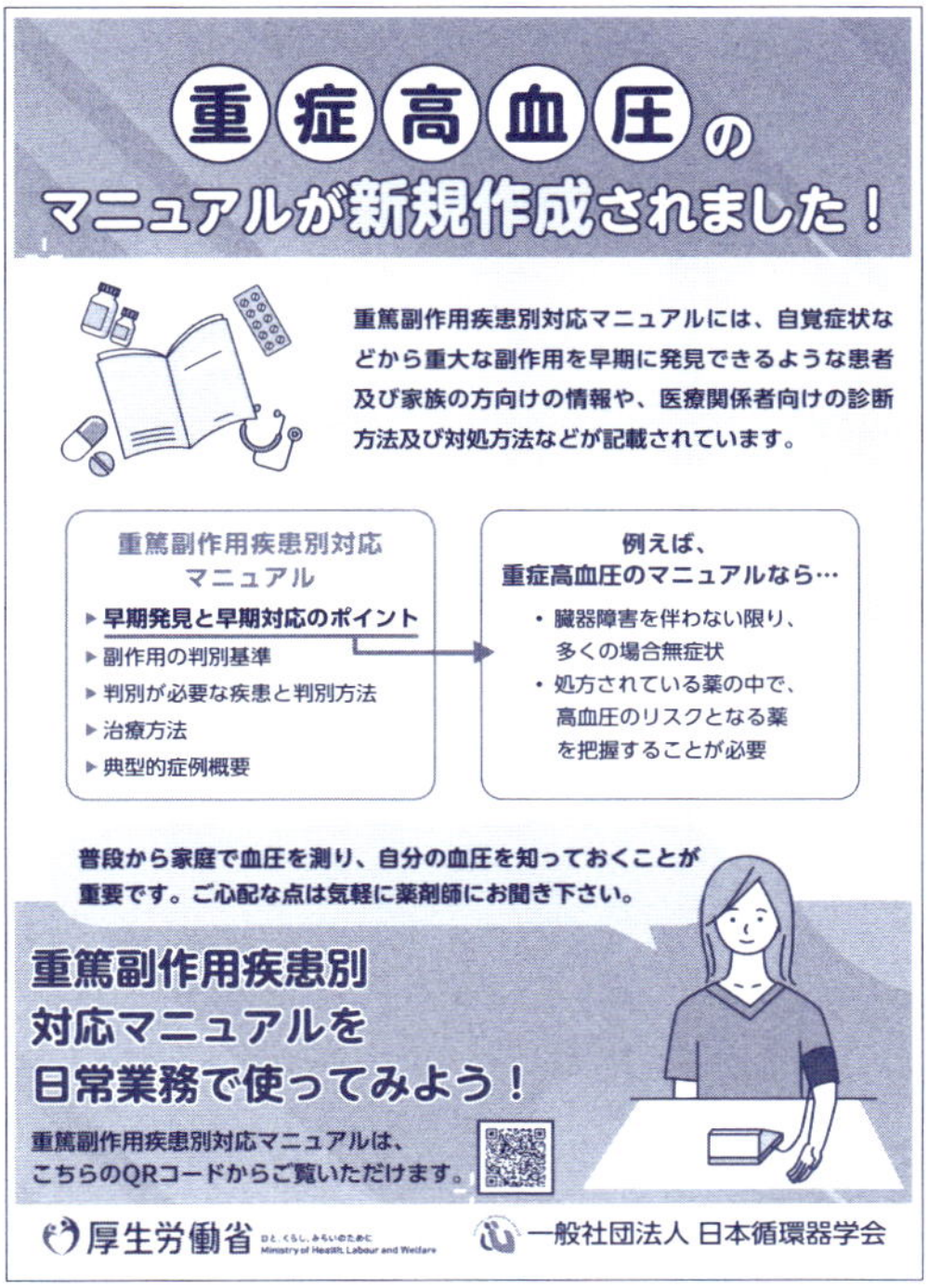

（出典）厚生労働省

Section 4-6

薬局の特徴や強みをアピールできる薬局製剤

薬局製剤（薬局製造販売医薬品）は、医師の処方箋なしに薬剤師の判断のもとで調合販売できる医薬品です。

薬局製剤は規定に沿って薬局内で製造・販売する薬

薬局製剤（薬局製造販売医薬品）とは、薬局（開設者）が設備や器具を使って製造し、直接消費者に販売（または授与）する医薬品です。厚生労働大臣の指定する有効成分以外の含有物は禁止されており、承認が必要な417品目と、承認不要の9品目の計426品目が指定されています（2024年8月現在。次ページ上表参照）。

薬局では、「薬局製剤指針」（厚労省）に定められている品目のなかから選んで製造します（次ページ中図参照）。薬局製剤の価格は薬局で自由に決められます。

薬局製剤は漢方製剤が多いのですが、風邪薬や胃腸薬、外用薬（塗り薬等）などもあります。注意点は薬局内で製造するので製造物責任法（PL法）の対象で、万が一、製剤の欠陥によって被害を与えた場合は賠償責任が生じます。

薬局製剤を製造、販売するためには、薬局ごとに薬局製剤の製造販売承認と、製造販売業許可および製造業許可が必要となります（承認不要の品目については製造販売の届出が必要）。

薬局製剤の分類と販売・陳列方法

薬局製剤はOTC医薬品ではなく、薬局医薬品の分類となります。そのため、OTC医薬品の陳列場所（陳列棚など）に並べて置くことはできませんが、空箱や製品リスト等を陳列棚に展示することは可能です。

販売は製造した薬局でのみ可能ですが、特定販売（インターネット販売や郵送、宅配等）も可能です。なお、販売時には薬剤師が適正使用のための情報を文書で提供する必要があります（次ページ下図参照）。

製造販売する医薬品に明示すべき記載事項

製造販売する医薬品への記載事項としては、直接の容器等に次の事項を記載しなければなりません。

・製造販売業者の氏名または名称および住所（薬局の所在地）
・名称※（日本薬局方に収められている医薬品にあっては日本薬局方で定められた名称、その他の医薬品で一般的名称があるものについては、その一般的名称）
・製造番号または製造記号
・重量、容量または個数等の内容量
・日本薬局方に収められている医薬品は、「日本薬局方」の文字および日本薬局方において直接の容器または直接の被包に記載するように定められた事項

また、薬局製剤は医薬品を収めた容器または被包に封をし、開封したら簡単に戻せないように多くは「封かん紙」（シール）を貼ります。

※日本薬局方（にほんやっきょくほう）　厚生労働大臣によって公示される文書で、医薬品のさまざまな基準や規格、有効性について定めた文書。

薬局製剤承認不要品目
（製造販売の届出は必要）

2023年1月1日現在

日本薬局方 吸水クリーム	日本薬局方 単軟膏	日本薬局方 マクロゴール軟膏
日本薬局方 親水クリーム	日本薬局方 白色軟膏	日本薬局方 加水ラノリン
日本薬局方 精製水	日本薬局方 ハッカ水	日本薬局方 親水ワセリン

（出典）香川県 HP より

薬局製剤指針の記載事項例（かぜ薬1-②）

成分及び分量又は本質	日本薬局方 アスピリン 0.75g 〃 アセトアミノフェン 0.45g 〃 カフェイン水和物 0.15g 〃 クロルフェニラミンマレイン酸塩 0.0075g 賦形剤 〃 デンプン，乳糖水和物又はこれらの混合物 適量 全量 3.0g
製造方法	以上をとり，散剤の製法により製する。ただし、分包散剤とする。クロルフェニラミンマレイン酸塩に替えて，クロルフェニラミンマレイン酸塩散1%を用いてもよい。
用法及び用量	1回量を次のとおりとし，1日3回，食後服用する。 大人(15才以上)1包1.0g
効能又は効果	かぜの諸症状(鼻水，鼻づまり，くしゃみ，のどの痛み，悪寒，発熱，頭痛，関節の痛み，筋肉の痛み)の緩和
貯蔵方法及び有効期間	遮光した密閉容器
規格及び試験方法	別記のとおり。
備考	

（出典）厚生労働省「薬局製剤指針」（2016年3月）より

薬局製剤を販売する際の取扱い

情報提供	義務（書面） 定められた添付文書がある
相談応需	義務
対応者	薬剤師
陳列	消費者が触れられない陳列方法 空き箱などの陳列は可
貯蔵	調剤室

Section 4-7

医薬部外品は医薬品とどう違う？

医薬部外品は医薬品よりも人体への作用が緩和なもので、吐き気などの不快感や口臭等を防止するものなどがあります。

医薬部外品とはどんなもの？

医薬部外品とは、次に掲げる①～⑤に示した内容を目的として、人体への作用が緩和で器具・機械ではないもの、およびこれらに準ずるもので、厚生労働大臣の指定を受けたものです。

①吐き気その他の不快感または口臭もしくは体臭の防止
例）デオドラント剤
②あせも、ただれ等の防止
例）あせも・ただれ防止剤
③脱毛の防止、育毛または除毛
例）育毛剤
④人または動物の保健のためにするねずみ、蚊、のみ等の駆除または防止
例）殺虫剤

外箱の見た目では通常の医薬品と区別しにくいものもあるので、商品の表示で確認しましょう。

指定医薬部外品とはどんなもの？

指定医薬部外品は、以前は医薬品とされていたものが、販売規制の緩和によって医薬部外品になったものです（厚生労働大臣が指定したもの）。医薬品の錠剤と似た見た目のものが多く、さらにパッケージや形だけでは医薬品なのか医薬部外品なのか判断が難しいため、外箱などの包装に「指定医薬部外品」の記載があるかで判断します（次ﾍﾟｰ左図参照）。添付文書も医薬品と同様の記載になっています（次ﾍﾟｰ右図参照）。製造企業としては、医薬品から指定医薬部外品にすることによって、薬剤師や登録販売者がいないコンビニエンスストア等でも販売できるメリットがあります。

防除用医薬部外品

防除用医薬部外品は、人または動物の保健のためにする「ねずみ、はえ、蚊、のみ、その他これらに類する生物」の防除の目的のために使用される医薬部外品です。商品に「防除用医薬部外品」という記載が必要です。

ワルファリンは医療用医薬品として使用すると血栓塞栓症治療薬ですが、防除用医薬品としてネズミ捕り（殺

指定医薬部外品（エビオス錠）の例

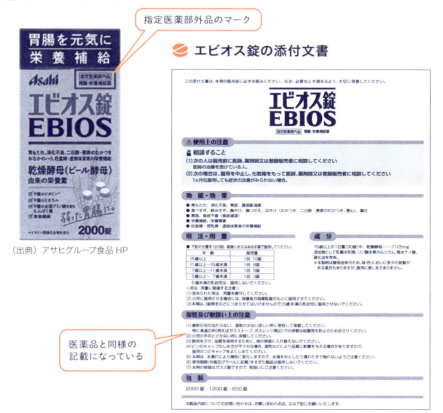

指定医薬部外品のマーク

（出典）アサヒグループ食品 HP

エビオス錠の添付文書

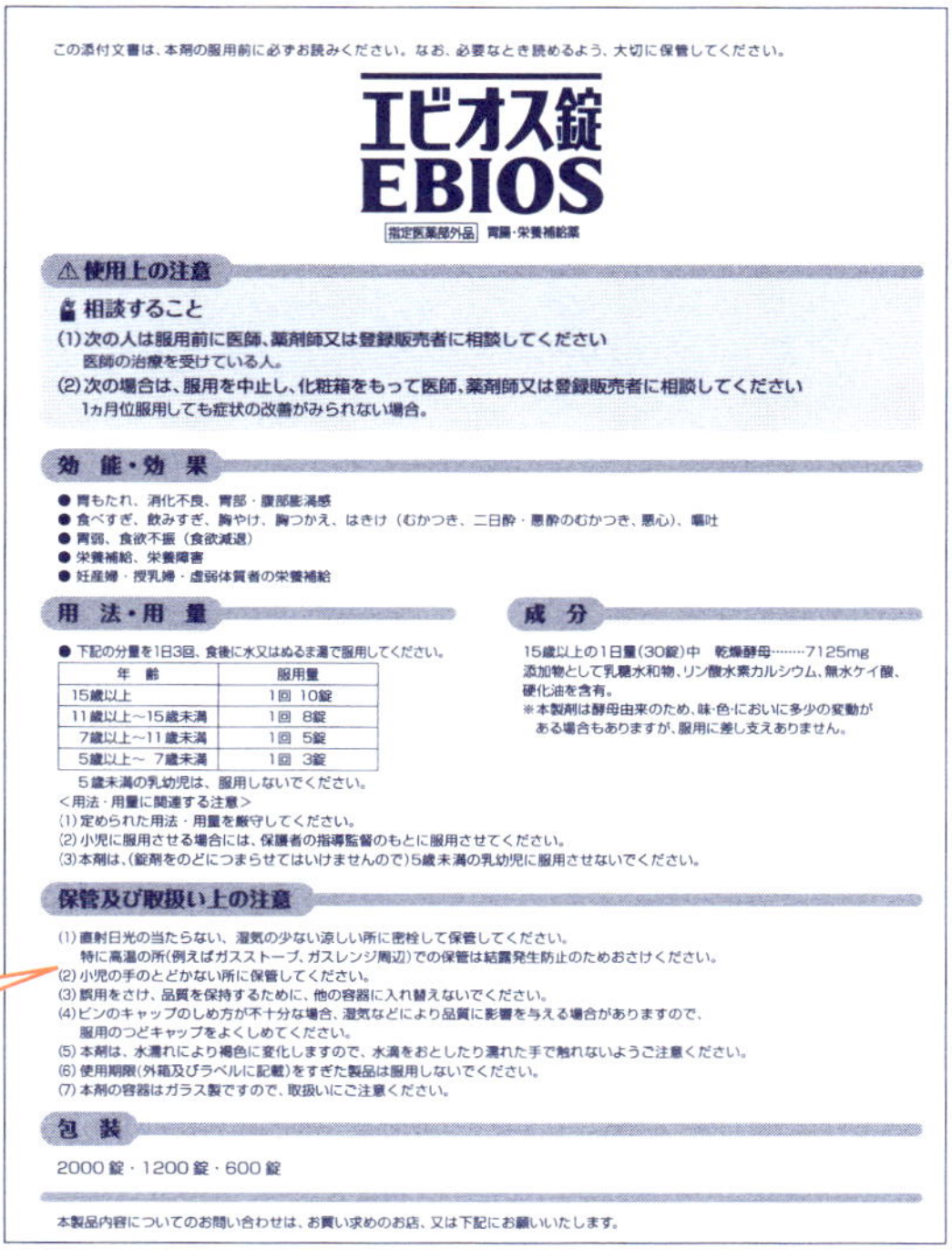

この添付文書は、本剤の服用前に必ずお読みください。なお、必要なとき読めるよう、大切に保管してください。

エビオス錠
EBIOS

指定医薬部外品　胃腸・栄養補給薬

⚠使用上の注意

相談すること

(1) 次の人は服用前に医師、薬剤師又は登録販売者に相談してください
医師の治療を受けている人。

(2) 次の場合は、服用を中止し、化粧箱をもって医師、薬剤師又は登録販売者に相談してください
1ヵ月位服用しても症状の改善がみられない場合。

効能・効果

- 胃もたれ、消化不良、胃部・腹部膨満感
- 食べすぎ、飲みすぎ、胸やけ、胸つかえ、はきけ（むかつき、二日酔・悪酔のむかつき、悪心）、嘔吐
- 胃弱、食欲不振（食欲減退）
- 栄養補給、栄養障害
- 妊産婦・授乳婦・虚弱体質者の栄養補給

用法・用量

- 下記の分量を1日3回、食後に水又はぬるま湯で服用してください。

年齢	服用量
15歳以上	1回 10錠
11歳以上～15歳未満	1回 8錠
7歳以上～11歳未満	1回 5錠
5歳以上～ 7歳未満	1回 3錠

5歳未満の乳幼児は、服用しないでください。

<用法・用量に関連する注意>

(1) 定められた用法・用量を厳守してください。
(2) 小児に服用させる場合には、保護者の指導監督のもとに服用させてください。
(3) 本剤は、(錠剤をのどにつまらせてはいけませんので)5歳未満の乳幼児に服用させないでください。

成分

15歳以上の1日量(30錠)中　乾燥酵母……7125mg
添加物として乳糖水和物、リン酸水素カルシウム、無水ケイ酸、硬化油を含有。
※本製剤は酵母由来のため、味・色・においに多少の変動がある場合もありますが、服用に差し支えありません。

保管及び取扱い上の注意

(1) 直射日光の当たらない、湿気の少ない涼しい所に密栓して保管してください。
特に高温の所(例えばガスストーブ、ガスレンジ周辺)での保管は結露発生防止のためおさけください。
(2) 小児の手のとどかない所に保管してください。
(3) 誤用をさけ、品質を保持するために、他の容器に入れ替えないでください。
(4) ビンのキャップのしめ方が不十分な場合、湿気などにより品質に影響を与える場合がありますので、服用のつどキャップをよくしめてください。
(5) 本剤は、水濡れにより褐色に変化しますので、水滴をおとしたり濡れた手で触れないようご注意ください。
(6) 使用期限(外箱及びラベルに記載)をすぎた製品は服用しないでください。
(7) 本剤の容器はガラス製ですので、取扱いにご注意ください。

包装

2000錠・1200錠・600錠

本製品内容についてのお問い合わせは、お買い求めのお店、又は下記にお願いいたします。

医薬品と同様の記載になっている

（出典）アサヒグループ食品 HP

鼠剤）の効能もあります。なお、ワルファリン抵抗性が発達したクマネズミで「スーパーラット」と呼ばれる種類があります。このスーパーラットの駆除にはジフェチアロール（ワルファリンの300倍の効果）を使います。

化粧品

化粧品は人の身体を美化して魅力を増し、容貌を変え、または皮膚もしくは毛髪を健やかに保つことを目的としています。身体に塗擦、散布その他これらに類似する方法での使用を目的としている商品で、人体に対する作用が緩和なものです。

予防効果を示した化粧品、いわゆる「薬用化粧品」は、薬機法のうえでは化粧品ではなく「医薬部外品」に該当し、にきびを防ぐ、美白に効果がある、などの有効成分を含有しています。

Section 4-8

一般用検査薬は健常時の体調チェックに使う

現状の一般用検査薬は、尿糖・尿蛋白検査薬、妊娠検査薬、排卵日予測検査薬、新型コロナウイルス抗原定性検査キットが認可されています。

一般用検査薬は体外診断用医薬品のなかの一分類

体外診断用医薬品とは、「専ら疾病の診断に使用されることが目的とされている医薬品のうち、人または動物の身体に直接使用されることのないものをいう」（薬機法第2条第14項）と定められています。体外診断用医薬品の外箱には「体外診断用医薬品」の表示が義務づけられています。

一般用検査薬（OTC検査薬ともいう）とは、体外診断用医薬品のうち一般用医薬品として取り扱うことが認められているものです。一般の人が、（自覚症状がない）通常の状態のときに体調チェックのために使用し、その検査結果から必要に応じて医療機関を受診し、疾患等の早期発見につなげることが目的です。

新型コロナウイルスの抗原検査キット

新型コロナウイルスの検査キットの種類には、「体外診断用医薬品（医療用医薬品）」「第1類医薬品」「研究用」の3つがあります。体外診断用医薬品は薬局で購入できますが、医療用医薬品のためインターネット販売はできません。一方、一般用抗原検査キット（OTC医薬品）として承認されたものはネット等で購入することが可能です。ネット販売が可能かどうか見分けるには「第1類医薬品」の表示が目印となります。なお、「コロナ　検査キット」などと検索すると、一部のネットショップが取り扱う厚生労働省で承認されていない検査キット「研究用」が多数表示されるので注意が必要です（次ページ上図参照）。

また、新型コロナウイルスとインフルエンザウイルスを同時に検査できる抗原検査キットも販売されています（次ページ下図参照）。

薬局の検体測定室で行う簡易な検査サービス

検体測定室は、簡易な検査を行う施設です。簡易な検査とは、利用者が自分で採取した検体を持ち込み、薬局などの事業者が血糖値や中性脂肪などの検体検査を行います。検体検査室は衛生検査所としての登録は不要なので、条件を満たし届出をすれば、薬局でも検体測定室を設置できます。

検体測定室とは、以下のすべてを満たし、診療の用に供しない検体検査を行う施設をいいます。

①当該施設内で検体の採取および測定を行う

②検体の採取および採取前後の消毒・処置は受検者が行う

検体測定室で測定できる項目

- **血糖関連**　HbA1c／血糖値
- **血中脂質関連**　中性脂肪／LDL・HDLコレステロール
- **肝機能**　AST（GOT）／ALT（GPT）／γ-GT（γ-GTP）

体外診断用医薬品を奨励する案内

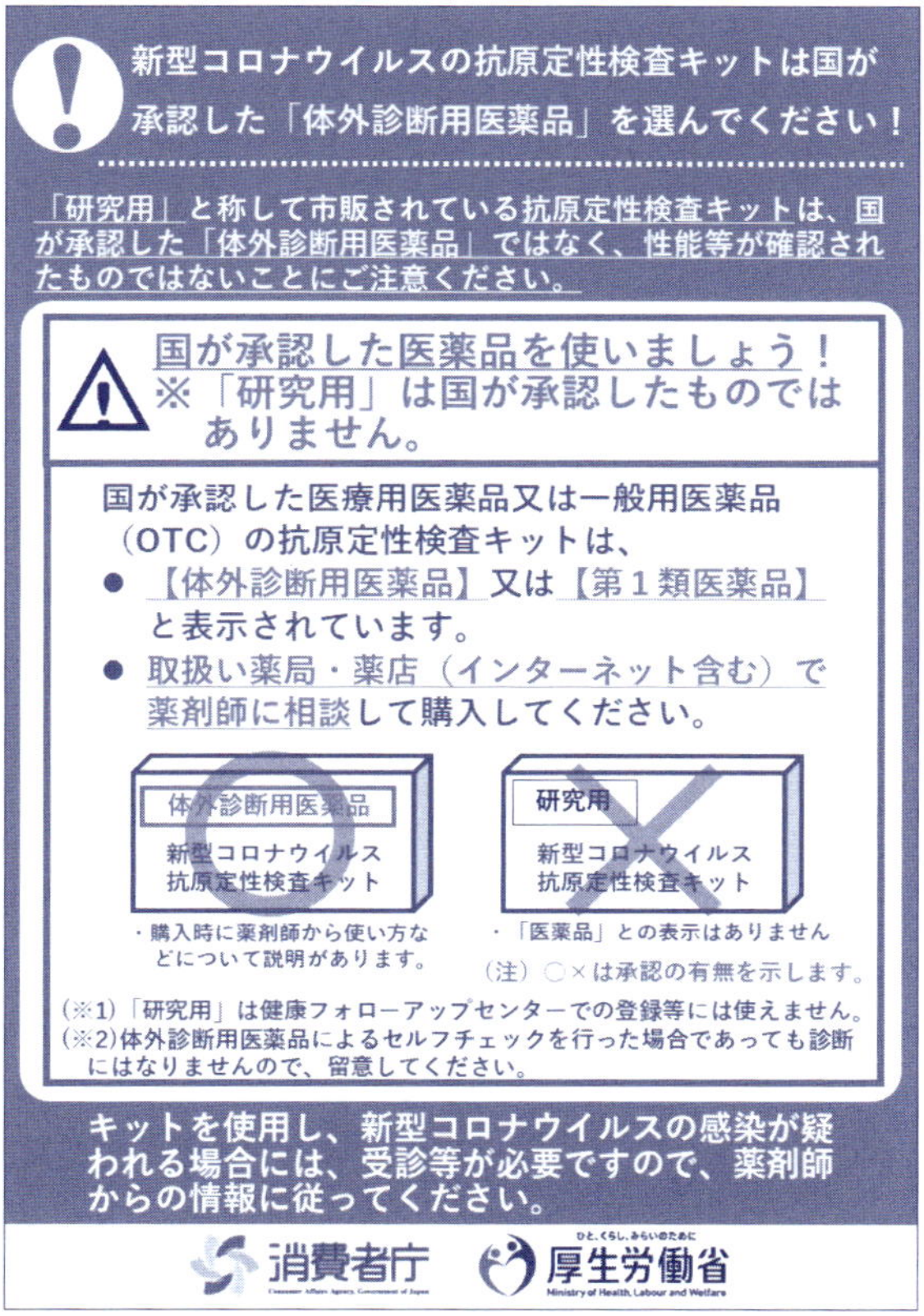
新型コロナウイルスの抗原定性検査キットは国が承認した「体外診断用医薬品」を選んでください！
「研究用」と称して市販されている抗原定性検査キットは、国が承認した「体外診断用医薬品」ではなく、性能等が確認されたものではないことにご注意ください。
国が承認した医薬品を使いましょう！
※「研究用」は国が承認したものではありません。
国が承認した医療用医薬品又は一般用医薬品（OTC）の抗原定性検査キットは、
● 【体外診断用医薬品】又は【第1類医薬品】と表示されています。
● 取扱い薬局・薬店（インターネット含む）で薬剤師に相談して購入してください。
体外診断用医薬品
新型コロナウイルス抗原定性検査キット
研究用
新型コロナウイルス抗原定性検査キット
・購入時に薬剤師から使い方などについて説明があります。
・「医薬品」との表示はありません
（注）○×は承認の有無を示します。
（※1）「研究用」は健康フォローアップセンターでの登録等には使えません。

（※2）体外診断用医薬品によるセルフチェックを行った場合であっても診断にはなりませんので、留意してください。

キットを使用し、新型コロナウイルスの感染が疑われる場合には、受診等が必要ですので、薬剤師からの情報に従ってください。

消費者庁
厚生労働省

（出典）厚生労働省 HPより

コロナウイルスとインフルエンザウイルスを同時に検査できるキット

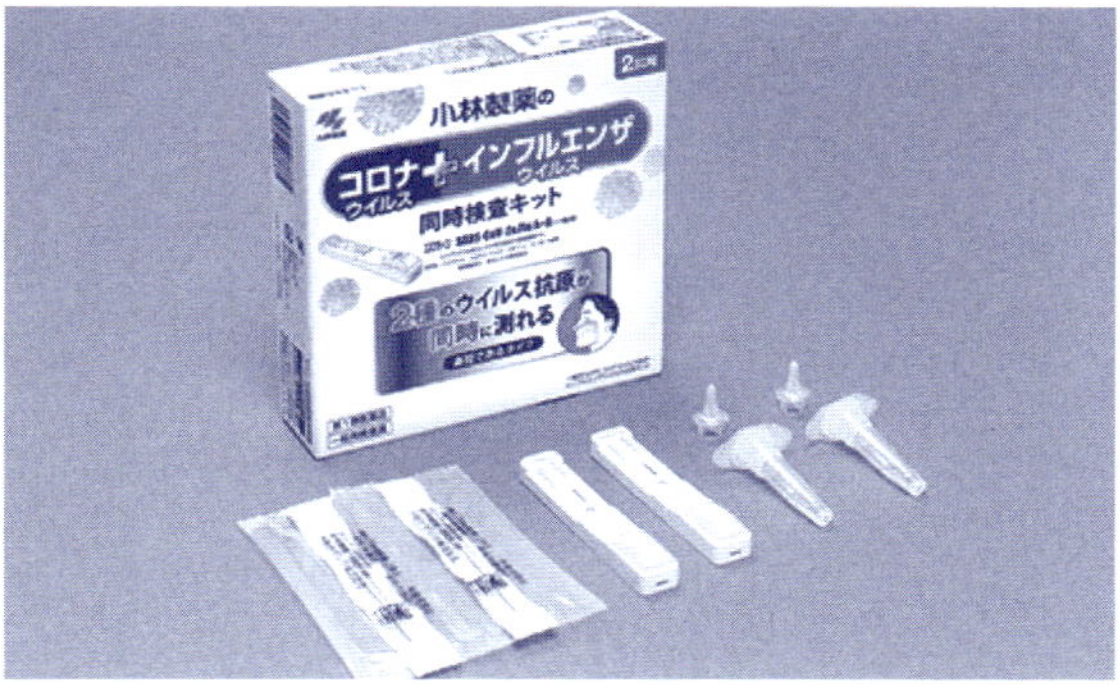
小林製薬の
コロナウイルス＋インフルエンザウイルス
同時検査キット
2種のウイルス抗原が同時に測れる

（出典）小林製薬 HPより

Section 4-9

衛生材料や介護用品など衛生関連商品とは？

介護用品、衛生材料、衛生用品は、いずれも衛生関連商品で、使用する場所や目的により呼び方は若干異なりますが明確な基準はありません。

衛生材料は基本的に使い捨て

衛生材料とは、医療の現場において使用されるガーゼ、包帯、脱脂綿、綿球等のことを指します。基本的には使い捨ての商品です。家庭で使用するものは「衛生用品」と呼ばれ、絆創膏、生理用品、ウェットティッシュ、綿棒などがあります。

なお、日本衛生材料工業連合会では、衛生関連商品の一部に独自の基準を設けています。

介護用品と福祉用具

介護用品の定義はありませんが、介護において使われる用品全般を指していると考えてよいでしょう。介護用品には、介護の現場で使われる大人用の紙おむつや、ペーパーシーツ類などがあります。

また、介護用品のなかに福祉用具と呼ばれるものがあります。介護保険において、福祉用具として要介護者等の日常生活の便宜を図るための用具および要介護者等の機能訓練のための用具で、利用者が居宅で自立した日常生活を営むことを助けるものは保険給付の対象となります。なお、福祉用具には、貸与されるものと販売されるものがあります（次ページ上図参照）。

フレイル予防のための介護用口腔ケア商品

最近では、※フレイル予防の重要性が指摘されており、フレイルの前段階といわれるオーラルフレイルの予防も大切です。また、歯周病が心疾患や糖尿病にも関係していることがわかってきたので、口腔ケア商品の選択のアドバイスも薬局の役割といえます（次ページ下図参照）。

介護用口腔ケア商品には、口腔ケア用のスポンジ・綿棒・ブラシ・舌ブラシ・ウェットティッシュ、義歯ブラシ、口腔内の保湿用のスプレー・ジェル・マウスウォッシュなどがあります。介護中に介護者が指をかまれないようにす

貸与される福祉用具と販売される福祉用具

貸与される福祉用具	販売される福祉用具
・車いす（付属品含む）	・腰掛便座
・特殊寝台（付属品含む）	・自動排泄処理装置の交換可能部
・床ずれ防止用具	・排泄予測支援機器
・体位変換器	・入浴補助用具（入浴用いす、浴槽用手すり、浴槽内いす、入浴台、浴室内すのこ、浴槽内すのこ、入浴用介助ベルト）
・手すり	・簡易浴槽
・スロープ	・移動用リフトのつり具の部分
・歩行器	
・歩行補助つえ	
・認知症老人徘徊感知機器	
・移動用リフト（つり具の部分を除く）	
・自動排泄処理装置	

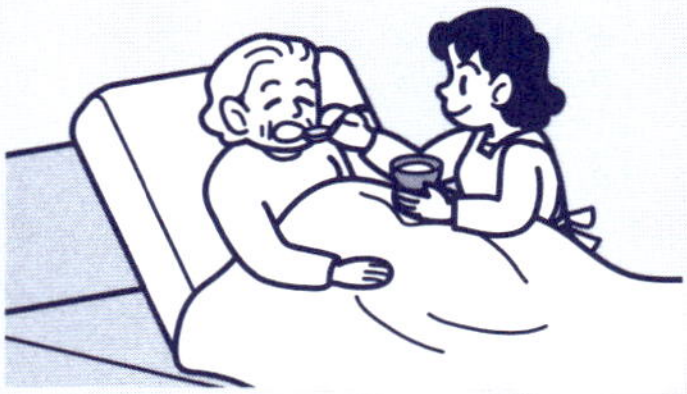

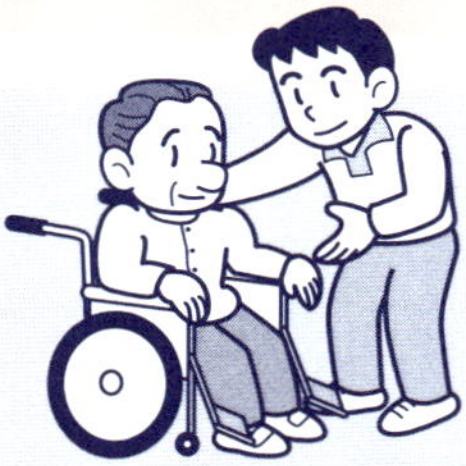

※ 福祉用具貸与のうち、手すり、スロープ、歩行器、歩行補助つえ、自動排泄処理装置（尿のみを自動的に吸引するもの）以外の種目については、要支援および要介護1（自動排泄処理装置（便を自動的に吸引するもの）は要介護2・要介護3も含む）の人は原則給付の対象外。ただし給付対象となる場合もある。

口腔ケアスポンジ

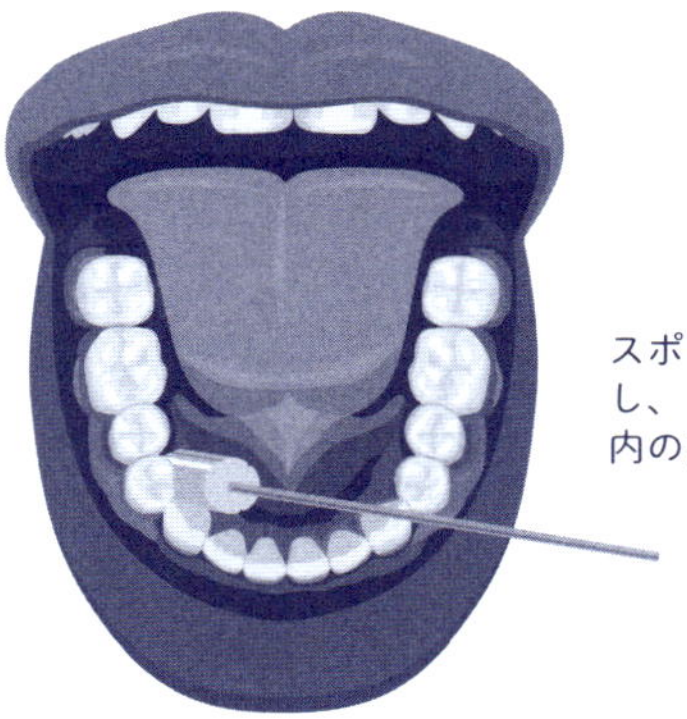
スポンジ部分に水を浸し、しぼってから口腔内の汚れを拭き取る。

るものや、嚥下トレーニンググッズもあります。

※フレイル　英語のFrailty（フレイルティ）に由来する言葉で、日本老年医学会が作った言葉。フレイルは「健康な状態」と「要介護状態」の中間に位置しているイメージで、適切な介入をすることにより再び健康な状態に戻ることができる。

Section 4-10

薬局で取り扱う医療機器にはどんなものがある？

薬局で取り扱う医療機器は、「一般医療機器」「管理医療機器」「高度管理医療機器」の大きく3つに分けられます。

医療機器の定義とリスクによる分類

医療機器とは人や動物の疾病の診断・治療または予防に使用されるもの、または人や動物の身体の構造や機能に影響を及ぼすことを目的とした機械器具等で政令で定められたものです。

医療機器は、不具合が起きたときの人体に対するリスク度合いに応じて、「一般医療機器」「管理医療機器」「高度管理医療機器」の3つに分類されます（次ページ表参照）。

一般医療機器の例は弾性ストッキングや滅菌ガーゼなど、管理医療機器の例は電子血圧計、電子体温計、総入れ歯安定剤などが該当します。高度管理医療機器の例は自己検査用グルコース測定器のほか、コンタクトレンズなどがあげられます。

医療機器の取扱いは分類によって異なる

医療機器を販売する際には、一般医療機器はとくに届出の必要はありませんが、管理医療機器は各都道府県への届出が必要です。しかし薬局は、薬局として認可された時点で管理医療機器販売業の届出を行ったとみなされますので（みなし指定）、届出は不要です。なお、高度管理医療機器については研修と届出が必要です。

特定保守管理医療機器は厚生労働大臣が指定

特定保守管理医療機器とは、適正な管理が行わなければ重大な影響がでる恐れがあるものとして、保守点検や修理、その他の管理に専門的な知識や技能が必要とされ、厚生労働大臣が指定したものです。

商品の例としては、ＡＥＤ（自動体外式除細動器）などがあります。管理医療機器であっても、特定保守管理医療機器の取扱いには許可が必要なので注意しましょう。

医療機器のリスク分類と回収のクラス分類の違い

医療機器は、医療機器等法に基づい

医療機器のリスクによるクラス分類と販売規制

高 ↑ リスク ↓ 低

リスクによる医療機器の分類		薬機法	具体例	販売規制
クラスIV	患者への侵襲性が高く、不具合を生じた場合、生命の危険に直結する恐れがあるもの	高度管理医療機器（第2条第5項）	人工呼吸器、輸液ポンプ、人工関節、人工骨、縫合糸、除細動器、自己検査用グルコース測定器　など 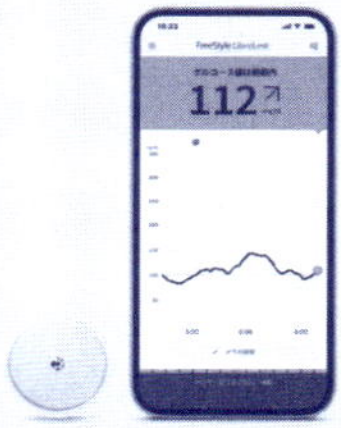 高度管理医療機器の例（自己検査用グルコース測定器：FreeStyleリブレ2）	許可制
クラスIII	不具合を生じた場合、人体への影響が大きいもの			
クラスII	生命の危険または重大な機能障害に直結する可能性は低いもの	管理医療機器（第2条第6項）	電子式血圧計、家庭用マッサージ器、補聴器、歯科用金属　など	届出制
クラスI	不具合を生じた場合でも、人体への影響が軽微であるもの	一般医療機器（第2条第7項）	脱脂綿、ガーゼ、救急絆創膏、メス、ピンセット、X線フィルム　など	なし

て、リスクの程度によりクラスI～IVの4つに分類されています。この分類ではクラスIVが最も人体への影響が高く、クラスIが最も軽微となっています。クラスIは一般医療機器、クラスIIは管理医療機器、クラスIIIとIVは高度管理医療機器が相当します。

　また、医療機器の「回収」のクラス分類は、回収される製品によりもたらされる健康への危険性の程度により決定されます。クラスI～IIIまであり、クラスIが最も重篤な健康被害の状況になります。なお、このクラス分類の考え方は、医薬品（体外診断用医薬品を含む）・医薬部外品・化粧品も同じです。

　医療機器の「リスクによる」クラス分類と、「回収」のクラス分類は、数字と影響の大きさが逆になっているので要注意です。

Section 4-11

特定保健用食品(トクホ)とはどんなもの?

特定保健用食品(トクホ)は、保健機能食品の1つであり、健康の維持増進や特定の保健の用途のために利用する食品です。

保健機能食品のなかの特定保健用食品(トクホ)とは?

国が有効性や安全性などを考慮して設定した規準等を満たした食品の総称を「保健機能食品」といいます。

保健機能食品には、「特定保健用食品」(トクホ)と、「栄養機能食品」「機能性表示食品」の3種類があります(次ページ上図参照)。

特定保健用食品(トクホ)は、身体の生理学的機能などに影響を与える保健機能成分を含む食品で、血圧、血中のコレステロールなどを正常に保つことを助けたり、おなかの調子を整えたりするのに役立つなど、特定の保健の目的が期待できることを表示し販売できる食品です(次ページ下表参照)。製品ごとに食品の有効性や安全性について審査を受け、表示について国の許可を得なければなりません。

さらに細かく分けると、「特定保健用食品のマーク」が使用できるものとして①特定保健用食品、②特定保健用食品(疾病リスク低減表示)、③特定保健用食品(規格基準型)、④特定保健用食品(再許可等)の4つがあります。このほか、「条件付き特定保健用食品」のマークになるものもあります。

栄養機能食品と機能性表示食品

栄養機能食品は、1日に必要な栄養成分(ビタミン、ミネラルなど)が不足しがちな場合、その補給のために利用できる食品です。

販売するためには、1日当たりの摂取目安量に含まれる当該栄養成分量が、定められた上・下限値の範囲内でなければなりません。また、注意喚起を表示する必要がありますが、個別の許可申請を行う必要がない自己認証制度です。

機能性表示食品とは、「おなかの調子を整えます」「脂肪の吸収をおだやかにします」など、特定の保健の目的が期待できる機能性を表示できる食品です。科学的根拠に基づいた機能性が、事業者の責任において表示されるものです。

保健機能食品の分類と概要

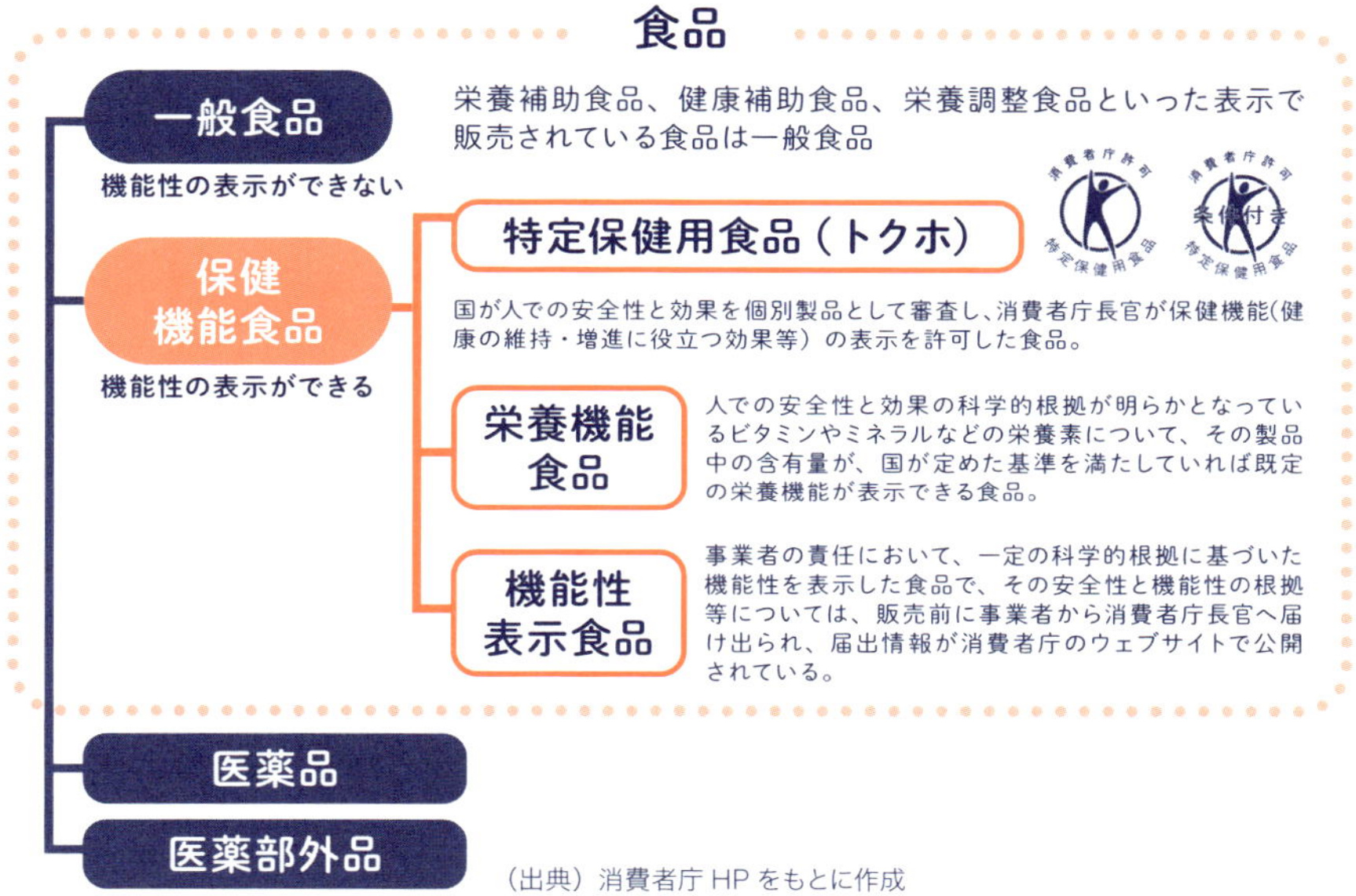

（出典）消費者庁 HP をもとに作成

特定保健用食品に表示できる内容と保健機能成分例

表示の内容	保健機能成分（関与成分）
お腹の調子を整える食品	イソマルトオリゴ糖、ガラクトオリゴ糖、ポリデキストロース、キシロオリゴ糖、グアーガム分解物、サイリウム種皮、ビール酵母由来の食物繊維、フラクトオリゴ糖、ポリデキストロース、ラクチュロース、寒天由来の食物繊維、小麦ふすま、大豆オリゴ糖、低分子化アルギン酸ナトリウム、難消化性デキストリン、乳果オリゴ糖、ビフィズス菌、乳酸菌　など
血圧が高めの方に適する食品	カゼインドデカペプチド、かつお節オリゴペプチド、サーデンペプチド、ラクトトリペプチド、杜仲葉配糖体
コレステロールが高めの方に適する食品	キトサン、サイリウム種皮由来の食物繊維、リン脂質結合大豆ペプチド、植物スタノールエステル、植物ステロール、低分子化アルギン酸ナトリウム、大豆たんぱく質
血糖値が気になる方に適する食品	L−アラビノース、グァバ葉ポリフェノール、難消化性デキストリン、小麦アルブミン、豆鼓エキス
ミネラルの吸収を助ける食品	CCM（クエン酸リンゴ酸カルシウム）、CPP(カゼインホスホペプチド)、フラクトオリゴ糖、ヘム鉄
食後の血中の中性脂肪を抑える食品	ジアシルグリセロール、グロビン蛋白分解物
虫歯の原因になりにくい食品	マルチトール、パラチノース、茶ポリフェノール、還元パラチノース、エリスリトール
歯の健康維持に役立つ食品	カゼインホスホペプチド−非結晶リン酸カルシウム複合体、キシリトール、マルチトール、リン酸一水素カルシウム、フクロノリ抽出物(フノラン)、還元パラチノース、第二リン酸カルシウム
体脂肪がつきにくい食品	ジアシルグリセロール、ジアシルグリセロール植物性ステロール（β-シトステロール）
骨の健康が気になる方に適する食品	大豆イソフラボン、乳塩基性タンパク質

（出典）『薬剤師業務の基本［知識・態度］第３版』羊土社をもとに作成

健康食品としてのサプリメントとドーピング

健康食品は日常の食生活の補助として摂取するものであり、病気や身体の不調を治すものではないので過度な期待は禁物です。

健康食品の目的は健康の維持増進

「健康食品」とは医薬品と医薬部外品以外の食品で、健康維持や増進を目的とし、通常は「保健機能食品」を除いたものを指します。

実は健康食品の法律上の定義はなく、厚生労働省では「いわゆる健康食品」とし、同省のホームページ上では「医薬品以外で経口的に摂取される、健康の維持・増進に特別に役立つことをうたって販売されたり、そのような効果を期待して摂られている食品全般を指しているものです」と説明しています（次ページ上図参照）。

いわゆる健康食品のうち、国が定めた安全性や有効性に関する基準等を満たした「保健機能食品制度」があります（前項4-11参照）。

同様に、サプリメントにも明確な定義はありませんが、特定成分が濃縮されていて、形状が錠剤・カプセル・顆粒状など医薬品のような形状をしている製品を指すことが多いです。

なお、健康食品は健康の維持・増進のみを目的とします。

健康食品には「特別用途食品」に分類されるものもあります。特別用途食品（特定保健用食品を除く）とは、乳児の発育や、妊産婦、授乳婦、嚥下困難者、病者などの健康の保持・回復などに適するという特別の用途について表示を行う食品です。

健康食品によって健康被害が起こるケースも

最近では、健康食品による健康被害も問題となっており、ウコンによる肝障害などが報告されています。また、食品衛生法第8条に基づき、厚生労働省告示119号に定める健康被害を届け出るべき指定成分等（2020〈令和2〉年6月1日施行）として、コレウス・フォルスコリー、ドオウレン、プエラリア・ミリフィカ、ブラックコホシュがあります（次ページ下表参照）。

なお、健康食品から医薬品成分が検出されるケースもあり、健康食品を摂取して体調が悪くなった人から薬剤師

いわゆる「健康食品」の分類

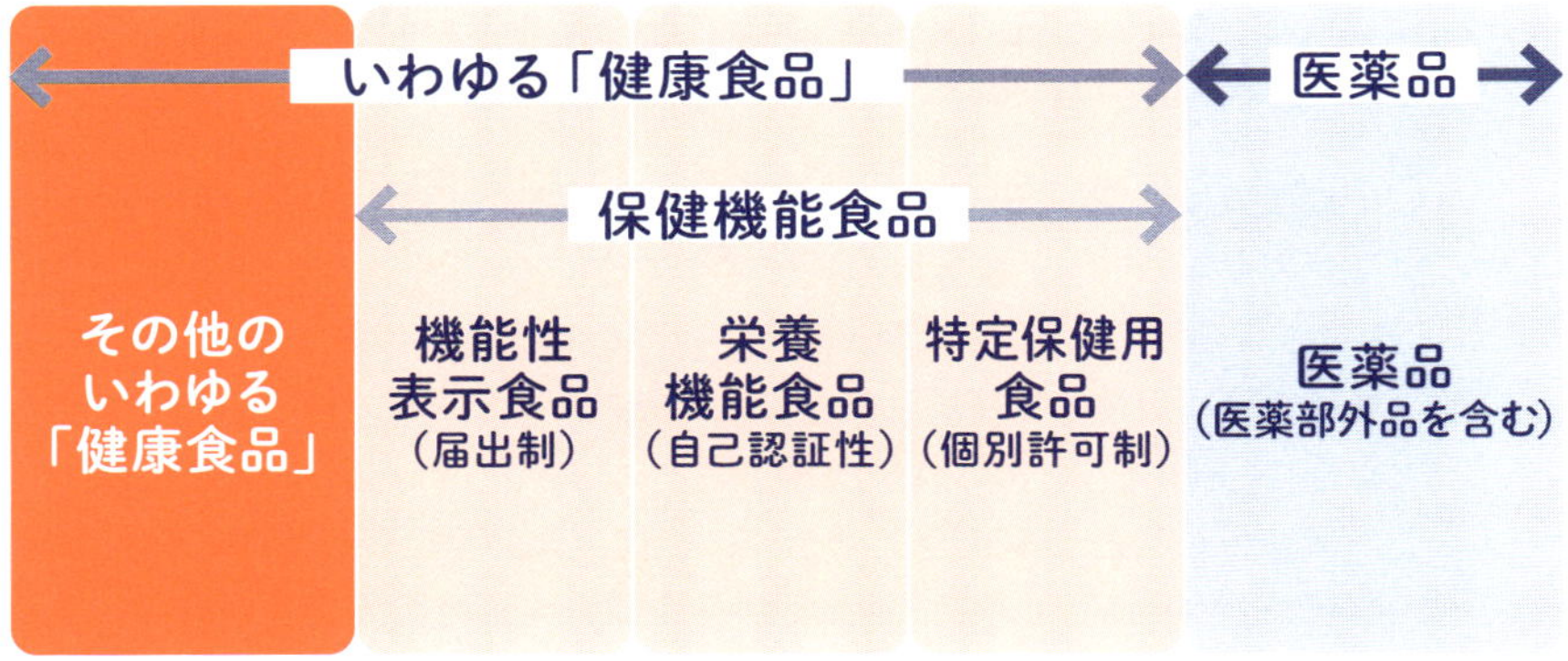

（出典）厚生労働省 HPより

食品衛生法（第8条）に基づく健康食品の指定成分等

指定成分等	宣伝されている効果	おもな健康被害
コレウス・フォルスコリー	ダイエット	下痢
ドオウレン	痛みにきく、解毒	（海外で）肝機能障害
プエラリア・ミリフィカ	肌にハリ、バストアップ	月経不順、不正性器出血
ブラックコホシュ	更年期障害の軽減	肝機能障

（出典）厚生労働省 HPより

が相談を受ける場合もあります。

サプリメントによるうっかりドーピングの危険

国際的に活躍するアスリートは、試合等の際にドーピング検査を受ける機会があります。普段から医薬品の摂取に気をつけていても、意図せずやってしまうドーピングを、「うっかりドーピング」と呼びます。医薬品以外の健康食品やサプリメントでも禁止物質を含んでいることがあります。ほとんどの健康食品は、すべての成分が表示されてはいないので、アスリートはとくに注意が必要です。

アスリートが他の人から勧められたサプリメントを飲んだことでドーピング違反になった例もあります。スポーツファーマシストは、アスリートから相談を受けることで、うっかりドーピングを防ぐ役割を持つ薬剤師です。

column 4

保険を使わない自費調剤がある

健康保険法第１条(目的)では、「疾病、負傷等に関して保険給付を行い、国民の生活の安定と福祉の向上に寄与することを目的とする」と記載されています。健康保険の被保険者が業務以外の事由により病気やけがをしたときは、健康保険で治療を受けることができますが、その範囲を超えた場合は自費(全額自己負担)になります。

健康保険の給付範囲以外のケースでは、全額自己負担となるため、「自費診療」と呼ばれています。また、その際の金額は医療機関が自由に価格設定できるので自由診療ともいわれます。

同様に、薬局で保険を使わない調剤をする場合は、「自費調剤」と呼ばれます。この場合、薬価が適用されないので医薬品の価格は薬局で自由に設定できます。また、調剤料なども自由に決めることができます。その結果、自費調剤の費用は高額になる可能性があります。

疾病の治療でない場合は自由(自費)診療となり、処方箋医薬品の調剤費も自費になります。たとえば、まつ毛を増やす美容目的に処方箋医薬品を使う場合や、病気の治療ではない勃起不全治療薬の調剤などがあります(下図参照)。抗インフルエンザ薬の場合、インフルエンザにかかってしまった人は治療なので保険が使えますが、インフルエンザの予防目的で処方された場合は治療ではないので、自費調剤となります。

◎医療用医薬品でも健康保険が使えない薬の例(処方箋医薬品)

● 睫毛貧毛症治療薬（まつ毛貧毛症治療）	「グラッシュビスタ」
● 抗インフルエンザウイルス薬のインフルエンザ感染予防を目的とした投与	「ゾフルーザ」「イナビル」「リレンザ」「タミフル」など
● 勃起不全治療薬	「バイアグラ錠」「シアリス錠」など
● 経口避妊薬	低用量ピル

5 章

薬局経営の基礎知識

Section 5-1

製薬会社の薬開発プロセス

製薬会社は新薬が開発されるまでに多くの時間と費用をかけて、薬の安全性や有効性を確認しています。

厳しい道のり　新薬開発の5ステップ

薬の開発には、多くの時間と労力、そして費用がかかります。製薬会社の基礎研究社員が新薬を開発してから、市場に出せることは非常にまれだといえます。とくに現在では、世界レベルで開発競争が激化しており、また、国内の新薬承認基準が厳しく、以前にも増して新薬を市場に出すことは非常に難しくなっています。厳しい道のりの新薬開発は、次の5ステップを踏む必要があります（次ﾍﾟｰｼﾞ図参照）。

ステップ1・基礎研究

植物や化学物質、微生物などから薬として効き目のありそうな物質を探し出し、化学合成します。

ステップ2・非臨床試験

合成した化合物を、マウス、ウサギ、犬などの動物で有効性や安全性を試験します。

ステップ3・臨床試験

非臨床試験で有効性が認められ、安全性も確認できた化合物を人で試験します。臨床試験は3段階（第1相から第3相まで）あり、たくさんの新薬候補が厳しい目でふるいにかけられます。

ステップ4・承認申請

臨床試験をクリアした化合物は国へ承認申請され、専門家による審査が行われます。承認が下りれば発売です。

ステップ5・発売・市販後調査

やっと発売にこぎつけた新薬ですが、市販後の調査が待っています。ここでは、市販前の臨床試験では得られなかった医薬品の有効性や安全性の情報が集められ、問題がある新薬は発売中止になるものも出てきます。

慎重を要する　臨床試験は3段階

新薬開発のプロセスのうち、とくに重要なステップが臨床試験です。動物で効果や毒性を調べるだけでなく、人で有効性や安全性を調べる臨床試験が3段階あります（次ﾍﾟｰｼﾞ図参照）。

第1相臨床試験（フェーズ1）では、少数の「健康人」志願者を対象に安全性のテストを行います。第2相臨床試

新薬開発の５ステップと臨床試験の３フェーズ

Step1 基礎研究 → Step2 非臨床試験 → Step3 臨床試験 → Step4 承認申請 → Step5 発売・市販後調査

フェーズ1
少数の健康人志願者で安全性を試験

フェーズ2
同意を得た少数の患者で効果と安全性、投与量、使用法を試験

フェーズ3
同意を得た多数の患者で、有効性と安全性を試験

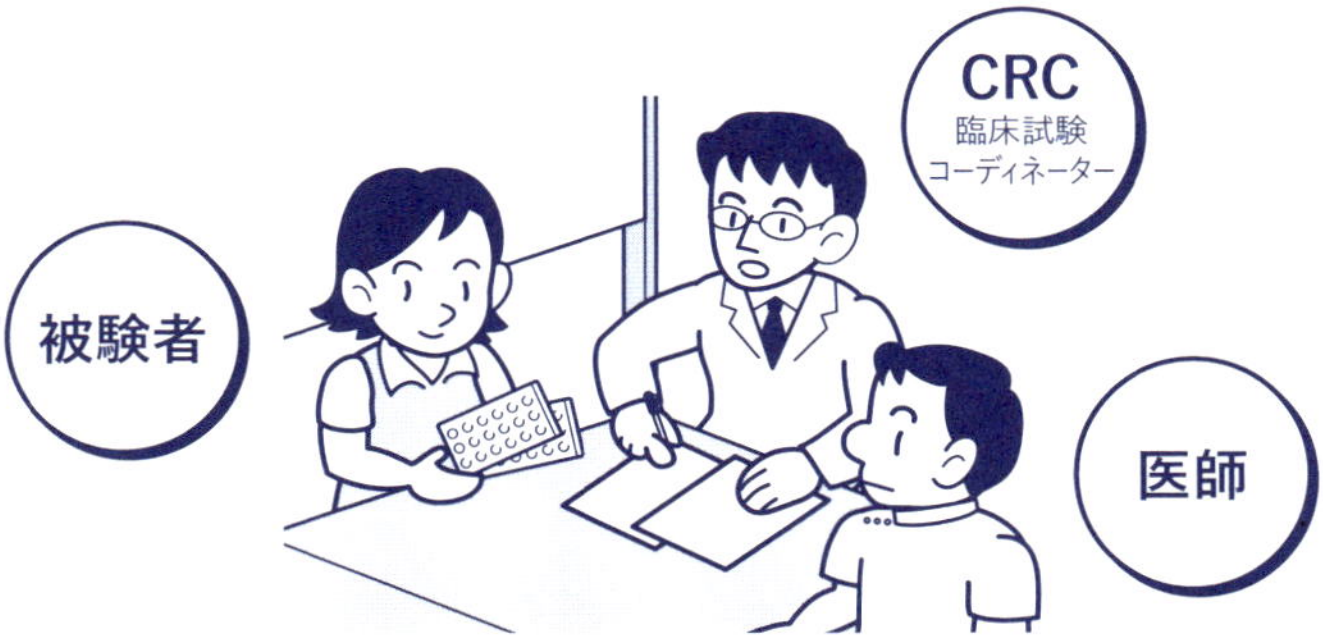

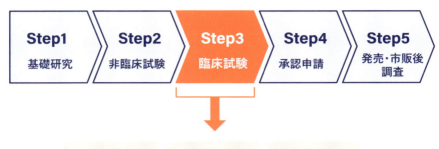

験（フェーズ2）では、同意を得た少数の患者を対象に薬の効果と安全性、投与量、使い方をテストします。第3相臨床試験（フェーズ3）では、同意を得た多数の患者を対象に薬の有効性と安全性をテストします。

臨床試験コーディネーター（CRC）とは？

臨床試験は病院などの医療機関で行われ、その作業量は膨大です。製薬会社は効率的に短期間で行いたいのですが、医療機関から審査基準に沿った多くの作業が求められています。

そこで試験が円滑に行われるように、臨床試験コーディネーター（CRC：Clinical Research Coordinator）が生まれました。CRCは、担当医師のサポートや試験検査、被験者へのケアなど、臨床試験に関わるさまざまな業務を行って、新薬の開発プロセスのなかで大きく貢献しています。

Section 5-2

薬局をめぐるお金の流れ

開設資金から調剤報酬が入金されるまで薬局を中心とした大きなお金の流れを見ていきましょう。

薬局の開設にかかる費用

薬局を開設する場合、まず必要になるのが開業資金です。十分な開業資金の準備がなければ銀行から資金を借り入れることになりますが、その場合には事業計画書が必須です。事業計画書は、開業コンサルティング会社に依頼して作成することも可能です。コンサルタントは銀行が融資しやすい事業計画書の作成に慣れています。とくに初めての開業のときは、コンサルティングの活用を考えましょう。

借入額はケースバイケースですが、たとえば建物を新設するなら建築資金が必要ですし、店舗物件を借りる場合は敷金・礼金等など前家賃（数か月分）が必要な場合もあります。

また、内装工事費、機器・備品の購入費、防犯設備の費用もあります。当座の運転資金が必要な場合もあります。

薬局の収入は調剤報酬がメイン

薬局を開設し、業務を開始すると、日々の調剤報酬の一部負担金やOTC医薬品、雑貨（取扱いがある場合）等の売上が現金収入になります。月が締まると、月末から翌月10日までに、レセプト（調剤報酬請求書）を作成し、社会保険分は診療報酬支払基金に、国民健康保険分は国保連合会に請求します。請求した調剤報酬は通常、翌々月の末頃に入金となります。

保険調剤報酬は薬局の収入の大きな割合を占めるので、収入があるまでの約3か月分の固定費（人件費や家賃など）を確保しておくなど、余裕をもった資金準備をしておきましょう。

支出については支払い期限の設定が大切

支払いに関しては、月が締まると、翌月に医薬品卸等から請求書が届きます。医薬品卸業者への支払いは、業者との相談になりますが、「月末締め翌月払い」「月末締め翌々月払い」など、支払いの期限を決めて、それに沿って支払います。

事業計画書の例

事　業　計　画　書

計画概要

業種	開業予定期
1.創業動機・目的	

2.職歴・事業実績（勤務先・役職・経験年数・資格等）

年次	具体的内容

3.取扱商品・サービス

取扱商品・サービスの内容	
セールスポイント	
販売ターゲット・戦略	
競合・市場などの分析	

4.取引先・取引関係

	取引先名	シェア	掛取引の割合	回収・支払の条件
販売先		%	%	日〆　日回収
		%	%	日〆　日回収
		%	%	日〆　日回収
仕入先		%	%	日〆　日支払
		%	%	日〆　日支払
		%	%	日〆　日支払
外注先		%	%	日〆　日支払
		%	%	日〆　日支払

人件費の支払い	日〆	日支払（ボーナスの支給月　月、　月）

他業種である銀行の融資担当者が理解できるような表現で書く。

融資先の信頼を得るために自身のプロフィールも詳細にわかりやすく記載。

薬局の事業内容や特徴がわかるように具体的に記述する。

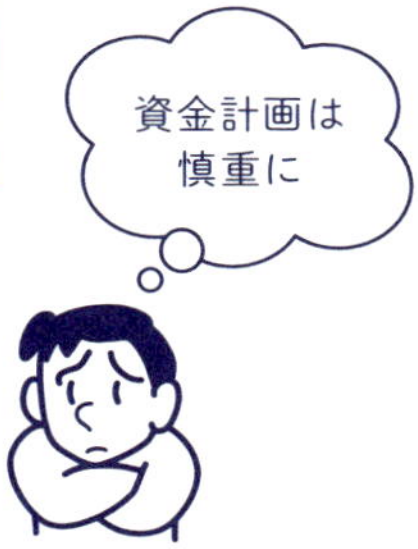

ここで注意する点は、入金されるのが約2か月後なので、「月末締め翌月払い」の契約だと収入より先に支払い期限が来てしまう点です。

とくに開業当初は運転資金も十分ではないので、最低でも、「月末締め翌々月払い」としておくほうが無難でしょう。

運転資金としては業者への支払いのほか、人件費や家賃、光熱費などについても考慮しておくことが大切です。これらについても収入が入る前に支払う必要が出てきます。開業当初は、予想外に支出がかさむこともあるので、余裕をもった資金準備が大切です。

Section 5-3

薬価基準のしくみと調剤報酬点数

薬価基準と調剤報酬は薬局の経営に影響する2大要素ですが、変動要素が大きいのでしっかり把握して対策を取りましょう。

薬価基準は厚生労働省で毎年見直される

薬局で取り扱う調剤用医薬品の価格は、厚生労働大臣が告示する「薬価基準」で定められています。薬価基準は毎年改定され、前年の薬価調査で調べた「市場流通価格」と、「薬価基準価格」との乖離率を参考に決められます。

流通価格が薬価基準価格より大幅に安い場合は薬価は引き下げられ、乖離率が少ない医薬品の薬価は変わらず、逆ザヤ（流通価格のほうが薬価基準価格より大幅に高い）になっている場合は、薬価が引き上げられるケースもあります。しかし現状は薬価が引き下げられるケースが多く、薬局にとっては資産（医薬品在庫）価値が減少することになるので、薬価改正の直前は、できる限り在庫を減らす努力が重要です。

調剤報酬は2年に一度の診療報酬改定で見直される

調剤報酬は、薬剤師の業務に対する報酬で、2年に一度の診療報酬改定の際に見直されます。近年の傾向では、薬を調整する手数料等は引き下げる傾向にあり、患者へのサービスに対しては引き上げる傾向にあります。

薬の調整等に対する報酬には「調剤基本料」「薬剤調整料」「自家製剤加算」などがあります。一方、患者サービスに対する報酬には「服薬管理料」「服薬管理指導料」「かかりつけ薬剤師指導料」などがあります（次ﾍﾟｰ図表参照）。また、昨今の後発医薬品（ジェネリック）使用促進のための「後発医薬品調剤体制加算」があります。

これらの報酬に、実際に使用する薬剤費である「薬剤料」と「特定保険医療材料料」を加えたものが調剤報酬となります。

今後の調剤報酬の傾向としては、薬の調整等に関する報酬はさらに引き下げられる一方で、患者サービスに関する報酬はさらに引き上げられる可能性が高くなってくると思われます。患者サービスに関わる調剤報酬を積極的に算定できるような取組みが求められるでしょう。

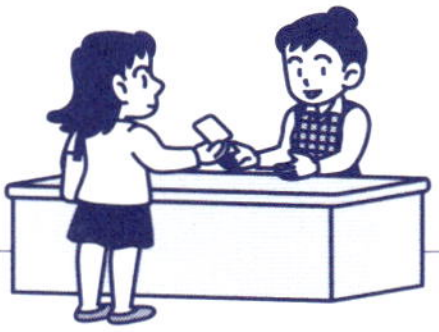

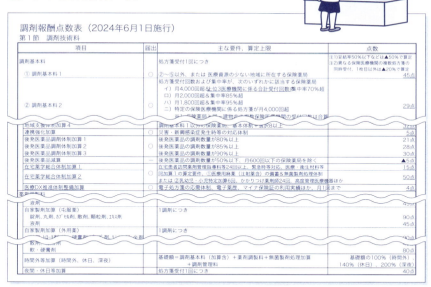

事業報酬点数の例（一部抜粋）

調剤報酬点数表（2024年6月1日施行）

第１節　調剤技術料

項目	届出	主な要件、算定上限	点数
調剤基本料		処方箋受付1回につき	注1）妥結率50%以下などは▲50%で算定 注2）異なる保険医療機関の複数処方箋の同時受付、1枚目以外は▲20%で算定
① 調剤基本料１	○	②～⑤以外、または 医療資源の少ない地域に所在する保険薬局	45点
② 調剤基本料２	○	処方箋受付回数および集中率が、次のいずれかに該当する保険薬局 イ）月4,000回超＆上位3医療機関に係る合計受付回数の集中率70%超 ロ）月2,000回超＆集中率85%超 ハ）月1,800回超＆集中率95%超 ニ）特定の保険医療機関に係る処方箋が月4,000回超	29点
地域支援体制加算４		調剤基本料１以外の保険薬局、基本体制＋選択8以上	32点
連携強化加算	○	災害・新興感染症発生時等の対応体制	5点
後発医薬品調剤体制加算１ 後発医薬品調剤体制加算２ 後発医薬品調剤体制加算３	○	後発医薬品の調剤数量が80%以上 後発医薬品の調剤数量が85%以上 後発医薬品の調剤数量が90%以上	21点 28点 30点
後発医薬品減算	—	後発医薬品の調剤数量が50%以下、月600回以下の保険薬局を除く	▲5点
在宅薬学総合体制加算１	○	在宅患者訪問薬剤管理指導料等24回以上、緊急時等対応、医療・衛生材料等	15点
在宅薬学総合体制加算２		同加算１の算定要件、①医療用麻薬（注射薬含）の備蓄＆無菌製剤処理体制 または ②乳幼児・小児特定加算6回、かかりつけ薬剤師24回、高度管理医療機器ほか	50点
医療DX推進体制整備加算	○	電子処方箋の応需体制、電子薬歴、マイナ保険証の利用実績ほか、月1回まで	4点
自家製剤加算（屯服薬） 錠剤、丸剤、カプセル剤、散剤、顆粒剤、エキス剤 液剤		1調剤につき	 90点 45点
自家製剤加算（外用薬）		1調剤につき	
軟・硬膏剤			80点
時間外等加算（時間外、休日、深夜）		基礎額＝調剤基本料（加算含）＋薬剤調製料＋無菌製剤処理加算＋調剤管理料	基礎額の100%（時間外）、140%（休日）、200%（深夜）
夜間・休日等加算		処方箋受付1回につき	40点

第２節　薬学管理料

項目	届出	主な要件、算定上限	点数
調剤管理料		処方箋受付1回につき、薬剤服用歴の記録・管理	
① 内服薬あり		内服薬 1剤につき、3剤分まで	7日分以下 4点、8～14日分28点 15～28日分 50点、29日分以上60点
② ①以外			4点
重複投薬・相互作用等防止加算		処方変更あり	残薬調整以外 40点、残薬調整20点
調剤管理加算		複数医療機関から合計6種類以上の内服薬が処方されている患者	初来局時 3点 2回目以降（処方変更・追加）3点

調剤報酬の例

薬の処方等に対する報酬

調剤基本料
薬剤調整料
自家製剤加算
時間外加算
重複投薬相互作用防止加算
など

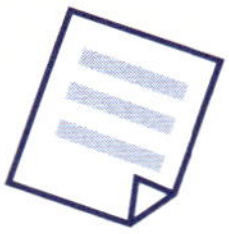

患者サービスに対する報酬

服薬管理料　服薬管理指導料
かかりつけ薬剤師指導料　かかりつけ薬剤師包括管理料
調剤後薬剤管理指導加算　服薬情報等提供料
外来服薬支援料　服用薬剤調整支援料
在宅患者重複投薬・相互作用防止管理料
在宅患者訪問薬剤管理指導料
在宅患者緊急時訪問指導料
在宅患者緊急時共同指導料
退院時共同指導料　など

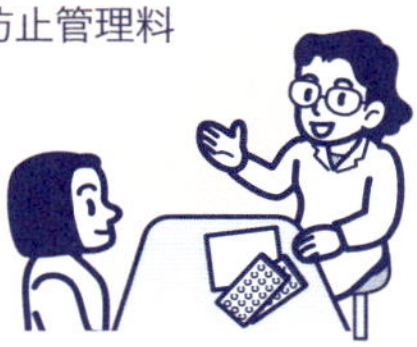

Section 5-4

調剤報酬請求（レセプト）業務のしくみと流れ

薬局の窓口では患者は1～3割の一部負担金を支払いますが、残りの医療費を保険者に請求するための明細書を「レセプト」と呼びます。

レセプトは調剤報酬を請求するための明細書

一般的な保険調剤の場合、患者が薬を受け取った際に薬局の窓口に支払う費用は、年齢や所得などによって異なりますが、実際に調剤にかかった費用の1～3割分の負担となります。この費用を「一部負担金」と呼びます。残りの7～9割の調剤費は、薬局が患者ごと、医療機関ごと（歯科を除く）にひと月分をまとめて「保険者」に請求します。この一部負担金以外の医療費を保険者に請求するための明細書を「レセプト」と呼びます。ちなみに、薬局のレセプトは「調剤報酬明細書」と呼ばれ、病院・診療所のレセプトは「診療報酬明細書」と呼ばれます。

レセプトの請求先である保険者とは？

レセプトの請求先である「保険者」とは、健康保険事業を運営するために保険料を徴収し、保険給付を行う団体です。ちなみに、被保険者とは保険給付を受ける本人で保険料を納付します。保険者には以下の団体があります。

・全国健康保険協会（協会けんぽ）
・健康保険組合
・国民健康保険（市町村、あるいは国保組合）
・後期高齢者医療制度（広域連合）

なお、医療保険制度のなかには、社会保険や国民健康保険のような「医療保険」のほか、「高齢者医療」や「公費負担医療」もあります。

後期高齢者医療

医療保険に加入している75歳以上の人、および65歳以上～74歳で一定の障害の状態にあり、認定を受けた人。

公費負担医療

国や地方自治体の費用（公費）負担により実施される医療制度です。福祉や公衆衛生の観点から、また病気の種類や患者の条件によって、医療費の全額あるいは一部を公費で負担します。

調剤報酬支払いのしくみと審査支払い機関

調剤報酬は、医療機関や薬局の請求

レセプト業務のしくみ

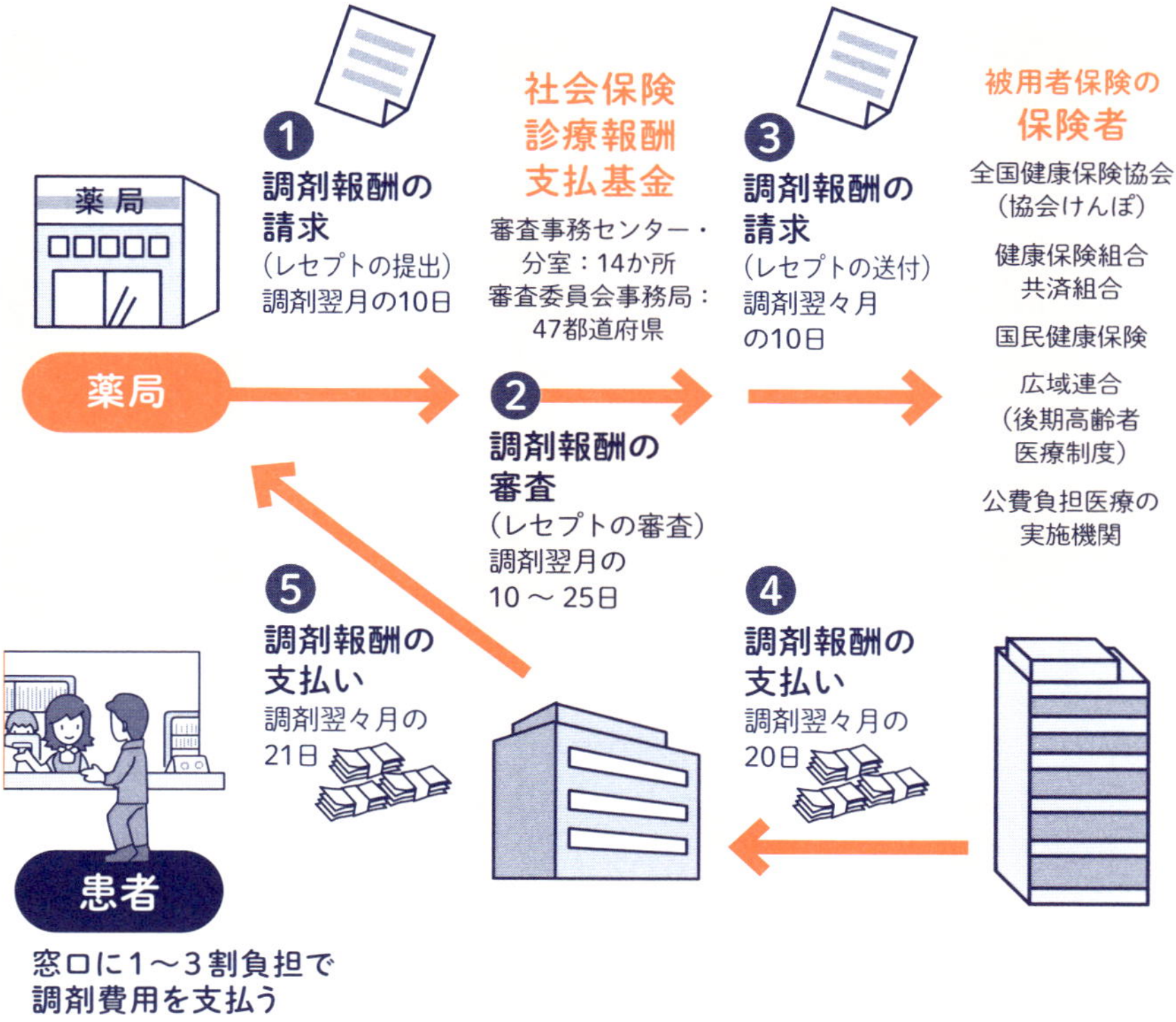

（出典）社会保険診療報酬支払基金のHPをもとに作成　（2024年9月現在）

に対して、形式上は保険者から支払われることになっていますが、社会保険は社会保険診療報酬支払基金（支払基金）に、国民健康保険と後期高齢者医療制度は国民健康保険団体連合会（国保連合会）に審査を委託しているので、実際にはこれらの審査委託機関にレセプトを提出します。つまり、保険者は審査と支払いを第3者機関に委託しているわけです。

なお、保険者のほうでもレセプトのチェックをしており、ダブルチェックを行うしくみになっています。

支払いに関しては、支払基金と国保連合会が取りまとめて支払います。たとえば、国民健康保険では市町村が保険者なので、ある薬局に患者が30か所の市町村から来ている場合でも国保連合会1つで済ませるしくみとなっています。

Section 5-5

地域医療を充実させる休日・夜間対応

地域医療の充実のために、薬局も休日や夜間への対応が求められますが限られた人員でのやり繰りになるため工夫が必要です。

なぜ薬局にも休日夜間対応が必要なのか？

通常、薬局の営業時間は午前9時～午後6時といったように、昼間のみを明示しているケースがほとんどです。しかし地域医療の観点からいうと、24時間体制で動いていますので、薬局もこれに対応することが求められます。在宅医療に関しては、終末期のケア（ターミナルケア）なども含め、患者の急変に対応するため24時間対応となります。

患者側の理想としては、かかりつけ薬局がつねに休日夜間対応をしてくれれば安心ですが、薬局としては人員の工面など、対応するための体制づくりには限りがあります。そこで、地域の薬剤師会や行政に登録する複数の薬局が持ち回りで対応する輪番制をとる形で対応するケースも多く見られます。

休日対応と夜間対応の具体的なやり方

休日対応の仕方には、2つのケースがあります。

1つ目は、薬局近隣の医療機関が休日当番をする日に薬局も開局して、受診する患者の処方箋を受け付けるケースです。

2つ目は、地域に休日医療センター等があり、センター内の薬局で地域の薬局に勤務する薬剤師が当番制で調剤を担当する形です。このケースでは、普段の勤務薬局ではない環境での仕事になるので、慣れるまではミスをしないように慎重な対応が求められます。ここでは、とくに感染症の患者への対応として、薬局の待合室ではなく駐車スペース等での受け渡しをするなど臨機応変な対応が必要になります。

次に、夜間対応に関しては、以下3つのケースがあります。

1つ目は薬局近隣の医療機関が夜間対応を輪番制等で行う際、薬局も開局して対応する場合です。

2つ目は、地域の夜間診療所等で同じく当番制で調剤を行うケースになります。この場合には休日対応と同様に、普段とは違う職場での仕事になるので

ある薬局の休日・夜間・時間外対応した場合の加算例

開局時間は9時で、閉局時間が月火木金は19時、水は17時、土は15時の場合。

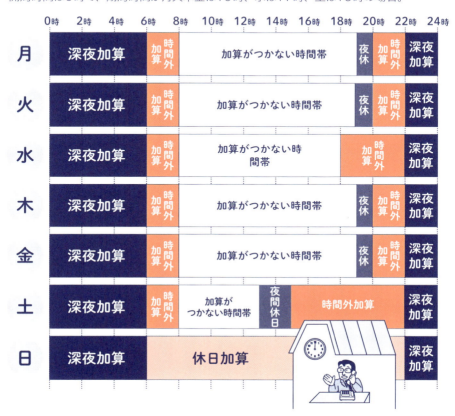

注意が必要です。

　3つ目は薬局が独自で対応するケースで、薬局に掛かってきた電話を夜間専用の携帯電話に転送し、患者から連絡があった場合に対応するケースです。この場合、電話での相談のみの対応で済むことも多く、夜間に開局するに至らないことも少なくありません。

今後より積極的な取組みが求められる

　かかりつけ薬剤師の推進等によって、今後は、休日夜間対応の重要性も高まってくることが考えられますので、薬局として積極的な取組みが求められます。

　また、調剤報酬上でも休日夜間対応に関しては、加算等の評価が行われていますので（上図参照）、算定漏れのないようにしましょう。できるだけ自局で責任を持って休日夜間も対応できるよう努力しましょう。

Section 5-6

在庫管理は発注にコツがある

店舗経営にとって在庫管理は大切な要素。在庫を適正に管理する方法はいくつかありますので、自店に合った方法を見つけましょう。

在庫管理は薬局経営にとって重要なファクター

在庫管理の基本で大切なのは過剰在庫、不動在庫を極力持たないことです。理想は1か月の使用量と発注量が同じになるように管理することですが、そのためには工夫が必要です。

在庫管理には、アナログで行う方法と、電子的に行う方法があります。

アナログの在庫管理の方法

アナログでの管理方法の1つとして、発注カード（次ペ一図参照）を用いる方法があります。

発注カードには、薬品名、容量、発注点、発注単位、発注日、入荷日、開封日、LOT、有効期限、納入価を記入します。

発注点とは、在庫があらかじめ決めた数量になったら発注するということです。発注カードを用いる際に重要なのは、開封日を記入する点です。たとえば在庫量を2週間分とした場合、入荷日と開封日の間隔が2週間以内になっていることを確認し、もし開封日が入荷日より3週間後となっていた場合、発注点を少なく変える必要があります。逆に、開封日が1週間後となっていた場合には、多くする必要があります。

また、わかりやすく管理する場合、医薬品に発注点で輪ゴムをかけるなどしておくと、発注点の確認がしやすくなります。

さらに、LOTと有効期限を記載しておくと、医薬品の箱を捨ててしまった場合でも有効期限の確認が行えます。こうしておくと、他店舗等への医薬品の小分けの際にも役立ちます。

コンピュータを使った在庫管理の方法

在庫管理をデジタルで行う際には、レセプトコンピュータでの在庫管理システムを活用するか、オンラインの在庫管理システムを契約し、レセプトコンピュータと連動させます。卸からの入庫があれば、自動的に在庫データに

アナログの発注カード（例）

発注カードは医薬品ごとに作成し、棚に入れるか医薬品の箱に輪ゴム等でとめておく。

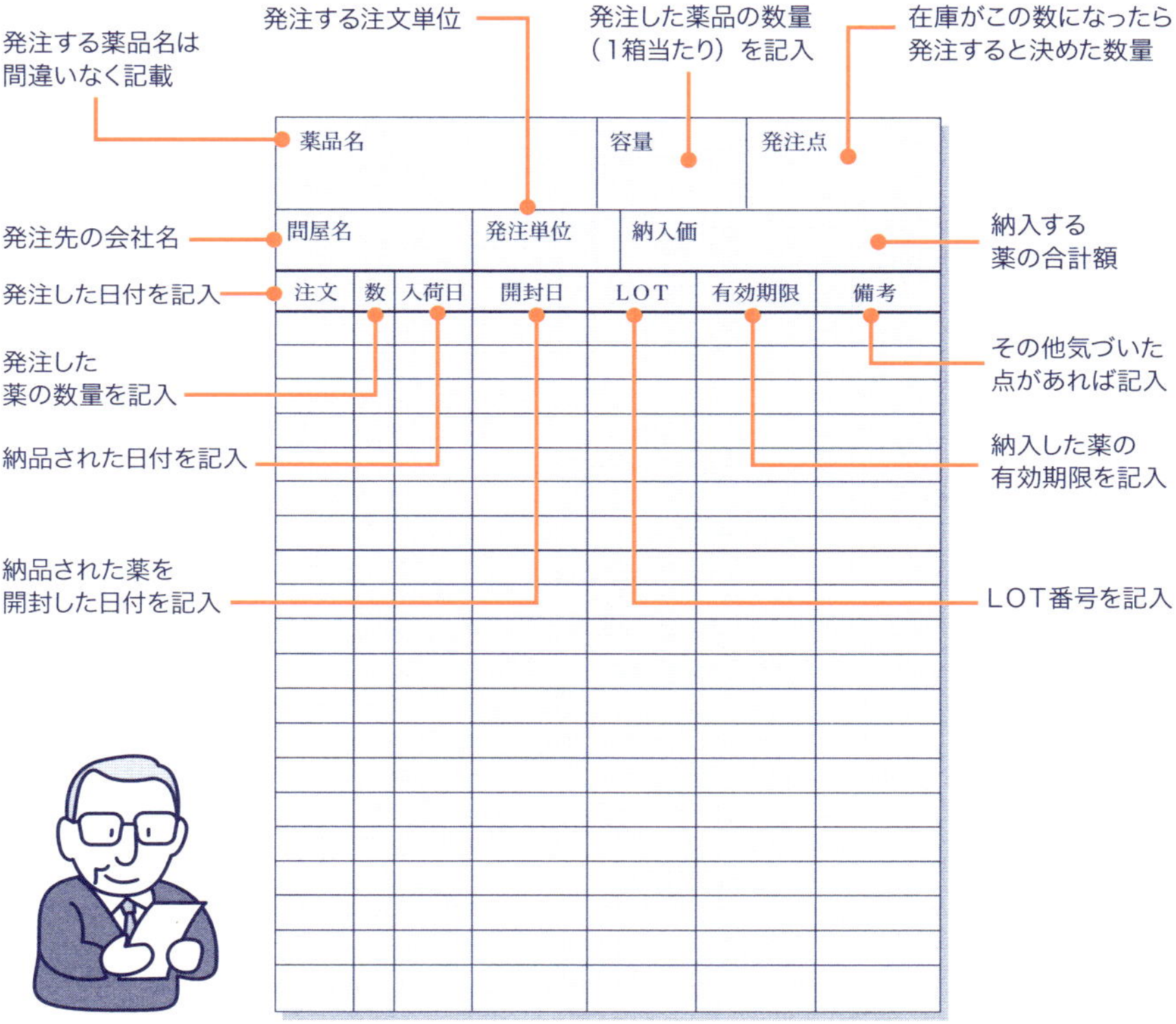

入力されますし、処方箋を入力すれば自動的に払出しの記録となるので便利です。

ただし、入力を間違える（ヒート錠をバラ錠で入力するなど）と在庫数のズレが生じます。また他店舗へ医薬品の小分けを行った場合には、譲った数を入力する必要があります。在庫のズレは欠品や過剰在庫につながるので、定期的な棚卸は必要です。

薬局の状況に合わせて管理方法を考える

アナログで管理するかデジタルで管理するか、一長一短がありますので、それぞれの薬局に合った方法を考えることが大切です。

また、在庫数の管理によって不動在庫を減らすことは薬局を経営するうえで大変重要です。発注方法に気をつけて、不動在庫を作らないことをつねに心がけましょう。

Section 5-7

不動在庫の処理と棚卸

在庫で問題になるのがまったく動かない不動在庫です。薬局経営に負の影響を与えるので、早めに処理する手段を考えましょう。

不動在庫の処理の仕方と見つけ方

不動在庫とは文字どおり、倉庫や棚で処方される（売れる）ことなく動かない在庫のことです。医薬品の不動在庫は期限が切れると廃棄処分となり、薬局の経営にマイナスの要因となります。社会経済的にも損失となりますので、できる限り減らすことが大切です。不動在庫の処理方法としては、卸への返品、他店舗へ譲り渡す方法と、不動在庫処理を行っている業者に依頼する方法があります。

不動在庫を見つける際、レセプトコンピュータから行う場合は使用量の一覧を出し、最終調剤日を確認します。最終調剤日が2～3か月程度前になっている品物を不動在庫とします。在庫管理システムを導入している場合は、「不動在庫」などと入力して検索できます。

医薬品卸業者に返品するか他店舗に譲渡する

医薬品卸業者への返品は、未開封であれば原則は可能です。購入した価格で返品できるので最も無駄がありませんが、購入後数か月がたつと返品できなくなるので、不動在庫、過剰在庫と判断したら早めに購入した卸業者へ返品を依頼することが大切です。ただし注射薬と医療用麻薬など返品ができない品目もあるので、返品不可の医薬品の発注はとくに慎重に行いましょう。また、何店舗かで構成されたグループ薬局では、まずはグループ内で情報を共有し、余剰の医薬品等を使用している店舗があれば、その店舗に引取りを依頼しましょう。

そのほか、地域薬剤師会で不動在庫の情報交換システムを利用して在庫を売る方法もあります。さらに、不動在庫販売システムを利用する手もあり、売りに出すと全国の薬局から買いの注文が入ります。ただし、値段はかなり安くなってしまううえ、送料もかかるので、検討する順番としては、「グループ薬局内での引取り」→「地域の薬局への販売」→「販売システムで売りに

端末機を使って発注・棚卸ができるシステム

医薬品発注・情報端末機「フューチャーエニフ」(東邦薬品)の例

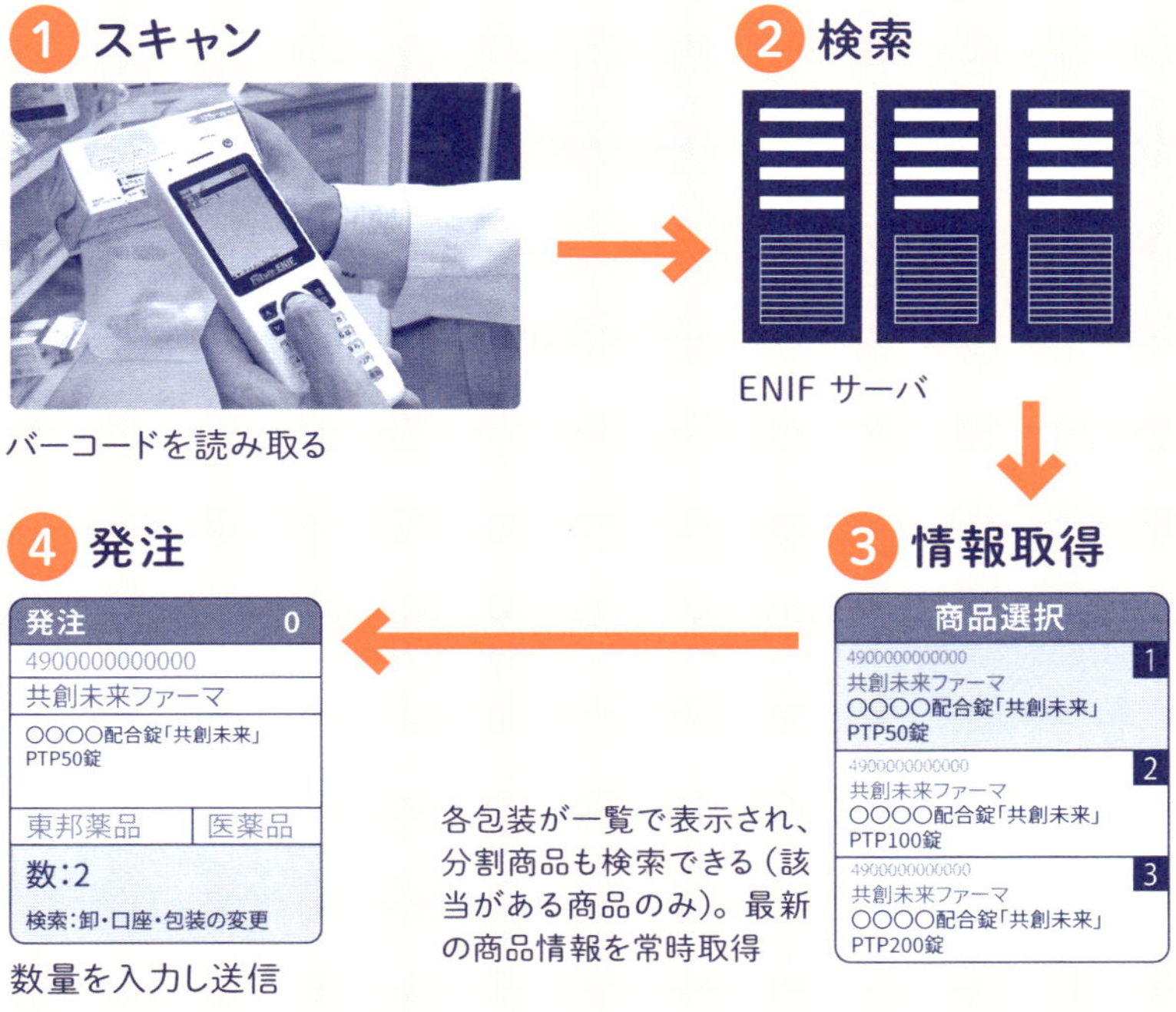

(出典) 東邦薬品 HP を参考に作成

出す」とするとよいでしょう。

この順で検討しても処理できない場合には、不動在庫の買取りを行っている業者に依頼する方法がありますが、安値になるので「廃棄するよりは」という考えで最終手段とすることです。

在庫を正確に把握するために欠かせない棚卸

棚卸は、実施する時点での在庫を確認する作業です。決算時に年1回実施というケースから、毎月実施している薬局もあります。実施することでレセプトコンピュータ上の理論在庫数とのズレを明らかにし、在庫金額、つまり資産を把握するという意味があります。

正確に行うには人手で数えることになり労力を要するので、実施回数は無理のない範囲で行います。バーコードを使って集計するシステムを使うと便利です。棚卸時に不動在庫が明らかになるメリットもあります。

Section 5-8

薬局業界におけるM&A戦略

競争が激化する薬局業界でも生き残りとさらなる発展のための戦略として、M&Aやコストリーダーシップ戦略の検討が欠かせなくなりました。

経営の質向上のために必要なM&A

さまざまな業界でM&A（企業統合・買収）が一般的になり、業界を越えたM&Aも盛んに行われるようになりました。薬局業界も例外ではありません。企業としては将来にわたって活動を継続していくことが大前提であり、存続だけではなく成長・発展をしなければならないからです。

とくに医療サービスを提供する薬局は質の向上は課題であり、そのためには、経済的安定が必須です。そして、薬局の成長・発展には、現在の自店舗にある資源で成長・発展を目指す方法と、M&Aや提携など、外部資源を活用する方法があります。

薬局業界のM&Aの特徴

薬局業界のM&Aには、チェーン薬局グループ同士の大型なM&Aから、店舗レベルの小型のM&Aまで、さまざまな事例があります。医薬分業率が80%を超え、国の医薬分業推進政策が終わり、国民医療費の抑制策の影響で薬局経営が難しくなっているのも原因の1つです。

薬局業界ではチェーン薬局の全国シェア率がまだまだ低く、上場企業がかなり少ないのが特徴です。この状況でのM&Aは、市場の株を買い進めて買収するような敵対的買収は少なく、経営が困難になって売却を申し出る案件や、組織力強化を目的とした友好的なM&Aがほとんどです。

コストリーダーシップ戦略でさらに大きな薬局に

現在では全国的に薬局数が増加し、飽和状況になりつつあります。こうした状況になれば「競争」が生じ、各薬局は競争に打ち勝つため、生き残るために戦略を練っていきます。

その戦略の1つにコストリーダーシップ戦略があります。この戦略は、全国展開する大手調剤薬局チェーンや、地方のローカル調剤薬局チェーンが共同して、医薬品卸からの医薬品購入の際にバイイングパワーを発揮して医薬品のコストを節約し、そこで得た利益を人材、設備、広告、さらなる出店に投資する戦略です。

ますます競争が激化することが予想される薬局経営のなかで、生き残りをかけた戦略の1つがチェーン化です。ただし、薬局が地域医療機関として成熟するためには地域医療貢献の視点が不可欠であり、この視点に欠けたチェーン展開はいずれ限界がくると考えられます。

M&Aのしくみ

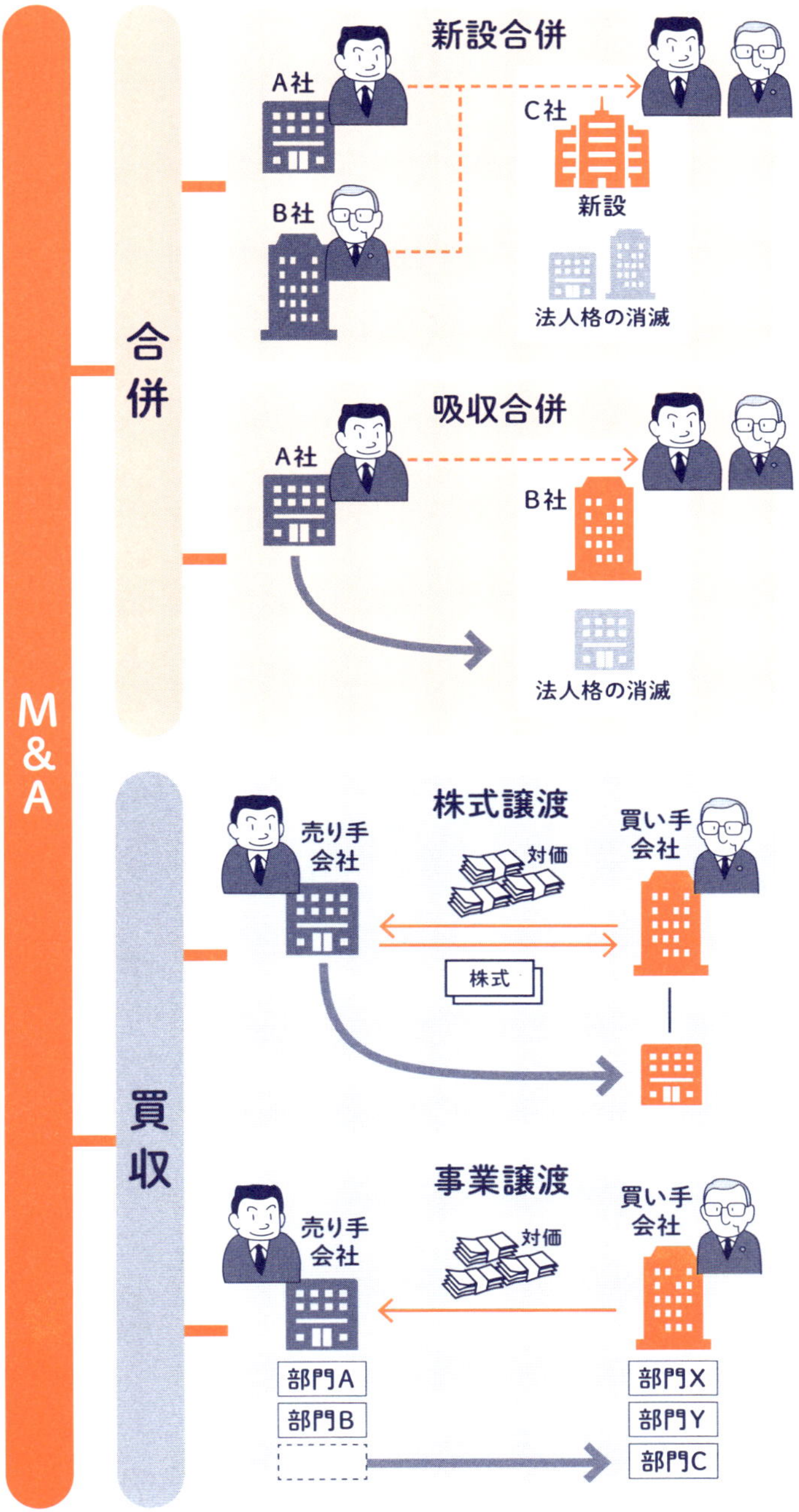
M&A
合併
新設合併
A社
B社
C社
新設
法人格の消滅
吸収合併
A社
B社
法人格の消滅
買収
株式譲渡
売り手会社
買い手会社
対価
株式
事業譲渡
売り手会社
買い手会社
対価
部門A
部門B
部門X
部門Y
部門C

column 5

コンビニでも処方薬がもらえるようになった!?

▶多様化する処方薬の受取り方法

近年、薬機法改正によって電子処方箋が正式に使用できるようになりました。患者は、まず医師にオンラインで受診し、電子処方箋(紙の処方箋の場合はFAX等)を発行してもらいます。薬局は電子処方箋をもとに調剤し、患者にオンラインで服薬指導を行います。薬は郵送(宅配便)で患者に渡すことになりますが、その際、患者はコンビニを受取り場所に指定することもでき、自分の都合に合わせてコンビニの宅配ボックスでも受け取ることが可能です。

なお、受取りボックスはコンビニだけでなく、街にあるドラッグストアや駅、また、薬局自体にも設置されるケースが増えてきました。

▶患者がコンビニで薬を受け取るまでの流れ

患者はオンライン診療を受けたいときは、まず医療機関に予約を入れ、予約時間に医療機関の医師にオンライン上で診察を受けます。診療を受けた医療機関が電子処方箋に対応している場合には、電子処方箋を発行してもらうことができます。対応していない場合でも、薬局にFAXや郵送等で処方箋が送られてきます。薬局は処方箋原本、またはFAX等での処方情報を受け取ったら調剤を行い、薬の用意ができたら患者に連絡し、オンライン(もしくは店頭)で服薬指導を行います。

その際、薬局は患者に受取り方法を確認して、患者がコンビニでの受取りを希望した場合、コンビニの受取りボックスで処方薬を受け取る流れになります。今後は、こういったケースが増えてくると思われますので、薬局でもオンラインでの処方について、積極的な取組みが必要となってくるでしょう。

◎患者がコンビニで薬を受け取るまで

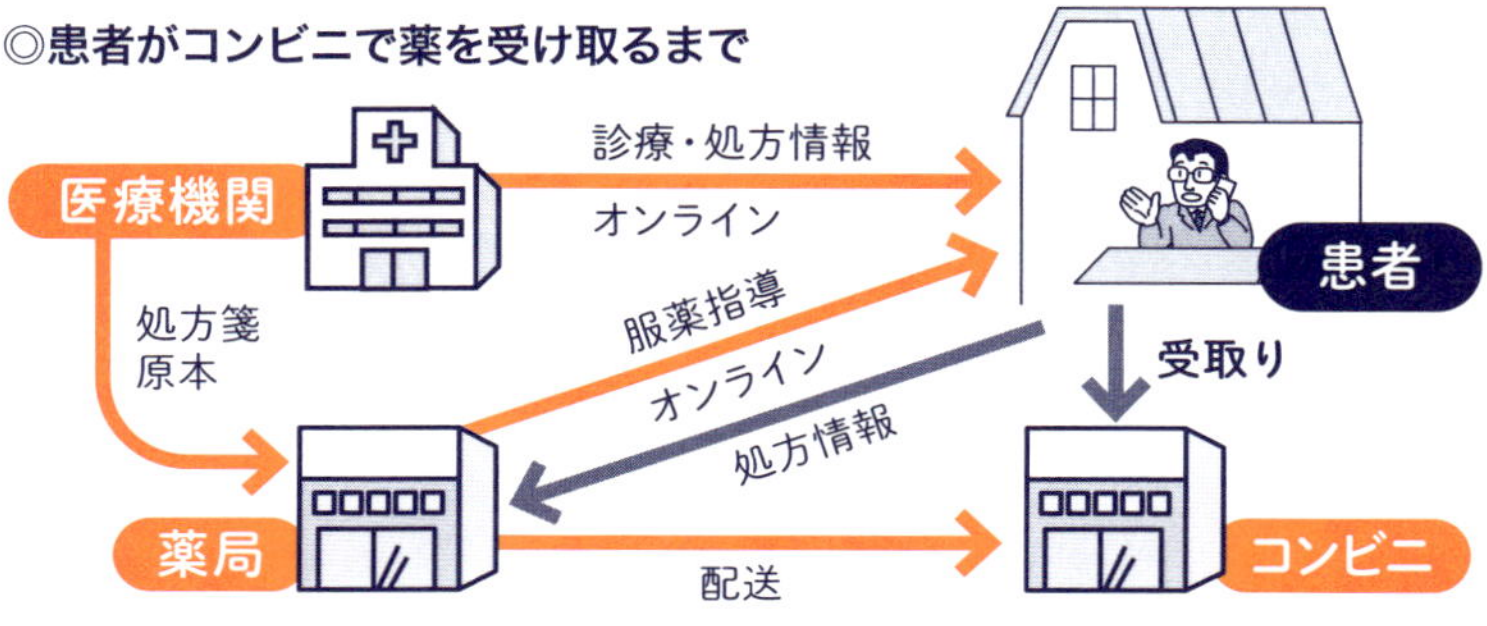

6章

調剤業務の流れと患者対応

Section 6-1

薬局で行う調剤業務の流れ

薬局において、患者から提出された処方箋を受け付けたあと、どのような流れで薬を調剤しているのか見てみましょう。

処方箋を受け付けてから薬を渡すまで

薬局の受付で、処方箋を受け付けてから会計、調剤録の記録まで、薬局での流れは以下のようになっています（次ページ図参照）。

①処方箋受付・保険証の確認

まず、処方箋を受け取ったら処方箋の記載事項に不備がないか確認します。疑わしい点がある場合は処方医に問合せをして、疑問点を解消します。

②薬剤服用歴の確認

患者ごとに作成した薬剤服用歴（薬に関するカルテのようなもの）の記録から前回の処方内容と比較して、体調変化などの情報を踏まえて、今回の処方内容で調剤して問題ないかを確認し、調製方法を検討します。

③薬剤の調製、取りそろえ

患者の状態に合わせた薬剤の調製をします。飲忘れや飲誤りがあるような人の場合、医師の指示のもと、一包化して錠剤やカプセル剤を1回の量ごとにまとめて分包したり、また、飲込みに支障がある患者には、錠剤をつぶしたりすることもあります。取りそろえが終わったら最終監査をします。

④服薬指導・薬剤の交付

薬剤の調製が終わったら、薬の飲み方、保管方法をはじめ、薬効、副作用（初期症状、対処法を含む）、日常生活上の注意点等を患者に説明します。薬剤師は患者にこれらの情報を提供する義務があります。

また、患者との会話を通じて個人ごとの服薬上の問題点を把握し、効果的な薬物療法を実施するための指導を行ったり、今後の薬学的管理の計画・立案を行います。

⑤調剤報酬の算定（一部負担金の徴収）

調剤報酬とは、薬局において調剤を行った場合に、調剤報酬点数表に基づいて費用を算定するものです。調剤報酬の算定の仕方は、健康保険法で定められています。

また、医療保険制度では患者は調剤報酬の一定の割合を負担することが定められています。これを「一部負担金」といい、薬局の窓口で直接、患者が支

薬局での調剤業務の流れ

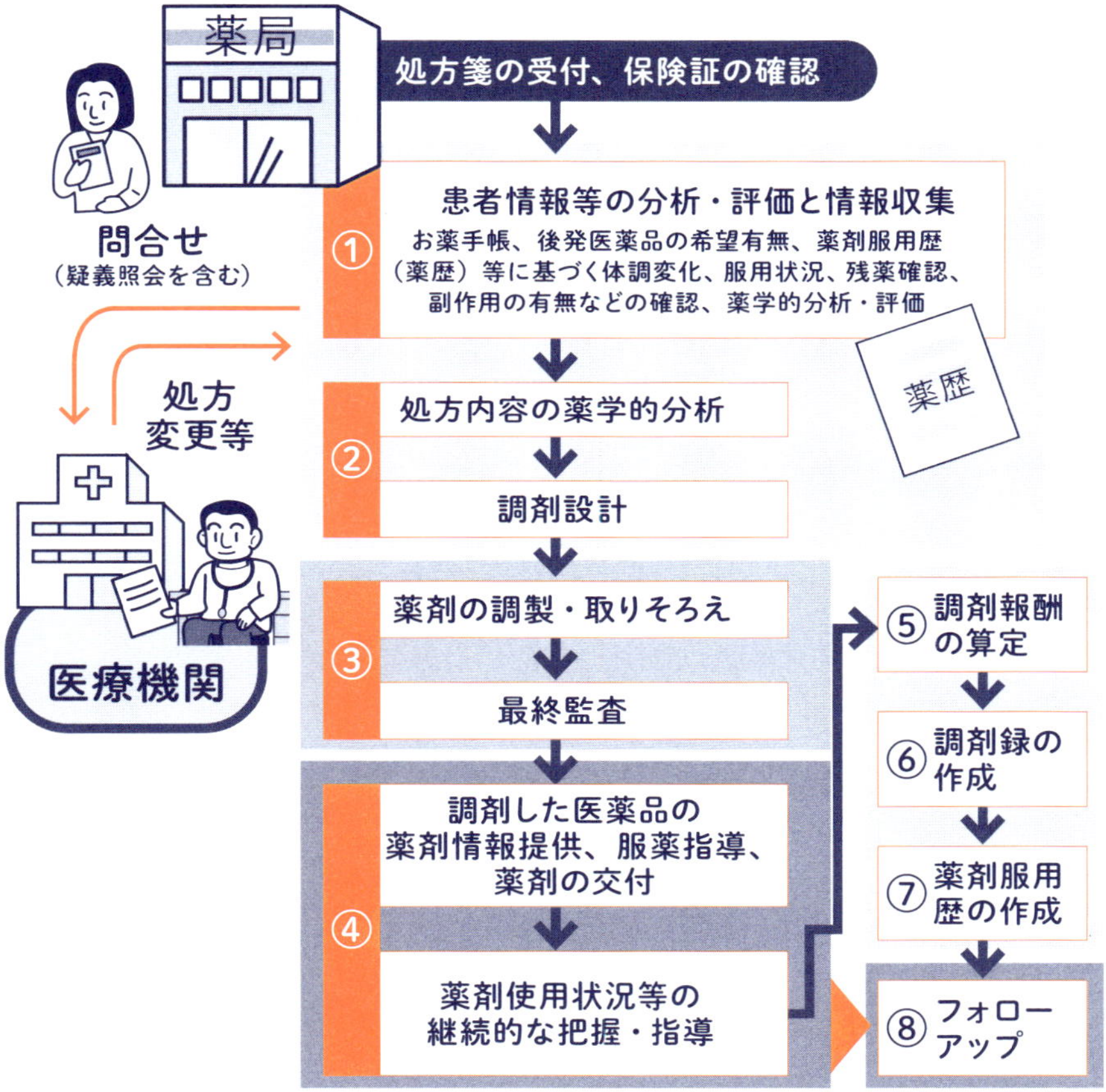

払うお金です。

⑥調剤録の作成

調剤録は薬剤師が調剤を行った証拠として「誰が」「誰に」「いつ」「どのような請求項目と請求点数および患者負担金額を算定したか」を調剤報酬請求の根拠として作成し、3年間の保存が法的に義務づけられています。

⑦薬剤服用歴の作成

薬剤服用歴に患者に指導した内容の要点を記載します。患者情報を整理しておくことで、その後の服薬指導に活かします。

⑧薬剤使用状況等の継続的な把握・指導

調剤した薬を患者に渡して終わりではありません。服用期間の途中でも、指示どおりに服用できているか、具合が悪くなっていないかを電話等で聞き取りを行います（フォローアップ）。ここで不具合が見つかった場合は、処方医に連絡し、適切な対応を行います。

Section 6-2

処方箋の種類と記載内容の読み方

処方箋には病院内でしか使えないものと病院外でしか使えないもの、
また、健康保険が使える処方箋と使えない処方箋があります。

一般的に処方箋は2種類 記載事項は法律で決められている

一般的に、処方箋には2種類があります。1つ目は医療機関で発行され、患者が院外の薬局に持っていく処方箋で、「院外処方箋」といいます。2つ目は医療機関で発行され、その医療機関内で薬を受け取る処方箋で、「院内処方箋」といいます。法律上では、処方箋というと院外処方箋を指します。

保険診療で診察を受けた場合に発行されるのが「保険処方箋」で、保険外（労災など）、もしくは保険がきかない自由診療を受けた場合に発行される処方箋を「自費処方箋」といいます。健康保険が使えないため処方箋に保険番号の記載はありませんが、ほかの記載事項は院外処方箋と同様です。

処方箋に記載しなければならない項目は医師法・歯科医師法で定められており、おもに「患者の情報」「医療機関の情報」「処方内容」「備考欄」等で構成されています（次ページ図参照）。

電子処方箋とリフィル処方箋

最近は、患者が納得して医療を受ける時代です。医薬分業のメリットの1つは情報公開ですので、処方箋の記載事項についての患者からの質問には薬剤師として答えられるようにしておきましょう。

現在では紙の処方箋の代わりに引換券が発行される電子処方箋が普及しはじめ、患者は従来の紙の処方箋か電子処方箋かを選択できます。

電子処方箋の場合、患者は医療機関から発行された引換券を薬局に持っていくだけで調剤してもらえます。近い将来には、引換券もスマホに送られ、薬局の受付窓口でスマホを専用端末にかざすと、機械から薬が出てくる時代になるかもしれません。

また、2022年4月に導入された「リフィル処方箋」は、医師の判断によって診察を受けなくても一定期間内であれば、患者が薬局で繰返し処方薬を受け取れる制度で、慢性疾患の患者には便利なシステムといえます。

処方箋の読み方

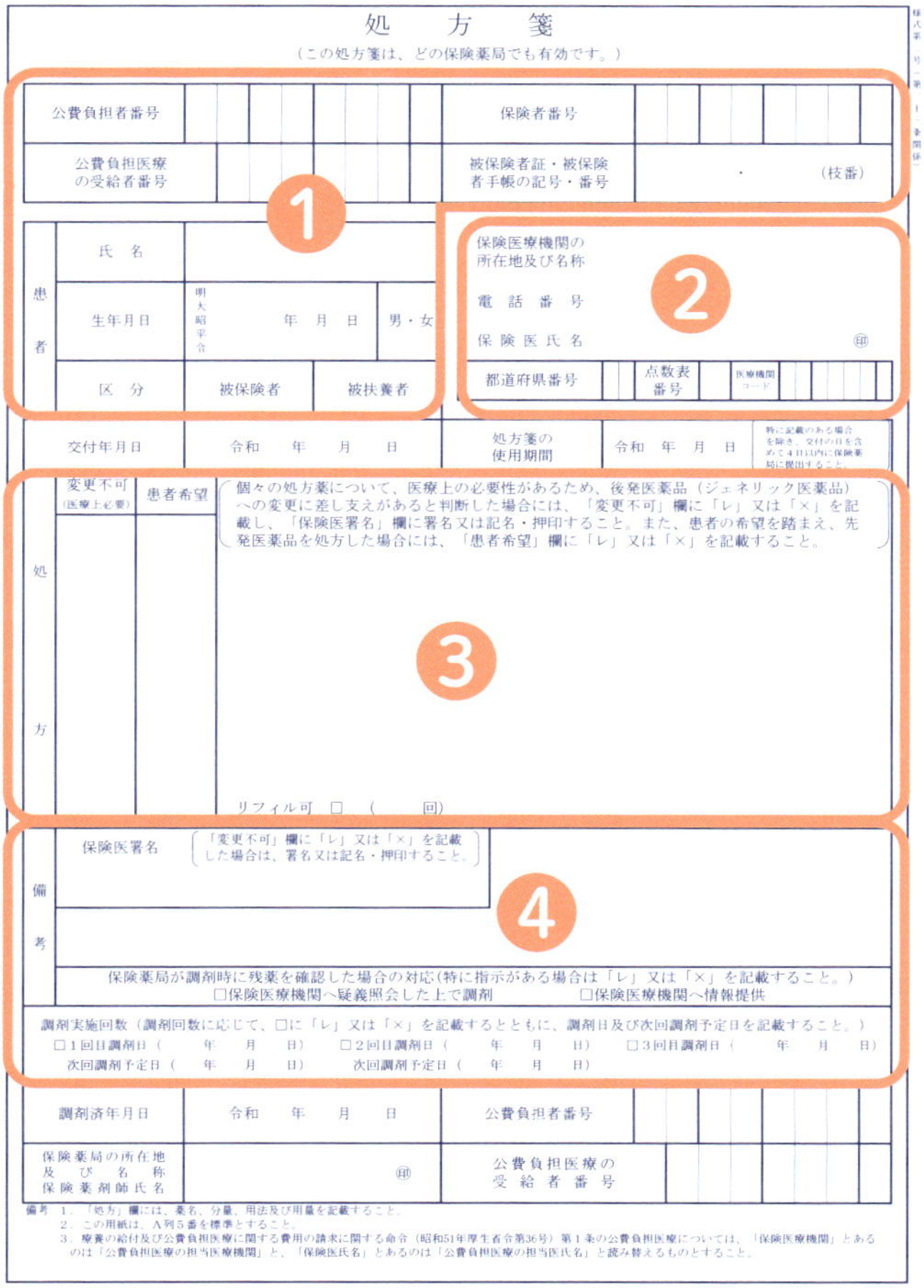
処方箋
（この処方箋は、どの保険薬局でも有効です。）
公費負担者番号
保険者番号
公費負担医療の受給者番号
被保険者証・被保険者手帳の記号・番号　・　（枝番）
患者　氏名
生年月日　明 大 昭 平 令　年 月 日　男・女
区分　被保険者　被扶養者
保険医療機関の所在地及び名称
電話番号
保険医氏名　㊞
都道府県番号　点数表番号　医療機関コード
交付年月日　令和 年 月 日
処方箋の使用期間　令和 年 月 日　特に記載のある場合を除き、交付の日を含めて4日以内に保険薬局に提出すること。
処方　変更不可（医療上必要）　患者希望
個々の処方薬について、医療上の必要性があるため、後発医薬品（ジェネリック医薬品）への変更に差し支えがあると判断した場合には、「変更不可」欄に「レ」又は「×」を記載し、「保険医署名」欄に署名又は記名・押印すること。また、患者の希望を踏まえ、先発医薬品を処方した場合には、「患者希望」欄に「レ」又は「×」を記載すること。
リフィル可 □ （　回）
備考　保険医署名　「変更不可」欄に「レ」又は「×」を記載した場合は、署名又は記名・押印すること。
保険薬局が調剤時に残薬を確認した場合の対応（特に指示がある場合は「レ」又は「×」を記載すること。）
□保険医療機関へ疑義照会した上で調剤　□保険医療機関へ情報提供
調剤実施回数（調剤回数に応じて、□に「レ」又は「×」を記載するとともに、調剤日及び次回調剤予定日を記載すること。）
□1回目調剤日（ 年 月 日）　□2回目調剤日（ 年 月 日）　□3回目調剤日（ 年 月 日）
次回調剤予定日（ 年 月 日）　次回調剤予定日（ 年 月 日）
調剤済年月日　令和 年 月 日
公費負担者番号
保険薬局の所在地及び名称 保険薬剤師氏名　㊞
公費負担医療の受給者番号
備考　1.「処方」欄には、薬名、分量、用法及び用量を記載すること。
2. この用紙は、A列5番を標準とすること。
3. 療養の給付及び公費負担医療に関する費用の請求に関する命令（昭和51年厚生省令第36号）第1条の公費負担医療については、「保険医療機関」とあるのは「公費負担医療の担当医療機関」と、「保険医氏名」とあるのは「公費負担医療の担当医氏名」と読み替えるものとすること。

① 患者の情報

処方された患者の情報（氏名、生年月日、加入している健康保険の番号）を記載。年齢が記載されている場合もあるが生年月日で代用するケースがほとんど。薬局での本人確認は、氏名と生年月日を患者に口頭で行う。

② 医療機関の情報

処方箋を発行した医療機関の情報（名称、住所、電話番号、診療科名、保険医師名）が記載され、薬局からの照会事項がある場合は、この情報を確認して電話連絡する。

③ 処方

調剤の際にとくに重要となる情報で、医薬品の名称や用法・用量が記載されている。医薬品の名称や用量は間違えると調剤事故につながるため、名称は正確か、用法・用量が正しく記載されているかを確認して薬を取りそろえる。内服薬は1日量で記載され、日数を掛けた数が総数となる。外用剤や屯服薬は総量が記載される。

〔変更不可（医療上必要）〕欄　後発医薬品に変更不可な場合には、この欄に✓印または×印をつけ、かつ下欄④「備考欄」の「保険医署名」欄に署名または記名・押印が必要となる（記載がない場合は後発医薬品への変更が可能）。

〔患者希望〕欄　患者が先発医薬品を希望した場合には、この欄に✓印または×印をつける。印がある場合は選定療養の対象になる。

〔リフィル可〕欄　リフィル処方箋の指示もこの欄に記載される。

④ 備考

〔保険医署名〕欄　後発品医薬品に変更不可な場合は、上記③〔変更不可（医療上必要）〕欄への記載とともに、〔保険医署名〕欄に署名または記名・押印が必要となる（記載がない場合は後発医薬品への変更が可能）。残薬を薬局で確認した場合の対処方法は、この欄に記載されている。

Section 6-3

処方箋の受付と患者からの情報収集

処方箋を受けつけたときに患者からヒアリングした情報は、その後の薬物治療の効果などの評価に活用されます。

医療機関と薬局はそれぞれ独立した関係

薬物療法については、薬の有効性と安全性の確保の観点から、「医師の医学的視点での処方内容」と「薬剤師の薬学的視点での処方監査」という独立した2方向から分析・評価します。そのため、医療機関が聴取した内容を薬局でも再度、患者から聞き取ったり、確認したりします。

「医療機関で聞かれたことを薬局でも繰返し聞かれる」と、患者から苦情を言われることがあります。しかし、医療機関と薬局はそれぞれ独立した医療提供施設であるため、現時点では個人情報保護の観点から、患者情報は患者の同意なしに勝手に相互共有することはできません。将来、医療機関と情報の共有が進めば、同じことを何度も患者に聞く必要はなくなるでしょう。

受付での情報収集が大切

はじめて来局した患者には、アレルギー歴や副作用歴、後発医薬品への希望などの聞き取りを行います。さらに、お薬手帳を持っていれば、服用している薬を確認します。

基本情報となる氏名、生年月日、性別等を収集して、処方箋に記載されている人と同一人物か確認します。また、受診した経緯や既往歴や合併症、他の医療機関受診の有無、一般用医薬品やサプリメントや健康食品など処方薬以外の使用状況も確認します。

さらに、食事の回数や睡眠時間や薬を管理する家族など、生活状況の情報を収集することもあります。

来局2回目以降であれば、調剤した薬の服薬状況や服薬中の体調変化、検査を行っていれば検査値等の情報を収集します。

収集した情報を薬物治療に活用する

患者から収集した情報を用いて、処方箋の記載内容の確認（患者情報、保険情報、医療機関情報、処方箋使用期限など）を行います。

収集する情報と処方内容の薬学的分析

① お薬手帳、患者への聞き取り、薬剤服用歴等の情報で分析・評価する事項

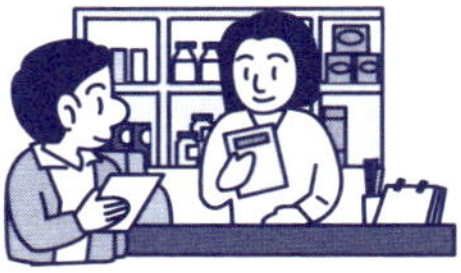

ア 患者の基礎情報（氏名、生年月日、性別など）
イ 患者の体質（アレルギー歴、副作用歴）
ウ 薬学的管理に必要な患者の生活像
エ 既往歴、合併症、他科受診の状況
オ 併用薬等（処方薬、一般用医薬品、健康食品）
カ 前回処方
キ 服薬状況（残薬の状況を含む）
ク 患者の服薬中の体調の変化
ケ 臨床検査値 など

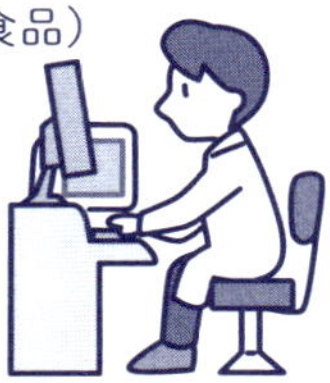

収集した情報を活用

② 処方内容の薬学的分析

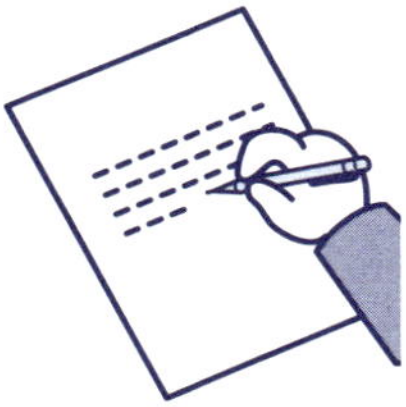

ア 処方箋の記載内容の確認
・患者情報、保険情報、医療機関情報、処方箋使用期限 など

イ 処方薬に関する薬学的分析
・承認内容との適合（用法・用量等）
・重複投与
・併用禁忌、配合変化 など

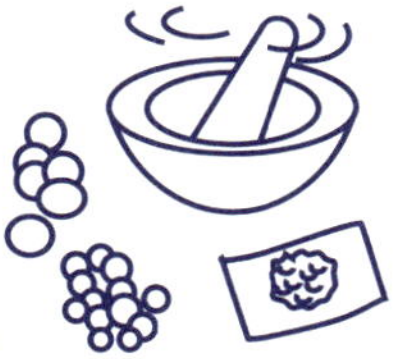

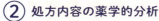

ウ 患者情報に基づく薬学的分析
・併用禁忌、重複投与
・患者個人の状況を踏まえた用法・用量の適正性の評価（例：腎機能、小児の体重）など

（出典）厚生労働省　資料「令和４年度調剤報酬改定の概要（調剤）」（2022 年３月）をもとに作成

また、医薬品情報から処方薬に関する薬学的分析として、用量や用法の確認、重複投与や併用禁忌、相互作用、配合変化などを確認します。

患者情報に基づく薬学的分析として、腎機能や体重など、その患者の状況を踏まえた用法・用量の適正性などの確認を行います。

薬物治療の個別化の重要性

本来、医療とは個別性の高いものです。個別性の高い医療の実現には、たとえば「どのように薬を調製すれば飲みやすくなるか」「患者の生活スタイルに合わせた服薬回数・時間帯はどうすべきか」「よりよい薬物治療はないか」など、患者から収集した情報を薬物治療に活かすことが重要です。そのためには薬剤師が患者から適切に情報収集し、さらに医師と活発に意見交換し合える信頼を築くことが必要です。

Section 6-4

調剤業務の方法と品質保証の考え方

調剤の考え方が大きく変わってきました。たんに薬を取りそろえるだけでなく、薬物治療の評価も行うようになってきました。

医薬品の取りそろえや調剤業務

患者から情報を収集して処方箋に不備がなく、処方内容にも問題がなければ医薬品の取りそろえを行います。

調剤の概念は、たんに医薬品を取りそろえるだけではなく、患者に医薬品を渡したあとの経過観察と、薬物治療の結果確認を行い、医師や患者にその内容をフィードバックすることまでを含みます。

薬剤師は医薬品の品質保証を考えながら、患者とって最適な方法で医薬品を取りそろえることが大切です。

内服薬の調剤方法にはいくつかパターンがある

①錠剤・カプセル剤の調剤

通常の錠剤やカプセル剤の調剤は、ＰＴＰ（Press Through Package）と呼ばれる包装のままで必要量を取りそろえます。場合によっては薬をＰＴＰから取り出し、半分に割ったり、上手に飲み込めない患者のために錠剤を粉砕したり、カプセルをはずしたりします。そのような場合、薬剤師は加工しても期待する薬効が得られるように医薬品を調製します。

②散剤の調剤方法

散剤とはいわゆる粉薬のことで、１回量ずつ小分けされて包装されている製品と、薬瓶からスパーテル（薬匙）を使って必要量を計量し分包する（バラ包装）場合があります。また、複数の散剤を飲みやすいように混ぜて調剤するケースも多く、昔ながらの乳棒・乳鉢などの道具を用いて混合します。

③液剤の調剤方法

液剤はシロップ剤が主で、ガラス瓶からメートグラスやメスシリンダーなどの液量計で必要量を投薬瓶に入れます。そして、水や単シロップ（濃い砂糖水）を加えて1回分ずつ量れるようにしますが（メスアップ）、「投薬瓶の目盛りで量る」「スポイトで量る」「カップで量る」などの方法があり、患者が使いやすい方法で調剤します。

④外用剤の調剤方法

外用剤には、湿布薬、目薬、軟膏、

さまざまな調剤のタイプ例

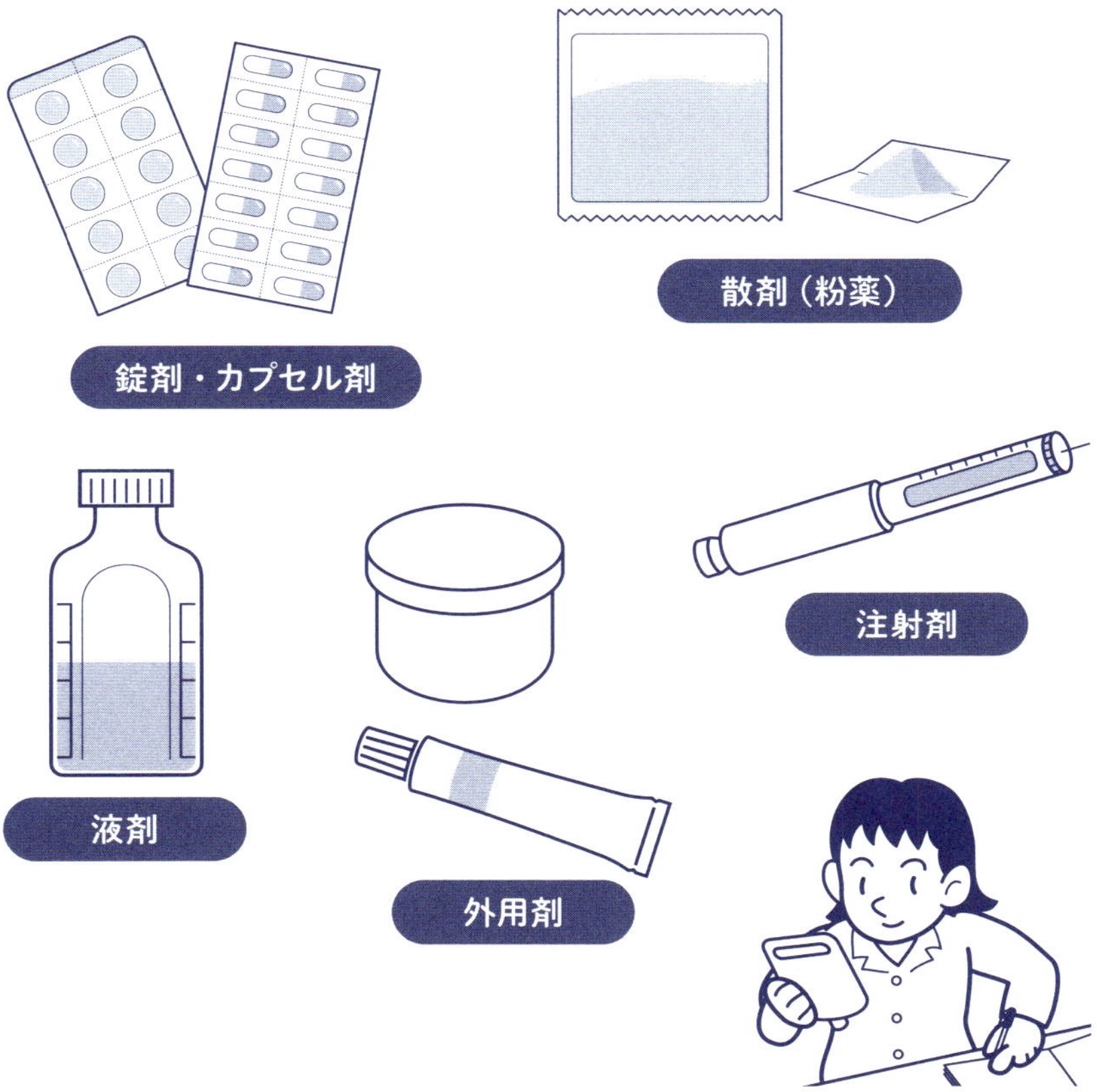

吸入剤、坐剤などがあります。軟膏・クリーム剤では量り取ったり、混ぜたりもします。

⑤注射剤の調剤

薬局で調剤する注射剤は、自宅での自己注射が認められている製剤です。糖尿病治療薬のインスリン製剤が一番多く、ペン型が主流です。

医薬品を調剤したあとも品質保証に責任を持つ

医薬品のPTP包装にはロット番号がバーコード化（GS-1コード）され、印字されています。これにより、どのロット番号の医薬品を患者に渡したか追跡（トレーサビリティ）できるようになりました。

たとえば、医薬品の原薬（原料）の一部に発がん性物質が検出されたような場合、該当ロットを自主回収できます。このように薬局では、品質保証に責任を持つ体制が求められています。

Section 6-5

機械化・IT化が進む調剤業務や電子処方箋

薬局でも業務効率化が進み、たとえばロボット調剤の導入例も見られます。機械化・IT化によって薬局業務はどう変わるのでしょうか。

進化する調剤ロボットによる調剤業務の効率化

薬局業務が対物業務から対人業務へと患者中心の業務に転換するなかで、従来の調剤業務の効率化が求められます。処方箋の受付後、処方内容をコンピュータへ入力すると自動的に薬袋に内容が印刷されます。錠剤自動分包機を使用して一包化するなど、人手を減らしての作業が可能となりました。

散剤も機械が秤量し、自動で分包します。水剤では容器をセットするだけで、自動で薬剤瓶から必要量を量り取り調剤します。軟膏を混合する際も、小型洗濯機のような機械に混ぜ合わせる軟膏を容器に入れてセットするだけで、機械が容器を回し、遠心力で軟膏を混ぜ合わせます（次ページ上図参照）。

新たな取組み電子処方箋

2023（令和5）年には電子処方箋制度が始まりました。電子処方箋のしくみは、まず薬局で病院が発行した患者の引換券番号を入力し、サーバから処方内容を薬局内のコンピュータに取り込みます（次ページ下図参照）。

これにより処方入力の手間が省け、入力から調製まで機械化が可能となり、薬剤師の調剤負担も軽減されつつあります。削減できた時間は、対人業務である患者との対話のほか、薬物治療の評価を行ったり、処方医へのトレーシングレポートを作成したり、在宅患者の訪問に当てたりして、医療の質向上を目指します。また、紙処方箋の保管場所と手間が不要になるメリットがあります。

さらに、マイナンバーカードを利用した電子処方箋管理サービスで本人の同意のもと、直近に処方・調剤された情報が参照でき、重複投薬等のチェックや、特定健診の検査データを閲覧することも可能となります。このように医療安全の面からも、業務効率化の面からも薬局業務の機械化・IT化は進み、その分、患者と関わる時間が確保でき、より有用な情報を活用できるようになるでしょう。

機械で軟膏を混ぜるステップ

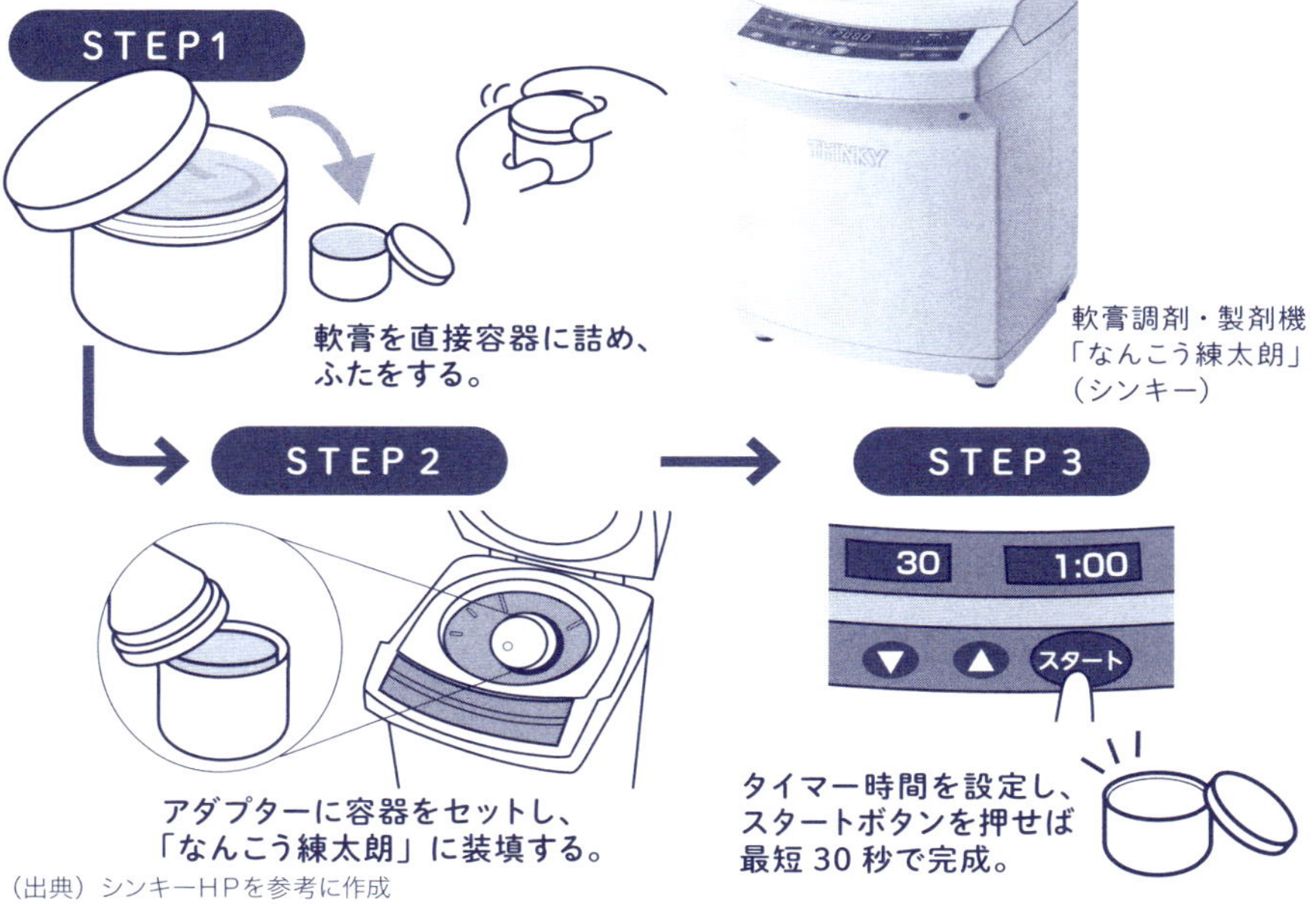

（出典）シンキーHPを参考に作成

電子処方箋のしくみ

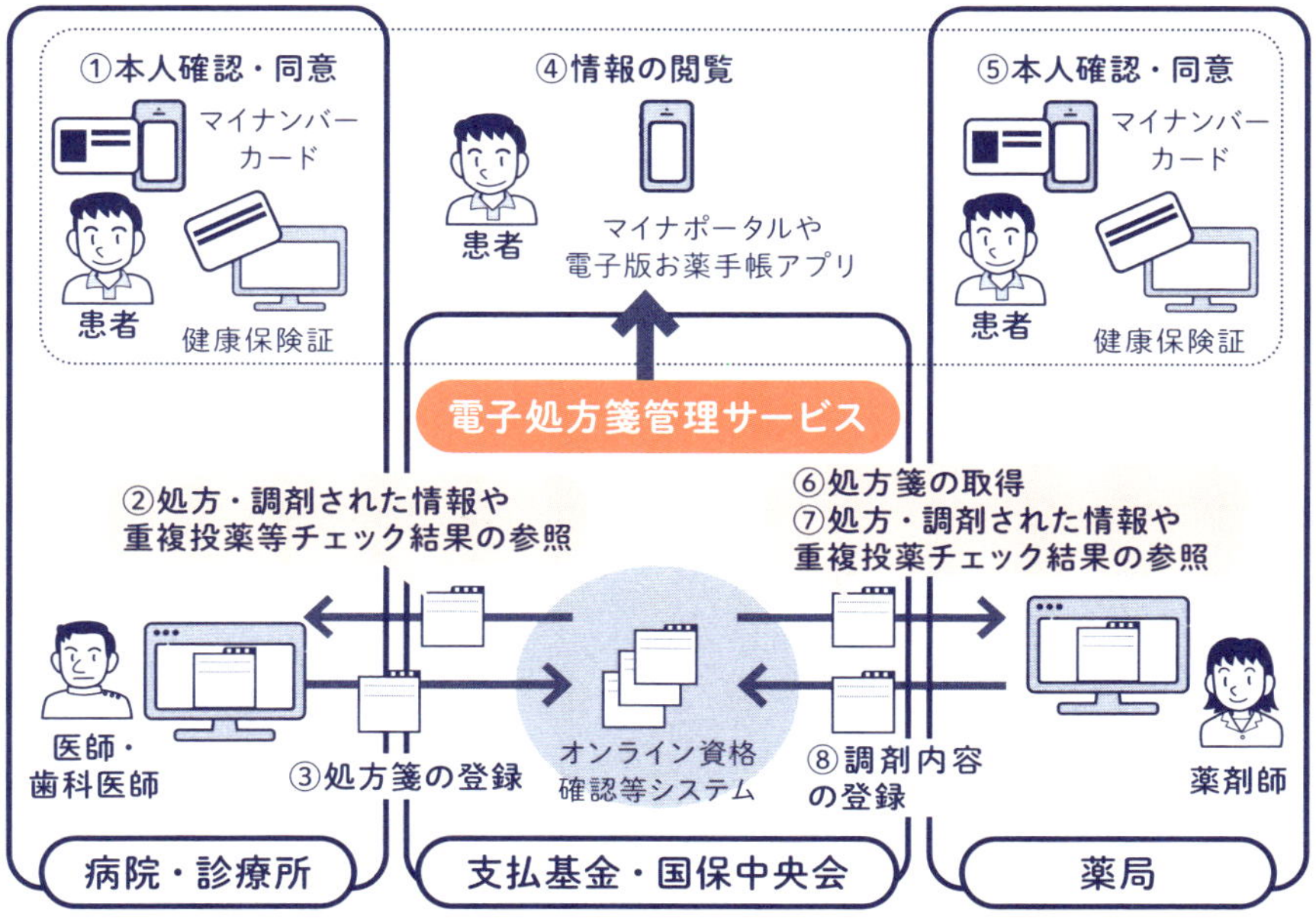

（出典）厚生労働省医薬局「電子処方箋 概要案内」（令和 6 年 5 月 1.4 版）を参考に作成

Section 6-6

高齢者にお勧めの薬の一包化の方法

服用する薬の種類が多いと飲み方や飲む数が複雑になり、患者の飲忘れ、数の間違えなど事故につながることがあるので工夫が必要です。

多疾患併存状態の高齢者が忘れず間違えず飲める

誰しも歳をとると、かかる病気の数も増えてきます。これを、多疾患併存（マルチモビディティ）と呼んでおり、同時に服用する薬の数も増えてきます。同時に服用する薬の数が少ない場合には数を確認して飲むことができても、種類や数が多くなると1回に何個飲むのか、どれを飲むのかわからなくなってきます。

調剤方法のなかで服用時間ごとに、1回に服用する薬をまとめて分包することを一包化といいます。一包化をすると1回に服用する薬の数を数える必要がなくなり、分包紙に氏名や服用時間を印字できるので、患者が薬を飲むタイミングを把握しやすくなり、飲忘れ防止につながります（次ページ上図参照）。

お薬カレンダーは、薬を飲んだのか、飲んでいないのかが一目でわかるように作られているため、在宅医療や介護施設などで多く利用されています（次ページ下図参照）。お薬カレンダーに看護師が薬をセットする場合、一包化してあると手早くセットでき、時間の節約にもなって患者のケアに時間を使うことができます。

一包化にはデメリットもある

一包化をすると、機械的に袋を開けて薬を飲むという状態になりがちです。処方された薬を忘れずに飲むということは達成できますが、一方で1つひとつが何の薬なのか、1回にいくつ飲むのかなどを忘れてしまう人もいます。これはいい状況とはいえないので、薬剤師は高齢者なら誰でも一包化を勧めるのではなく、勧めたほうがよい人を選択して調剤する必要があります。

また、分包紙に患者氏名や服用時間を印字すると便利ですが、空になった分包紙をそのままゴミに捨ててしまうと個人情報が外部に漏れることになります。分包紙を処分する際には、個人情報保護の観点から細心の注意が必要になります。

一包化調剤の例

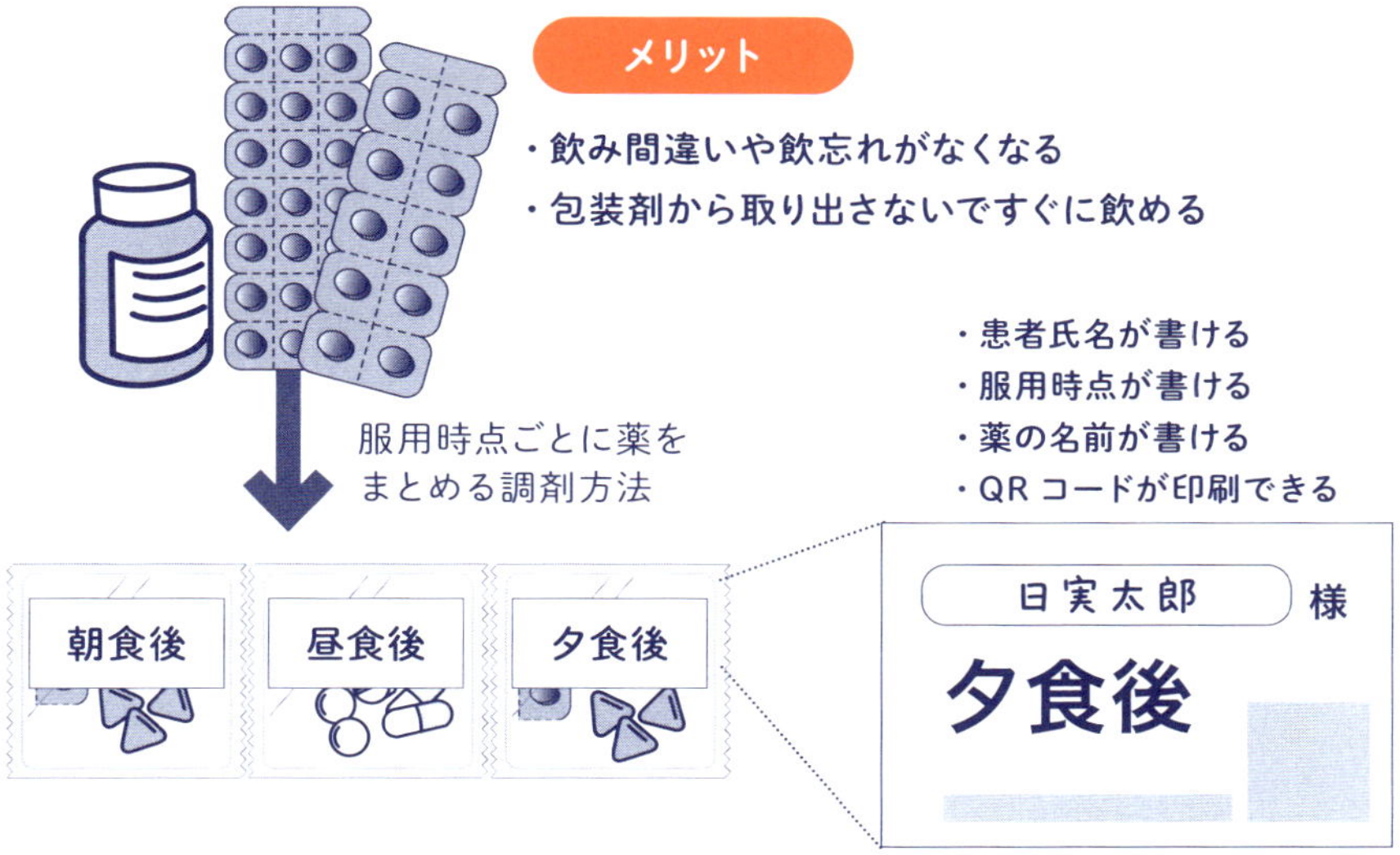

お薬カレンダーの例

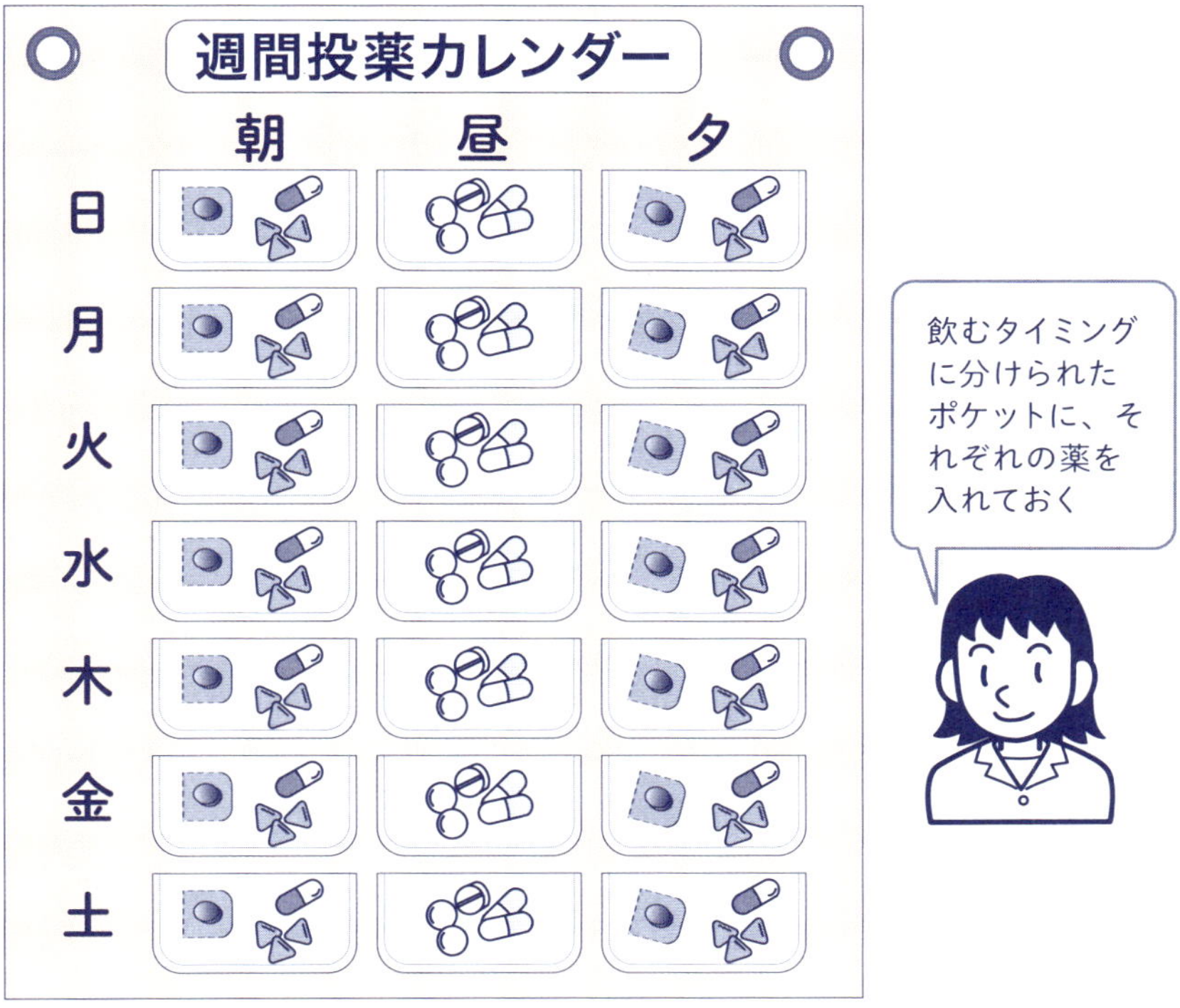

Section 6-7

在宅医療で力を発揮する薬局と薬剤師

医療機関や薬局に患者が通えなくなったら、患者宅を訪問して薬局サービスを提供するのが訪問薬剤管理指導（薬局の在宅医療）業務です。

在宅医療での薬局のサービスも進歩

在宅医療は、「医療を受ける者の居宅等において提供される医療」と定義されます。薬局の機能も進歩し、以前と比べてサービス提供できる内容が増えてきています。在宅医療の対象者は通院が困難な患者であり、当然、薬局に出向くことが難しいので、自宅に薬を届けるサービスが必要です。

最近では、薬剤師も血圧計や聴診器を使ったり、酸素飽和度なども測定するなど、患者のバイタルチェックも行うようになりました。薬剤師自身が患者の状態を把握したうえで薬の効果や予期しない副作用がないかをチェックし、薬物治療の評価を行いながら（フィジカルアセスメント）、治療を継続することが可能になってきています。

栄養剤の点滴や麻薬の注射も可能に

施設内に無菌調製が可能な設備を設置した薬局も増えています（次ページ上図参照）。これらの設備が薬局にあれば、高カロリー輸液の調製が可能になります。

従来は入院しないと高カロリー輸液の点滴ができませんでしたが、薬局で無菌調製ができれば在宅でも可能です。口から食事が取れない患者や消化管から栄養が吸収できない患者は、入院しなくても血管から栄養剤を点滴（経静脈栄養）できるので、生命維持に役立ちます。高カロリー輸液は保存期限が短いため、その都度、薬局で調製して患者宅へ届けます。

緩和ケアでは疼痛管理が重要ですが、内服薬や貼付剤の麻薬で痛みのコントロールが難しい場合には、注射薬の麻薬を使うことがあります。この際、輸液ポンプを用いたり、最近ではバルーン（風船状の容器）に麻薬を無菌的に調製して、持続的に体内に注入して疼痛管理を行います。

入院でしか使えなかった注射薬の麻薬も在宅で使えるようになり、家族と暮らしながら緩和ケアができるようになりました。

医療的ケア児への対応ができる薬局

経口摂取ができず高カロリー輸液や胃瘻のためチューブを通して栄養剤の投与が必要な「医療的ケア児」（下図参照）も自宅で生活が可能となり、通学ができるようになります。

医療的ケア児の高カロリー輸液は、ケア児の成長に合わせて処方内容が変更されるため市販の製品が使えず、1人ひとりオーダーメイドで調製が必要になります。無菌調製ができる薬局では、医療的ケア児の高カロリー輸液の調製も行い、自宅へ届けています。

在宅医療に必要な薬局の設備や機器

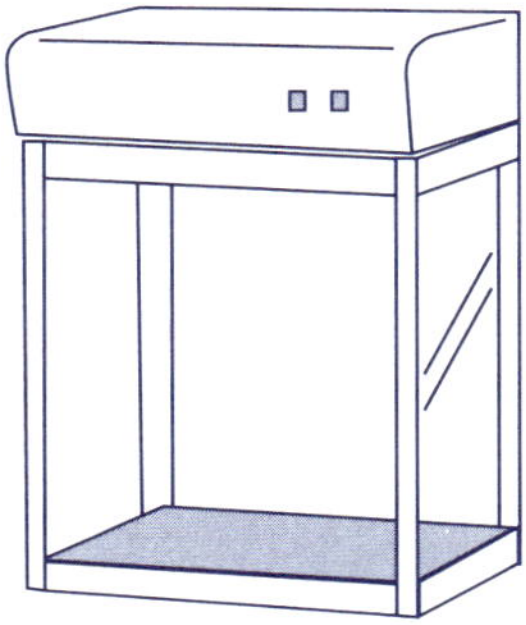

薬局に設置される無菌調製のためのクリーンベンチ

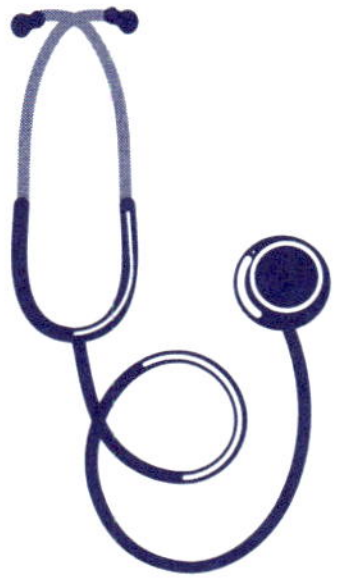

聴診器

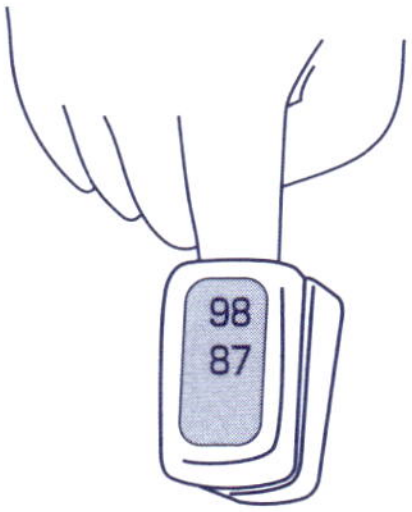

パルスオキシメーター

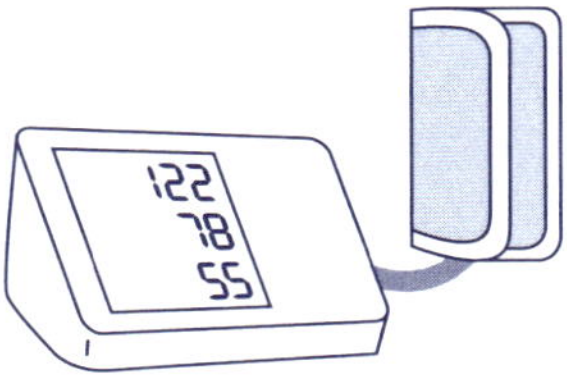

血圧計

医療的ケア児にはオーダーメイドの調製が必要

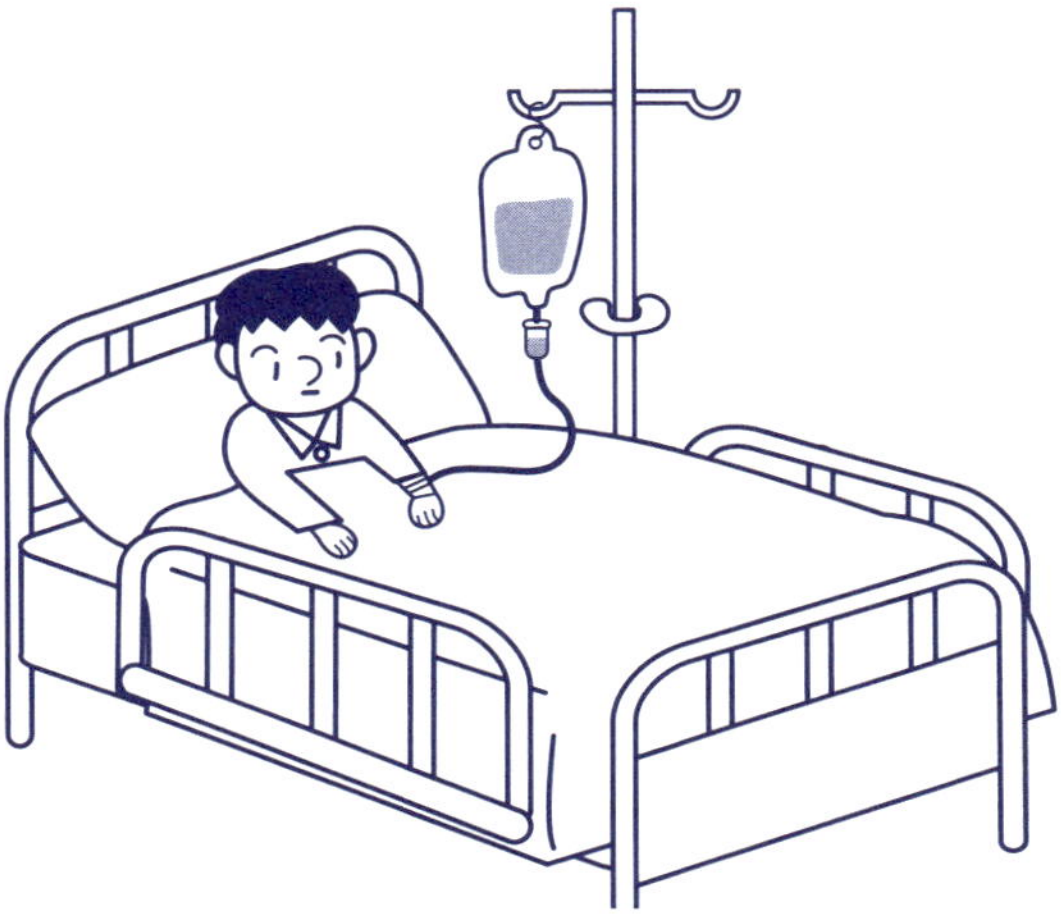

Section 6-8

高齢者特有の薬物治療に薬剤師はどう関わるか？

高齢者は服用する薬の種類や量が多くなります。このような状況の高齢者に薬剤師はどう対応すればよいのでしょうか。

多疾患併存状態だと多剤併用の傾向になる

高齢者は、加齢とともに複数の疾病を合併する確率が高くなります。１人の患者で複数の慢性疾患を併存し、診療の中心となる疾患が設定しにくい状態を多疾患併存状態（マルチモビディティ）といいます。65歳以上の高齢者では、約6割以上がマルチモビディティとする報告もあります。これにともない、受診する医療機関が増える（ポリドクター）傾向や、服薬する医薬品の数が多くなる多剤併用（ポリファーマシー）傾向になります（次㌻図参照）。薬の数が増えると重複投与や相互作用のリスクだけでなく、飲忘れ、飲残し（残薬）の危険性も高まります。

服用回数を減らしたり（服用回数が多いほど飲忘れが多い）、服用時点を検討したり（起床時や食間は飲忘れが多い）、場合によっては服用時点ごとに薬剤を一包化調剤するか、お薬カレンダーを活用するとよいでしょう。

多疾患併存の患者は死亡率が高くてQOLが低く、さらに医療費が高いなどの問題も含んでいるので、より質の高いケアが必要になります。

高齢者は一般の成人とは違う

高齢者は加齢による生理機能の衰えから、薬物治療で重視される腎機能や肝機能などの代謝機能も低下します。また、筋肉量の減少や体脂肪率の増加など体成分組成が変化するにともない、薬物の体内動態や薬物に対する感受性にも影響が出てきます。

これにより、一般の成人よりも少ない投与量で効果が出たり、逆に違った症状が副作用として現れることがあります。こうした状況に対応するため、薬物動態を考慮した投与量の調整や服用回数の検討、副作用のモニタリングなどを行うことが必要になります。

嚥下機能と剤形の選択

高齢者は薬をシートから取り出せなかったり、嚥下障害で薬の飲込みが悪

ポリファーマシーの問題点とは？

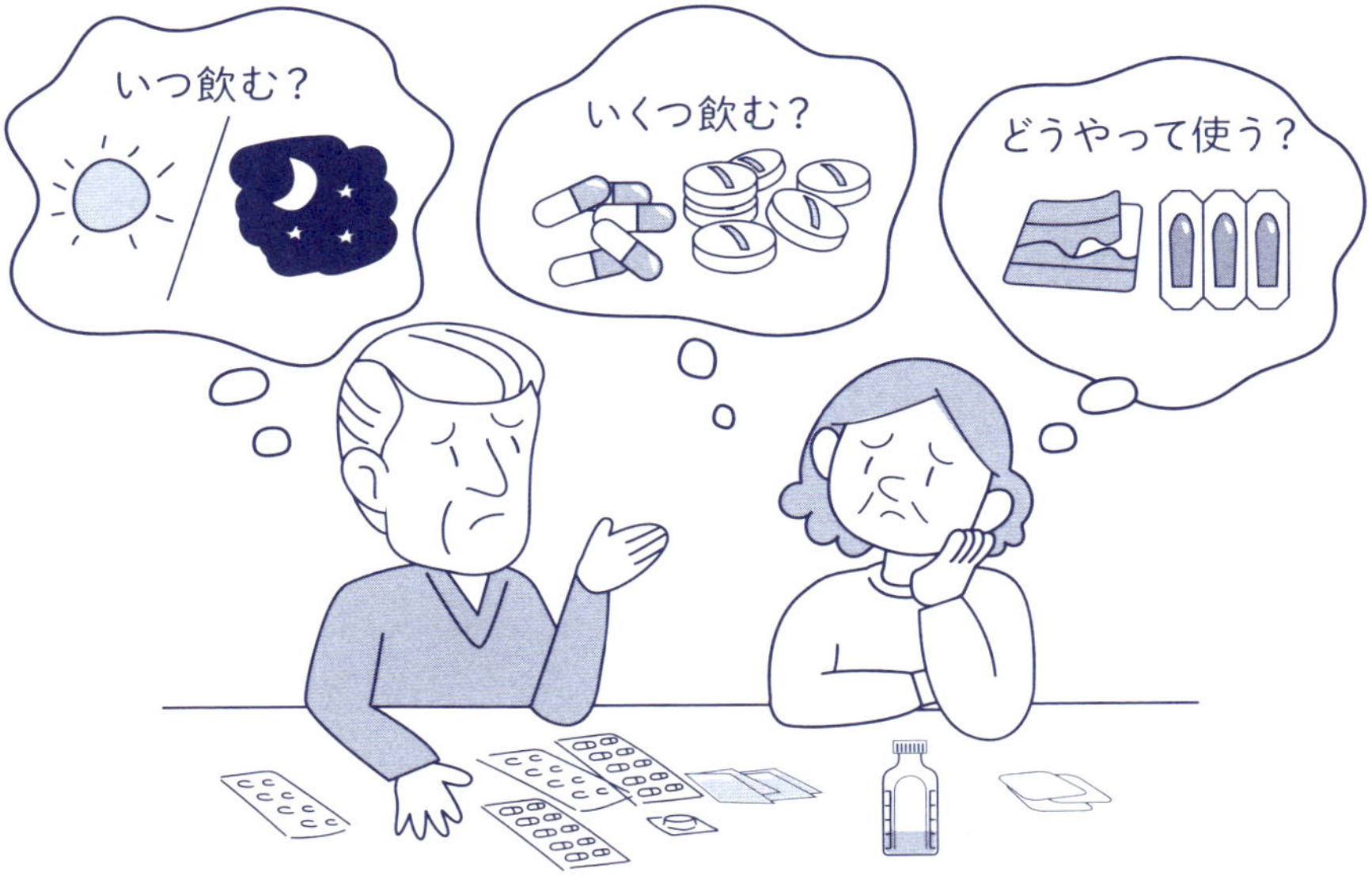

- **ポリファーマシー（Polypharmacy）**とは、Poly：多数の＋Pharmacy：調剤の造語
- 処方された薬剤が多いことで、薬物有害事象を招いたり、患者がきちんと服薬できていないアドヒアランス不良の原因となる状況を指す
- 不必要な処方、過量・重複投与などの、あらゆる不適正処方によってとくに害を及ぼすもの

（出典）日本老年医学会 HP を参考に作成

いなど、薬の管理や服薬への支援が必要なケースもあります。とくに嚥下困難者への調剤には工夫が必要です。医薬品には多様な剤形があるので、嚥下状態を正しく把握し、状態に応じた剤形を適切に選択することが大切です。

嚥下状態が悪化した場合は経口摂取が不可となり、経管栄養や胃瘻チューブから栄養剤や薬剤の投与を行うことがあります。この経管栄養チューブや胃瘻チューブから薬剤を注入する場合、チューブの詰まりを防ぐ「簡易懸濁法」[※]を患者家族に伝えることも薬剤師の役割です。

ほかにも、口腔内崩壊錠の活用や嚥下補助ゼリーやとろみ剤の選択など、状況に応じて薬剤師が医師に処方提案を行うことも必要です。

※簡易懸濁法（かんいけんだくほう） 錠剤やカプセルをつぶしたり、はずしたりせずに湯や特定の懸濁液剤で溶かし、服用またはチューブで投与する方法。

Section 6-9

安全管理が必要な医薬品と薬学的管理指導

薬は反対から読むとリスクと読めます。潜在的な危険性を持つのが医薬品ですから、つねに正しく使うことが大変重要になります。

薬剤師に求められる医薬品における新たな役割

医療技術の高度化にともない、薬剤師は医薬品の供給や調剤などモノを中心とした医薬品の管理者という役割だけではなく、医薬品の適正使用や効果的な薬物治療への貢献、患者のＱＯＬの向上を図るという新たな役割も求められています。

リスクマネジメントの観点から、副作用および医薬品に関連する健康被害の防止に向けた具体的な取組みが必要となります。とくに安全管理が必要な医薬品（ハイリスク薬）については、患者の生活環境や療養状態に応じた適切な服薬管理や服薬支援を行うことが大切です。

ハイリスク薬の3分類と薬学的管理指導

ハイリスク薬は、以下の３つに分類できます。

Ⅰ　**投与量設定が必要であったり、休薬期間が設けられたり、特殊な人には使えなかったり、重篤な副作用を起こさないように定期的な検査が必要など、使い方が難しい医薬品**

Ⅱ　がんや臓器移植、心臓病やてんかん、精神疾患や糖尿病など、とくに注意が必要な疾患に使われる医薬品（次ページ上図参照）

Ⅲ　肝障害や腎障害時、高齢者や小児などで個体差が大きい、または販売直後の医薬品や医療事故やインシデント（事故には至らないヒヤリハット事例）が多く報告されている医薬品

薬剤師がハイリスク薬の薬学的管理指導を行う場合、最初に医師からどのような説明を受けたのか患者に確認します。

次に、薬剤師の視点から患者の基本情報、心理状態、生活環境などの情報を収集し、副作用回避や有効性の確認、医薬品の適正使用などの薬学的管理に活用します。そのうえで、処方医に適切な照会や情報提供を行い、患者にとって最適な薬物治療を提供します。

また、薬を渡したあとも服用期間中は定期的に副作用や相互作用のモニタ

ハイリスク薬Ⅱに分類される医薬品

①抗悪性腫瘍剤　②免疫抑制剤　③不整脈用剤

④抗てんかん剤　⑤血液凝固阻止剤　⑥ジギタリス製剤

⑦テオフィリン製剤　⑧精神神経用剤（SSRI、SNRI、抗パーキンソン薬を含む）

⑨糖尿病用剤　⑩膵臓ホルモン剤　⑪抗HIV剤

●具体的な確認内容例

抗悪性腫瘍剤

部分は本文にある「5つの確認項目」以外の内容

1）患者に対する処方内容（薬剤名、用法・用量、投与期間、休薬期間など）の確認

2）服用患者のアドヒアランスの確認（化学療法に対する不安への対応、外来化学療法実施の際に受けた指導内容や提供された情報の確認）

3）副作用モニタリングおよび重篤な副作用発生時の対処方法の教育

4）効果の確認（適正な用量、可能な場合の検査値のモニター）

5）一般用医薬品やサプリメント等を含め、併用薬および食事との相互作用の確認

6）患者に最適な疼痛緩和のための情報収集、処方提案と患者への説明、麻薬の使用確認

7）支持療法の処方・使用の確認あるいは必要に応じた支持療法の提案など

リングを行い、患者への健康被害の防止や副作用の早期発見に努めます。

実際に確認する5項目

前述の「Ⅱ」がんや臓器移植、心臓病やてんかん、精神疾患や糖尿病などとくに注意が必要な疾患に使われる医薬品」では、次の5つの確認が必要です。

①患者に対する処方内容（薬剤名、用法・用量等）を確認する

②服用患者のアドヒアランスを確認する（飲忘れ時の対応を含む）

③副作用モニタリングおよび重篤な副作用発生時の対処方法の教育を確認

④効果を確認する（適正な用量、可能な場合の検査値のモニター）

⑤一般用医薬品やサプリメント等を含め、併用薬および食事との相互作用を確認する

Section 6-10

薬剤師が処方医へ疑義照会すべきときは？

薬剤師が受け取った処方箋の内容について問題点や疑問点を確認し、変更提案を処方医へ行う業務を疑義照会といいます。

疑義照会は薬剤師の最も重要な業務

疑義照会とは薬剤の交付前に、薬剤師が感じた問題点や疑問点を処方医に確認する重要な業務です。

薬剤師法第24条には、「薬剤師は処方箋中に疑わしい点があるときは、その処方箋を交付した医師、歯科医師又は獣医師に問い合わせて、その疑わしい点を確かめた後でなければ、これによって調剤してはならない」と定められています。

一方、処方医には医師法での定めはないものの、保険医療を行う保険医に対して「保険医は、その交付した処方箋に関し、保険薬剤師から疑義の照会があった場合には、これに適切に対応しなければならない」（保険医療機関および保険医療養担当規則・第23条第3項）と定められています。以上のことから、処方箋の安全管理の主たる責任は、薬剤師にあると解釈できるでしょう。

処方箋の記載不備と薬学的な疑義照会

疑義照会が必要になる場面の1つは処方箋への記載不備です。用法、用量の漏れ、外用薬であれば使用部位、回数の漏れなどです。

また、定められた制限を超えた医薬品の日数の誤り、麻薬処方箋であれば麻薬施用者番号の漏れなど、形式の不備も必ず医師に確認します。

もう1つは、薬剤師の知識と情報を活かした薬学的な疑義照会を行う場面です。薬剤師は患者の薬剤服用歴、体質、既往歴、副作用歴などを確認し、今回の処方が薬学的に問題ないか確認し、疑問等があれば疑義照会を行います。他医療機関から処方された医薬品との重複や相互作用の確認、さらに患者の年齢や検査値をみて、腎機能や肝機能が低下しているようであれば処方薬の減量や変更を提案します。

また、患者が市販薬や健康食品を使用していれば、その相互作用もチェックして疑義照会を行います。患者に副作用が出ていると推察できる場合にも、

疑義照会は薬剤師の大切な仕事

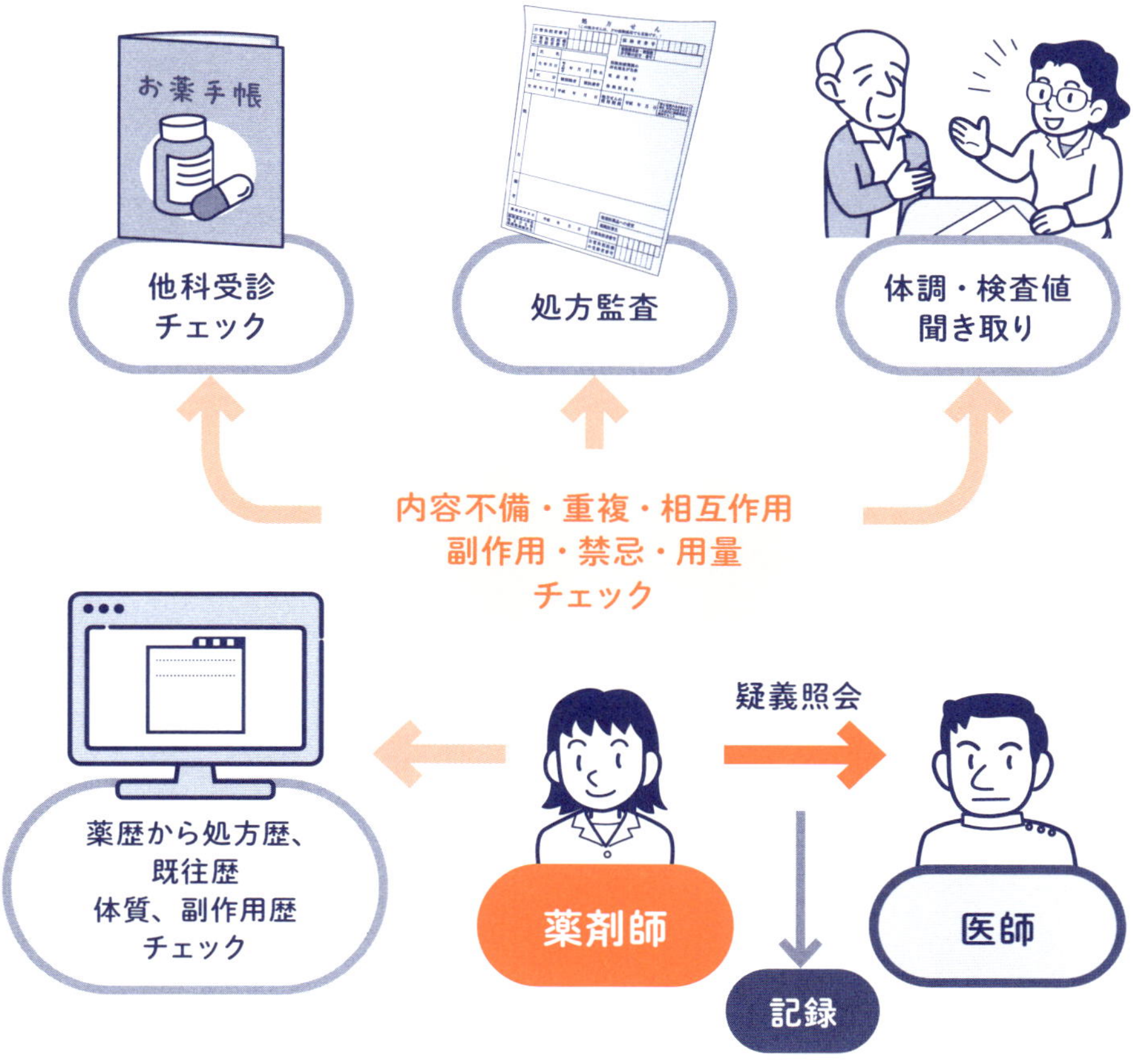

医師に処方の削除や変更などの相談を行います。

疑義照会の内容は医師へフィードバックする

疑義照会後は、処方箋の「備考欄」に、照会日時と処方医の名前、「電話にて照会」などを記載し、照会内容や照会した薬剤師の氏名も漏れなく記載します。照会内容は処方医へフィードバックすることで、カルテの内容変更など医師に正しい処方を促します。

また、患者から「薬が余っているので、この薬は今日はいらない」「お願いした薬が処方箋になかった」というような要望があったときは、必要に応じて処方医に連絡します。疑義照会の内容は必ず薬局の薬歴に記載します。

薬剤師がつねに処方を監査し、必要に応じて疑義照会を行うのは、医師と力を合わせて患者の安心・安全を守るためなのです。

Section 6 - 11

薬剤師に必要なコミュニケーションとは？

薬剤師に求められるコミュニケーションは4つの目的があり、それぞれを習得することでファーマシューティカルケアが向上できます。

求められる4つのコミュニケーション

薬剤師が行うファーマシューティカルケア（薬学的ケア）のプロセスでは、以下で説明するように4つのポイントでコミュニケーションの発揮が求められます（次ページ図参照）。

①患者との信頼を築くコミュニケーション

コミュニケーションは患者と対面する前から始まっています。薬局店舗の綺麗に磨かれたドア、整理整頓されて清潔な店舗は患者に対して「ようこそ！」という歓迎のメッセージを発しています。

患者が薬局に足を踏み入れたとき、笑顔でタイミングがよい挨拶、そして親身な態度を示すことで、「感じがよい薬剤師だな、この人なら話してみようかな」という信頼が生まれます。さらに、患者が自分が話した内容と気持ちをきちんと確認し、共感してもらえれば、「この人なら自分をわかってもらえそう」という、さらに進んだ信頼を得ることができます。

②患者から情報収集してニーズを引き出すコミュニケーション

安全で効果的な薬物療法を行うためには、患者からの体調や薬の服薬状況、不安に思っていることなどの情報収集が重要になります。情報収集の際に注意したいことは、患者が話しやすいように質問を組み立てて、会話をする際には共感的な態度で臨むことです。こうした配慮によって、より正確な情報収集を行えるようになります。

③多職種スタッフとのコミュニケーション

患者から聞き出した情報と、処方薬の客観情報をもとに、考察、評価（アセスメント）を行います。その際、チームのスタッフや医師、看護師など多職種との協議が必要になることもあります。お互いが持つ情報を共有し、それぞれの職種の専門的な意見を合わせることで、患者の状況がはっきりとわかり、治療に役立ちます。

④情報を提供し指導するコミュニケーション

ファーマシューティカルケアにおける4つのコミュニケーションポイント

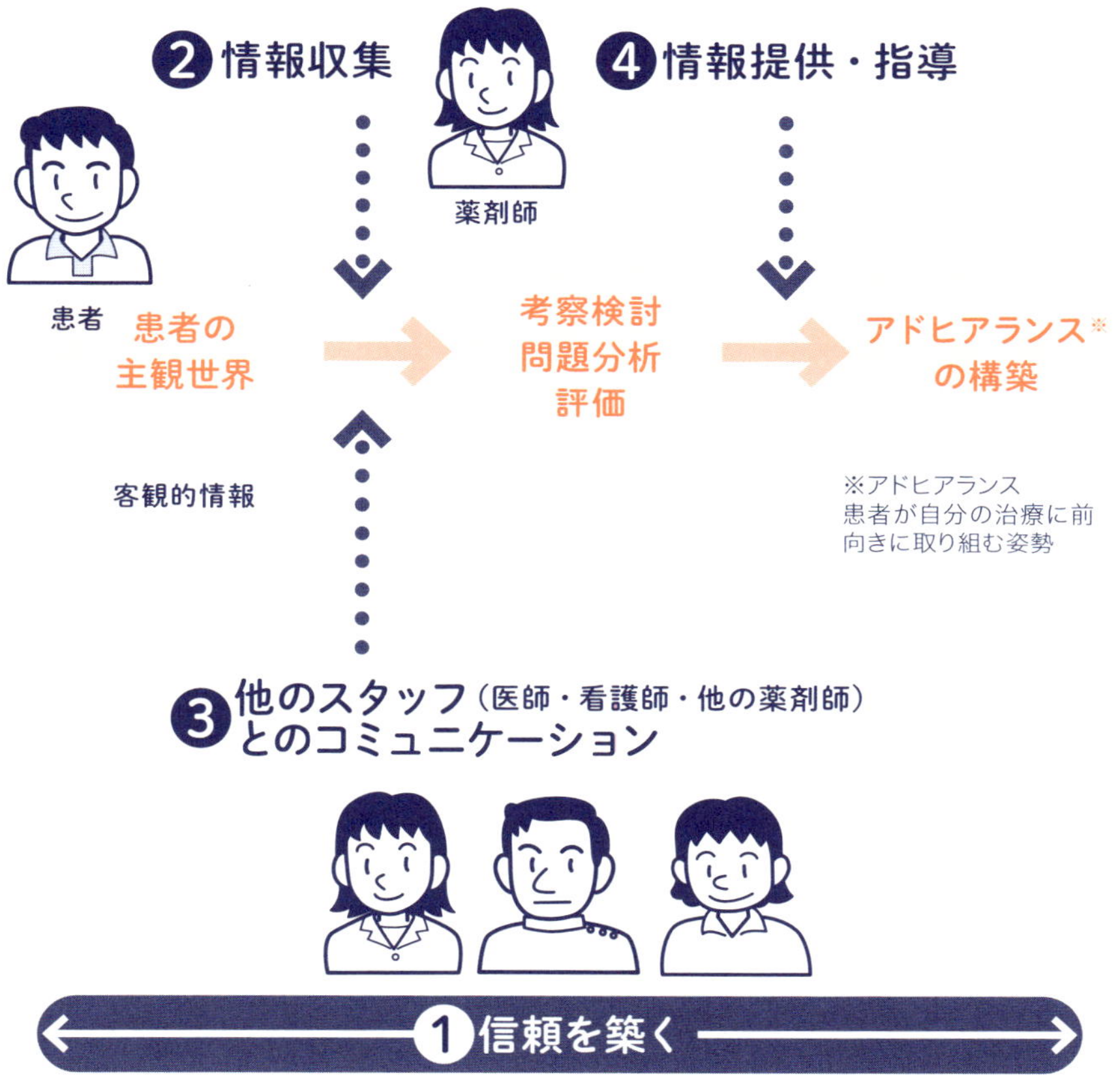

薬を服用する患者にとって、わかりやすく受け取りやすい情報提供を行うことが、服薬指導の際に望まれるコミュニケーションといえます。この際にも患者の薬に対する不安があれば聞き出し、不安を解消するようなコミュニケーションが求められます。

コミュニケーション能力はトレーニングで開発可能

コミュニケーション能力は、薬剤師として求められる基本的な資質・能力であり、どのような場面でも的確なコミュニケーションが取れるような能力を磨くことが重要です。現在、薬学部の卒前教育として、学生が模擬患者（ボランティアで患者の役を担う人）に対してインタビューや服薬指導を行う実習を実施しています。つねに医療従事者としてプロフェッショナルなコミュニケーション能力を高めることが重要です。

Section 6-12

薬物療法の質を高めるため患者との信頼関係を築く

患者の薬物療法の質を向上させるには、課題点の発見・解決に向けて、まずは患者との信頼関係を築く傾聴・共感について学びましょう。

薬物療法の質を高めるために重要な2つの傾聴

患者の薬物療法の質を向上させるには、薬物療法に関する問題の発見と解決を絶え間なく行う必要があります。

また、患者の服薬に関する不安や不満、時には迷いに関わり、患者が納得して治療を受ける（アドヒアランス）支援を行うことも重要です。そのための第一歩として、傾聴と共感ができることが重要です。傾聴には、次のように2つの方法があります。

①受容的傾聴（Passive listening）

「はい、ええ」「なるほど」「それで？」など、こちらが言葉を挟むことなく、ひたすら相手の話をうなずきながら聴くことが基本です。話し手は、「聴いてもらっている」「受け止めてもらっている」と、心地よく感じます。ただし、このコミュニケーションは話し手に主体があるため聞き手が会話をコントロールできず、話す内容がとりとめなく、まとまらない傾向があります。

②積極的傾聴（Active listening）

聞き手が相手の話のポイントに共感しながら確認し、質問をしていく聞き方です。この方法だと相手は自分の話したいことが整理できるだけでなく、相手の質問によって自分の考えをまとめながら次の会話に進むことができます。会話の主体は話し手ですが、聞き手が方向性をコントロールしています。

〈積極的傾聴の例〉

「お薬の飲忘れが気になっているのですね。1日のうちでいつ飲忘れが多いですか？」

きちんと共感すれば患者は心を開く

患者の話すことを聞いて共感を示すと、患者は心を開き本音を話すようになります。たとえば、患者が「この薬大丈夫？　週刊誌に副作用がひどいって書かれてたよ」と言ってきたとします。このとき、「週刊誌は大げさなんですよ。これはあなたに必要な薬ですよ！」と答えたら、患者は自分が否定されたと思って黙ってしまい、「この薬剤師には本音は話せない」と思ってしまうでしょう。

　このケースでは、「週刊誌を読んで副作用が心配になったのですね」と、一度相手の言葉を受け止めるほうがよいのです。「あなたの言うこと、感情をこう理解しました」と、確認を取ることが大切です。そうすると相手は、「そうなんですよ。前に副作用が起きて辛かったから、医者に話したら、しょうがないねって冷たく言われたんですよ」と、話が先に進むこともあります。この患者の発する「そうなんですよ」という言葉が大切で、「あなたには私の話が通じたのですね」というサインになります。会話をしながら患者をよく観察することです。「わかってもらった」という感覚が信頼感につながるのです。

患者との信頼関係を築くために薬剤師がすべきこと

Ⓐ 患者との初期信頼感を確立する

「この薬剤師に話したい」と患者が思えるために

- 挨拶を笑顔で。「薬剤師の○○です」と名乗る。
- 閉じた質問、開いた質問を使い分ける。
- 頷き、あいづち、促しがある。
- 患者の感情に合わせた表情で気持ちを受け止める応答をする。
- 患者の発言を繰り返して確認する。

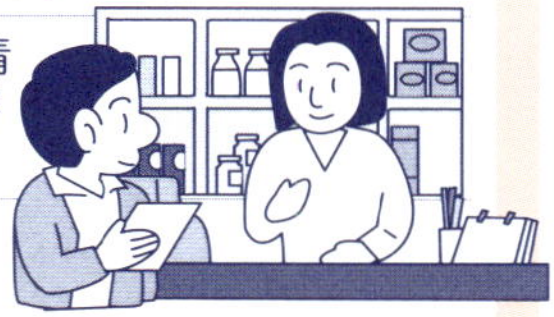

Ⓑ 患者の薬物療法上の問題を把握する

- 現在の症状について質問し把握する。
- 薬剤の効果を知る質問をし、把握する。
- 副作用が起きていないか知る質問をする。
- アドヒアランスを促すような質問をする。
- 他科受診、併用薬の確認をする。
- 相互作用のある飲食物の摂取のチェックをする。
- 何か薬物療法上の気になることがないか知るような質問をする。
- 患者の病識、薬識を質問によって把握する。

Ⓒ 患者への効果的な情報提供・指導を行う

- 難しい専門用語を使わずに平易な言葉で説明する。
- 患者の理解度に応じ、説明内容を調整する。
- 患者の知りたいこと、気になる点に答える（患者のニーズに合わせる）。
- QOLの向上のためのプラスアルファの情報提供をする。
- 次回来局時に、どのようなことをフォローとして質問するか予告する。

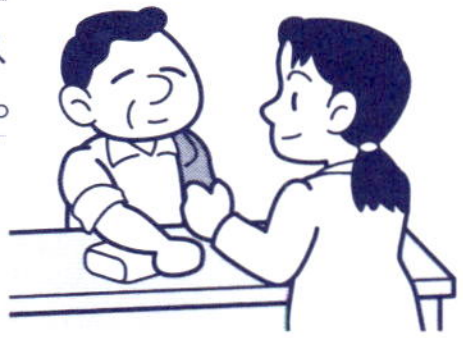

Section 6-13

適正な服薬指導を行うには、まずは情報収集が大切

服薬指導とはたんに薬の説明をすることだけではなく、薬物療法の問題解決、フォローアップ、生活アドバイスなど多岐にわたります。

薬剤師の情報提供と服薬指導のプランニング

薬剤師は薬剤の適正な使用を促すため、患者またはその看護に当たっている人に対し、必要な情報提供や、薬学的知見に基づく指導を行わなければならないと定められています（薬剤師法第25条の2）。

２００２年の診療報酬改定で、調剤管理料（処方箋を受け取ったときに確認すべき項目）と、服薬管理指導料（薬を渡すときの説明すべき項目）を分けて算定できるようになりました（次ページ上図参照）。

患者情報の確認は、はじめて来局した患者なのか、以前から来局している患者なのかで大きく分かれます。

はじめての患者

お薬手帳で現在他の医療機関にかかっていないか、服用薬はないかを確認し、今回の処方と併せて相互作用や重複をチェックします。また、体質やアレルギー、飲酒、喫煙習慣なども確認します。

2度目以降の患者

薬歴を見て前回、前々回（必要であればそれ以前も）の処方内容と患者とのやり取り内容を確認します。お薬手帳も必ず毎回確認します。

これらの情報から今回どのような質問をするか、フォローアップを行うかをプランニングします。

服薬指導のプロセスはこうして進める

①名乗る

患者と対面したら、まずは「薬剤師の○○です」と名乗ります。自分の役割と責任の表明として重要です。

②現状把握

初来局の患者には、今回の受診目的と現在の症状を聞きます。再来局の患者には、薬歴を見て今回フォローすべき項目を尋ねます。服薬モニタリングに関する情報として、服薬状況、薬に対する理解度、使用方法の確認など、副作用のモニタリングに関する情報として、体調の変化や他受診の有無、副作用を疑わせる症状の早期発見、検査

値の確認などがあります。

③患者の状態確認

治療や体調で気になっていることを聞きます。

④処方内容の情報提供

必ず薬袋から出して患者に薬を見せながら説明しましょう。

・医薬品名称の確認

患者に薬を見せながら名称と規格を読みあげ、患者が認識している処方と一致しているか確認します。

・効能効果の確認

患者にとって重要な情報です。薬効を理解することが飲忘れ、飲残し防止になり、治療へのモチベーション向上にもなります。説明しながら患者の表情を見て理解度、納得度を確認しましょう。

・用法用量の確認

1回何錠、1日何回、いつ（空腹時、食前、食直後、食後、食間）を間違いなく伝えます。薬袋の記載と合っているか確認します。

・副作用の確認

患者が自覚できる初期症状を伝え、起きたときの対処法（中止か様子見かなど）を的確に伝えます。また、飲み忘れたときの対応、保存方法、その他食品との飲み合わせ等の注意点を伝えます。

・薬に対する理解度の確認

説明の最後に「何かわからないことはありますか？」「わかりましたか？」などの問いは無意味です。重要なことはこちらから質問して双方理解度を把握しましょう（上図参照）。

薬を取りそろえる“前と後”に行う服薬指導と調剤報酬

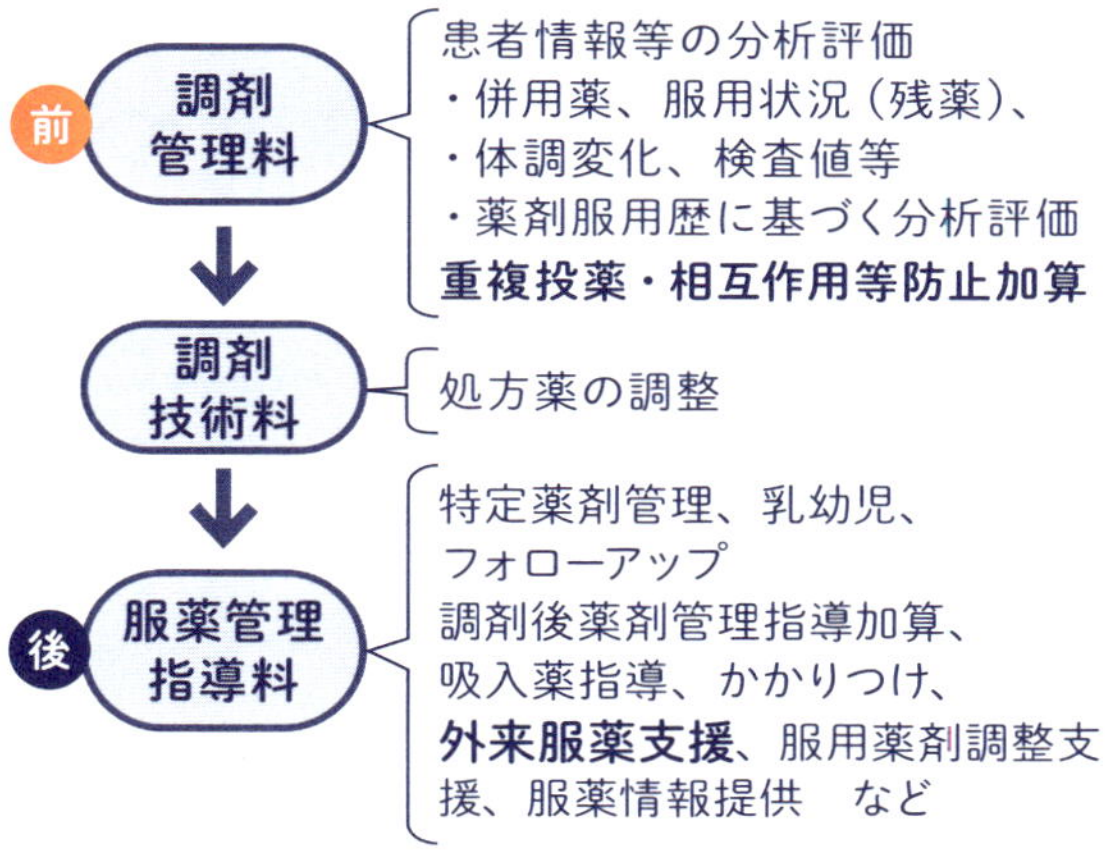
前
調剤管理料
患者情報等の分析評価
・併用薬、服用状況（残薬）、
・体調変化、検査値等
・薬剤服用歴に基づく分析評価
重複投薬・相互作用等防止加算
調剤技術料
処方薬の調整
後
服薬管理指導料
特定薬剤管理、乳幼児、
フォローアップ
調剤後薬剤管理指導加算、
吸入薬指導、かかりつけ、
外来服薬支援、服用薬剤調整支援、服薬情報提供　など

服薬指導で患者の理解度を確認する会話例

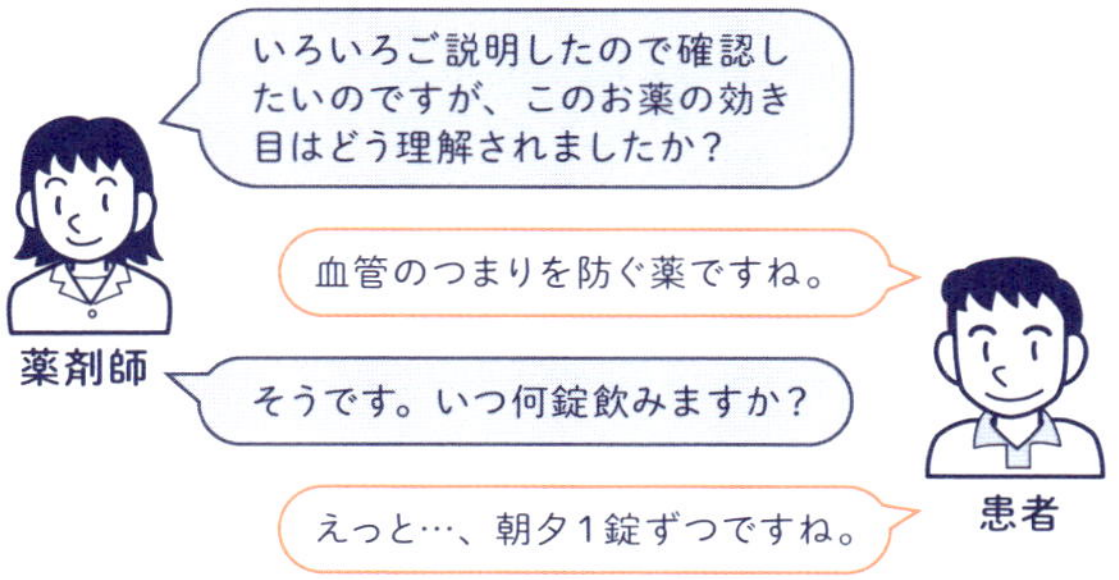
いろいろご説明したので確認したいのですが、このお薬の効き目はどう理解されましたか？
血管のつまりを防ぐ薬ですね。
薬剤師
そうです。いつ何錠飲みますか？
患者
えっと…、朝夕1錠ずつですね。

Section 6-14

薬歴に何を記載するか？よい薬歴のコツ

よい薬歴とは、読みやすく、長すぎず、要点を押さえた表現で記載され、一目瞭然でケアがわかるものです。

薬歴作成は薬剤師の仕事の記録そのもの

薬歴とは薬剤服用歴管理・指導記録簿のことで、患者1人ひとりの薬剤服用歴、併用薬、体質、既往歴等が記録されているものです。保険薬局および保険薬剤師療養担当規則第8条第2項に「保険薬剤師は、調剤を行う場合は、患者の服薬状況及び薬剤服用歴を確認しなければならない」と定められています。薬歴は薬剤師の業務とファーマシューティカルケアの内容の記録です。調剤と患者対応の記録は、トラブルや訴訟時の証拠にもなります。なお、薬歴に記載すべき事項は、次ページ上図のようになっています。

電子薬歴の条件とは？

以前は薬歴は紙に記録をつけていましたが、現在は電子薬歴がスタンダードです。電子薬歴は以下のような条件が必要です。

真正性：誰がいつ書いたのかの記録が残り、上書きの記録も残します。また登録した薬剤師しか書けないように、指紋認証やパスワード設定などのセキュリティは必須です。

見読性：記録をすぐ呼び出せ、閲覧性が高い状態が必要です。

保存性：記録した情報は処方箋と同じく3年間の保存義務があります。

記載形式はSOAPがスタンダード

患者とのやり取りは毎回必ず薬歴に記録しますが、服薬指導は記録した薬剤師と別の薬剤師が担当することもあります。その際、前回に記録された薬歴を読むことが必要です。

現在、最もスタンダードな記録方法は患者の薬物療法の問題に焦点を当てた「POS」に基づく記録方法です（次ページ下図参照）。患者中心の最高のケアをチームで行うにはチーム共通の記録様式が必要で、たとえば図にある「SOAP」に分類して記録すると、前回対応した薬剤師の行ったケアの内容をすぐに読み解くことができます。

薬歴に記載すべき事項

- **患者の基礎情報**（氏名、生年月日、性別、被保険者証の記号番号、住所、緊急連絡先）
- **処方および調剤内容**（保険医療機関名、処方医氏名、処方日、処方内容、調剤日、処方内容に関する照会の内容等）
- **患者の体質**（アレルギー歴、副作用歴等を含む）、**患者の生活像、後発医薬品への患者の意向**
- **疾患に関する情報**（既往歴、合併症及び他科受診において加療中の疾患に関するものを含む）
- **併用薬**（一般用医薬品、健康食品等の状況及び相互作用が認められる飲食物の摂取状況）
- **服薬状況**（残薬の状況を含む）
- **患者の服薬中の体調の変化**（副作用が疑われる症状など）**および患者またはその家族等からの相談事項の要点**
- **服薬指導の要点**（情報提供内容の要点を具体的に）
- **手帳活用の有無**（手帳を活用しなかった場合はその理由と患者への指導の有無）
- **今後の継続的な薬学的管理および指導の留意点**
- **指導した薬剤師の氏名**

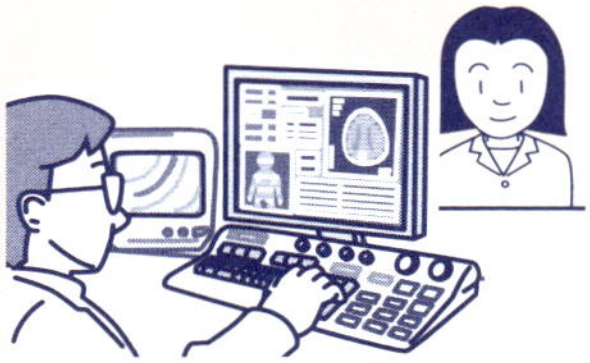

POS（問題解決型システム）のプロセス

POS：Problem（Patient）Oriented System

的を射た十分な量の**情報収集（S＋O）**

↓

薬物療法の専門知識をもとにした素早い
問題分析、仮説形成と目標設定（A）

↓

最も適切なプランの決定（P）
- 薬剤師が行動する（Cp）または患者が自己決定して行動できるような情報提供（Ep）
- 次回のフォローアップ内容（Op）

連続したサイクル

S（Subjective data）**主観的情報**→患者または家族の口から出た情報（主訴）
O（Objective data）**客観的情報**→観察したこと、薬剤情報（DI）、処方変化などの情報
A（Assessment）**評価**→SとOからの分析評価。患者の薬物療法上の問題や課題、評価
P（Plan）**計画**→・教育、指導計画（Ep）：情報提供内容　・ケア・カウンセリング計画（Cp）：薬剤師が患者にしてあげたこと（疑義照会など）　・観察計画（Op）：次回確認すべきこと、申送り事項

●SOAP記載のポイント

①主観的情報（S）と客観的情報（O）をきっちり分ける
②やったこととこれからやることをきちんと分ける
プラン（P）のうち、EpとCpは「やったこと」。OPは「これからやること」
③SとOの「情報」が豊かだとA「アセスメント」が深まる

Section 6-15

服薬フォローアップをすべきときとその方法

薬剤師の服薬指導は患者に薬を渡すときだけでなく
服薬期間中も薬の効果や副作用などをフォローする義務があります。

継続的服薬指導の義務化で薬剤師の責任は重くなった

薬剤師には薬剤師法により服薬指導を行う義務があります。それに加え、2020年9月に薬剤師法には次の項が追加施行されました。

「薬剤師は、前項に定める場合のほか、調剤した薬剤の適正な使用のため必要があると認める場合には、患者の当該薬剤の使用の状況を継続的かつ的確に把握するとともに、患者又は現にその看護に当たっている者に対し、必要な情報を提供し、及び必要な薬学的知見に基づく指導を行わなければならない」（第25条の2第2項）

また同時に、薬機法第9条の3第5項で薬局における開設者の義務として同様の趣旨の規定が設けられました。

つまり薬剤師は患者に薬の説明をして渡すだけで終わりではなく、医薬品の効果や副作用などを〝継続的に〟フォローアップすることが法律で定められたということです。

フォローアップを行う際の考え方

かつては、患者の来局頻度に合わせて、薬を渡す際に体調や服薬状況をチェックするのが基本でした。しかし、「服薬期間中のフォローアップ」を考える際には、次に薬を渡す機会までに、何らかの方法で患者とコンタクトを取ることになります。

たとえば、以下のような患者では、患者の状況を見ながら、服薬期間中に薬剤師の適切な判断が求められます。

（例）

・検査値等で肝臓等の機能が低下している高齢者など、副作用が出やすいと判断できる患者

・高齢者の吸入薬の処方で、デバイスの使い方が危ういと思える患者

・外来がん化学療法で副作用が高頻度で発現する可能性がある患者

フォローアップの際のコミュニケーションと対応

フォローの必要性を患者に理解してもらうには、次ページ図のように「4W1H」

服薬期間中の薬剤師のフォローアップ

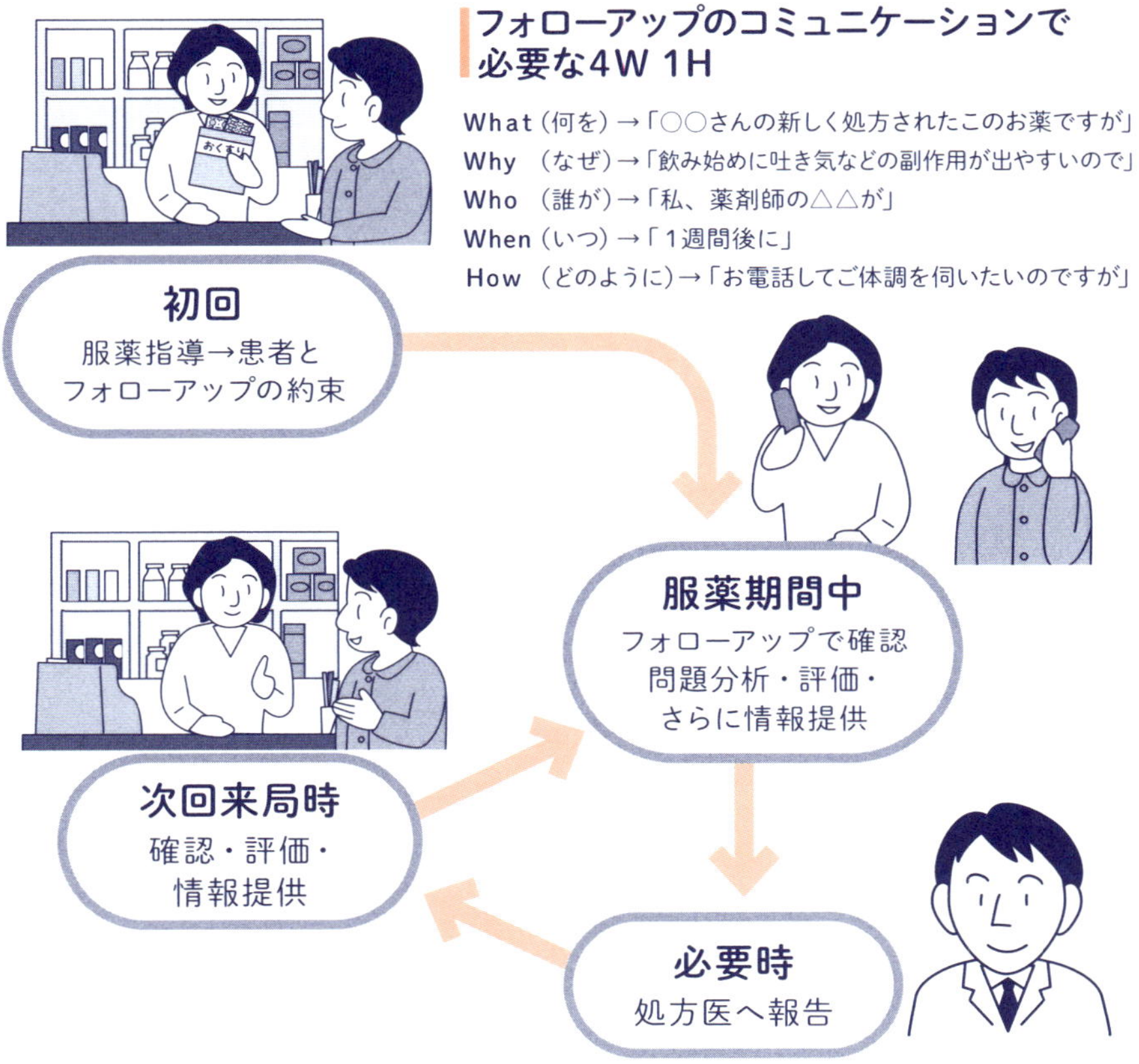
フォローアップのコミュニケーションで必要な4W 1H
What（何を）→「○○さんの新しく処方されたこのお薬ですが」
Why （なぜ）→「飲み始めに吐き気などの副作用が出やすいので」
Who （誰が）→「私、薬剤師の△△が」
When（いつ）→「1週間後に」
How （どのように）→「お電話してご体調を伺いたいのですが」
おくすり
初回
服薬指導→患者と
フォローアップの約束
服薬期間中
フォローアップで確認
問題分析・評価・
さらに情報提供
次回来局時
確認・評価・
情報提供
必要時
処方医へ報告

で説明するとよいでしょう。

フォローアップで得られた情報は迅速に評価し、「すぐに受診を促す」「処方医へ電話で報告・相談する」「トレーシングレポートを処方医へ送る」など適切な対応が求められます。

また、患者から副作用の情報を得た場合は、以下の3タイプに応じて対応しましょう。

①アレルギー、過敏症

その医薬品に対しての反応で、服用後、すぐに発現することが多い。すみやかな服用の中止、受診を促す。

②薬理作用としての副作用

もともと持つ薬理作用が望ましくない方向に発現すること。発現時期は幅広く、服薬指導で初期症状を伝えておくことが重要。

③臓器毒性としての副作用

腎障害、肝障害など。患者の腎機能や肝機能を把握し、投与量等のチェック後、変更の必要性を医師に提案。

Section 6-16

オンライン資格確認と電子処方箋

オンライン資格確認等システムによって全国規模で処方箋の情報や薬剤情報の確認ができるようになり、より安全な管理が可能になりました。

オンラインシステムで保険証確認・処方箋発行がスムーズに

2021年10月にオンライン資格確認の本格運用がスタートしました。病院・クリニックなどの医療機関や薬局は、患者の医療保険を確認する必要があります。オンライン資格確認では、医療機関、薬局に設置した顔認証付きカードリーダーでマイナンバーカードを読み取るか、もしくは4桁の暗証番号を患者本人が入力することで本人確認が可能です。

薬局は患者の健康保険証から資格情報を取得し、支払基金・国民健康保険中央会が管理する資格履歴を照会し、患者の現在の資格状況を確認します。

2023年1月にスタートした電子処方箋とは、紙で処方箋を発行せず、オンライン資格確認等システムによって医療機関と薬局の間でデータ化した処方箋のやり取りを行うものです。

電子処方箋の運用でお薬手帳を持参しない患者でも、複数の医療機関や薬局で直近に処方、調剤された情報の参照とそれらとの重複投薬のチェックができるようになります。

電子処方箋の発行と応需のためには「医療情報システムの安全管理に関するガイドライン」（厚労省）に則って、医師・歯科医師、薬剤師が電子的に署名を行う必要があります。

患者側のメリットと薬剤師の注意点

電子処方箋は患者側にもメリットがあります。患者が電子処方箋を選んで、医師・歯科医師・薬剤師が患者の薬情報を参照することに同意すると、複数の医療機関や薬局の過去の処方薬情報に基づいた医療が受けられます。

なお、患者はマイナポータルや電子お薬手帳から自分の保険や薬の情報を見ることができます。

電子処方箋は保険の資格確認と、処方情報を参照できることでより安全な医療が可能になりますが、情報の参照には患者の同意を得ることが前提なので、信頼を築く努力が必要であることには変わりありません。

オンラインシステムで薬局でできるようになること

直近の患者情報を踏まえた調剤・服薬指導

マイナンバーカードで患者本人の同意を得た場合は、オンライン資格確認等システムで参照できる情報に加え、**複数の医療機関や薬局で直近に処方・調剤された情報の参照が可能**になり、より患者に寄り添った対応を行うことができるようになる。

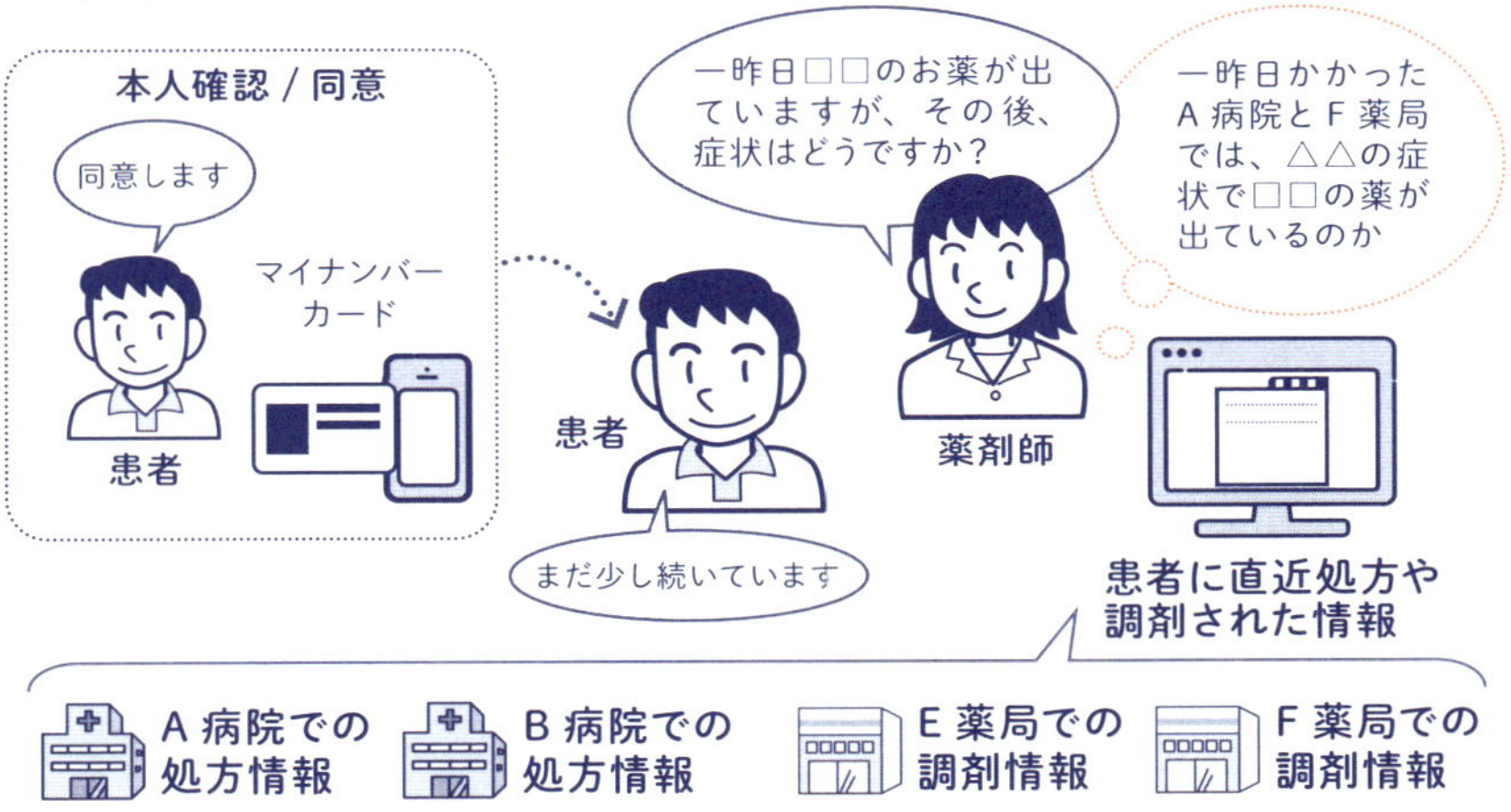

円滑なコミュニケーション

システム化により**医師・歯科医師と薬剤師のコミュニケーションが円滑**になり、さらにシステム的にチェックされた処方箋を薬局で扱えるようになる。

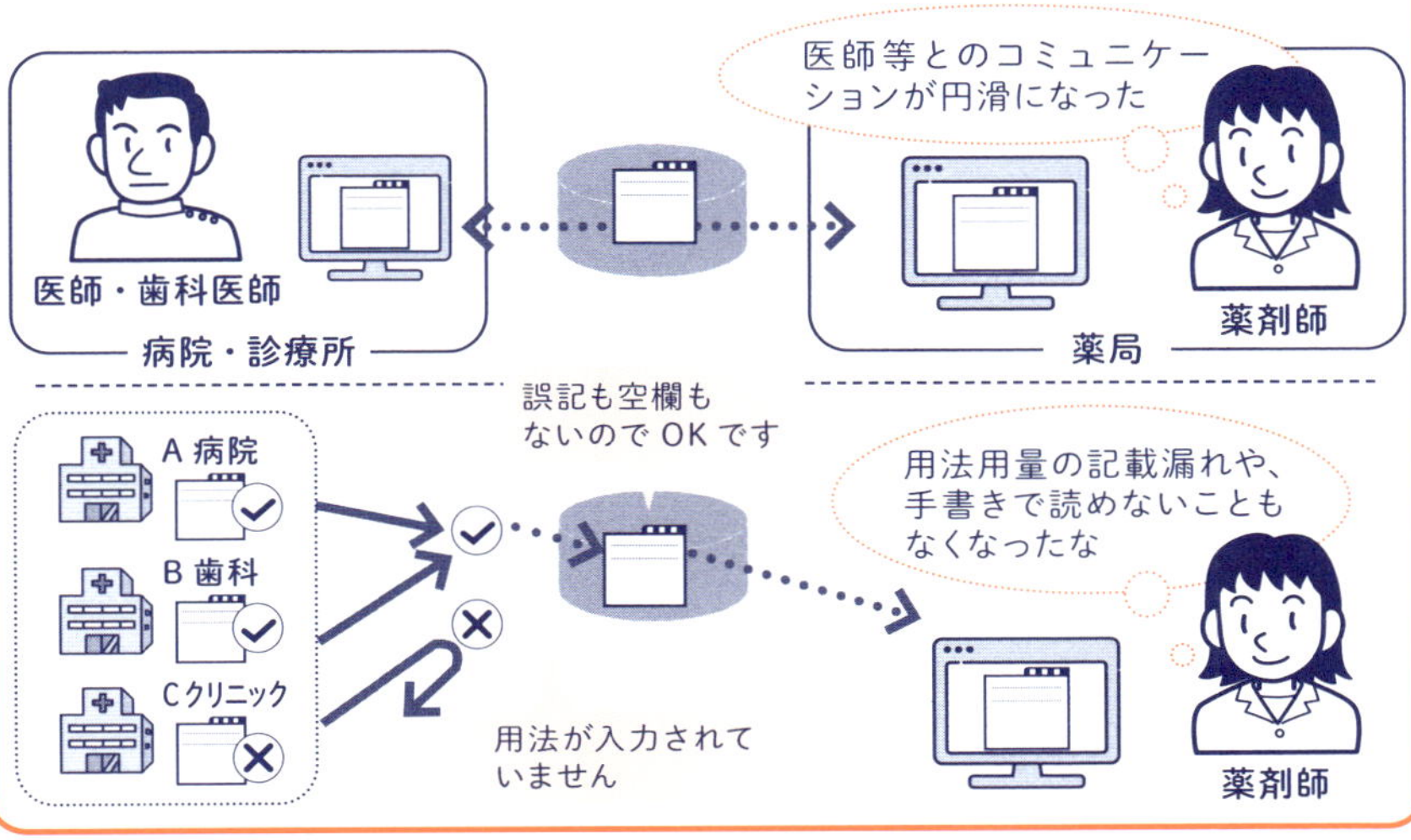

（出典）厚生労働省医薬局「電子処方箋概要案内」（令和6年5月1.4版）を参考に作成

Section 6-17

患者からのクレームの予防と対応

患者からのクレームは"組織を映す鏡"です。スタッフ間・店舗間で共有し、システムと教育を改善することで、薬局のファンを増やしましょう。

最も怖いのは「無言のクレーム」

顧客からのクレームは、組織の問題点が浮きぼりになることもあるので細心の注意が必要です。次ページ図に掲げたチェック項目が1つでも当てはまれば、危険度が高いといえます。

じつは最も危険度が高い項目が、「クレームは多くないが明確な理由なく患者数が減ってきた」というものです。クレームを言うときには大変エネルギーがいるものです。多くの患者は不快な思いをしても、クレームを飲み込んでしまいます。これを「無言のクレーム（サイレントクレーム）」といいます。無言のクレームの患者は「ここには二度と来ない」と、何も言わないまま黙って他の薬局へ行ってしまいます。つまり、クレームを言ってくれる患者は貴重な存在なのです。

クレーム対応で重要なスキルと患者の心理

クレームが起きたら初期対応がとても重要です。初期対応で失敗をするとこじれる危険性が高くなります。初期対応のスキルは、パートでも学生アルバイトでも習得する必要があります。

初期対応の際の具体的な行動は以下のとおりです。

①まずは謝罪
②非言語での適切な対応（態度と表情）
③言葉を慎重に選び傾聴と確認
④安請け合いはしない
⑤しっかりと担当者に伝達する

「まずは謝罪」の意味は正しく知っておく必要があります。たとえばいきなり「薬が間違っていたぞ！」と言われても調べてみないとわかりません。そこで、最初に謝るのは、「間違っていました。申しわけございません」という「全面謝罪」ではなく、「お出ししたお薬でご心配をかけてしまい申しわけございません」という「部分謝罪」の意味合いです。

クレーム対応の目標は患者にまた来てもらうことなので、患者に以下の気持ちになってもらう対応が大切です。

①大切にされた→しっかり自分の言い

分を聞いてもらった

②ニーズが満たされた→その結果、何らかの要求が満たされた

③期待以上の対応をしてもらえた→そこまでやってくれるのかという対応をしてもらえた

④自分の意見を取り入れてくれた→薬局のシステムや接客を改善してくれた

患者が自分のクレームで薬局がよくなることに貢献したという実感を持てれば、その患者は薬局のファンになることもあります。クレーム情報と対策は必ずスタッフ全員で共有しましょう。

ただし、昨今増えつつあるカスタマーハラスメントには注意して、通常のクレームと区別する必要があります。理不尽な要求には1人で抱えずに組織として対応しましょう。

クレーム対応の3ステップと危険度チェック

❶ 人間関係づくり（初期対応）

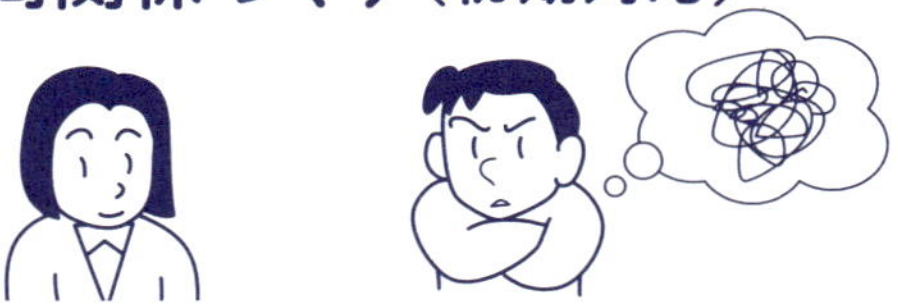

❷ 相手のニーズの把握と整理

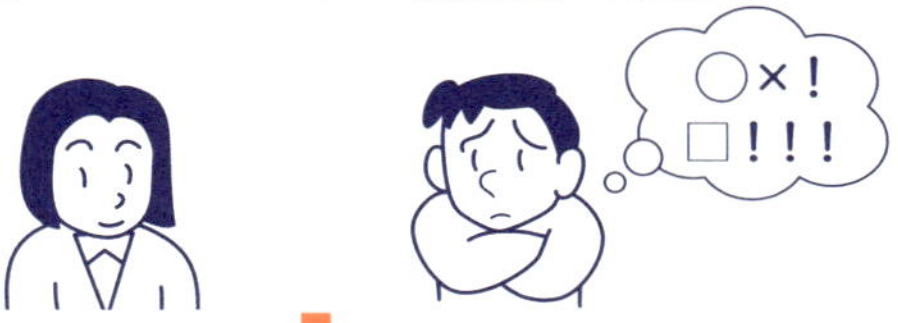

❸ こちらが提案する解決策への誘導

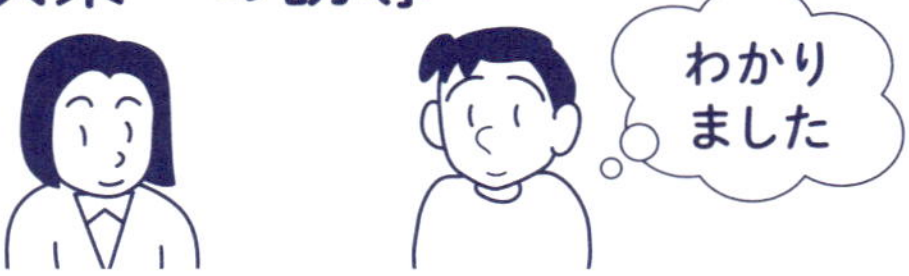

クレーム危険度チェック

- □ 同じクレームが繰り返しある
- □ 特定の人のクレームが目立つ
- □ クレーム処理は現場任せ
- □ 知らなかったクレームがあった
- □ 薬局の悪いうわさを小耳に挟んだ
- □ クレームを受けたら叱られる
- □ クレームは多くないが、患者数が減ってきた
- □ スタッフから見てもシステムに不便が多い

column 6

薬局が恐れる個別指導

保険薬局は地方厚生(支)局および都道府県(場合によっては厚生労働省)が共同で行う指導を受ける義務があります。指導を行う目的は法律や規則、調剤報酬請求等に関するルールを理解し、順守しているか確認するためです。指導の形態には次のような種類があります。

集団指導　保険薬局または保険薬剤師等を会場に集め、調剤の取扱いなどについて講習会形式で行います。新しく開局した薬局には「新規集団指導」が行われることがあります。

集団的個別指導　一定の基準以上の薬局(保険請求点数が都道府県内の平均点数より高い薬局など)を対象に行われます。集団での講習会形式の場合と個別に面接形式で行われる場合とがあります。

個別指導　基準に従って選定された薬局を一定の場所に集め、法的事項が守られているかの確認や、個々の調剤について薬局に持参させた書類(処方箋、調剤録、薬歴簿など)を見ながら個別面接の形で行います。新規に保険薬局として指定された薬局は、一定期間内に指導を受けることが義務づけられています(新規個別指導)。

特定共同指導　複数の都道府県に保険薬局を開設している、いわゆるチェーン薬局を対象に行う個別指導で厚生労働省も共同で行います。場合によっては薬局の現地に赴いて調査をすることもあります。

▶個別指導はどう進められる？

指導のなかでも個別指導は薬局が受けたくない指導です。数名の薬局関係者に対して指導側は何人もの職員が処方箋や薬歴簿等を確認しながらいっせいに質問してきます。緊張感があるなか質問に的確に返答するのは容易ではありません。たとえば、グレープフルーツジュースと飲み合わせの悪い薬が処方されている場合、そのことをきちんと患者に指導しているかなどの確認です。実際に指導していたとしても、薬歴等の書類に記録がないと証明できないので、普段から記録に残しておくことが重要です。

薬局・薬剤師としてルールどおりに業務が行われていないと判断された場合、その分の調剤報酬は保険者に返還しなければなりません。ルールの理解が不十分だったり解釈を間違うと落とし穴にハマります。2年に1回の調剤報酬改定や法律・規則の改正、とくに医薬品情報は日々変わるので、情報収集とその理解は大切です。

7 章

新世代の薬局・薬剤師とは？

Section 7-1

地方創生に関わるために薬剤師の新しい〝体験〟を活かす

前向きに新しい体験を求め、それを活かして行動するような新しい世代の薬剤師が今後は求められていくでしょう。

地方創生を目指す薬局 隠岐島の薬局の例

近年、薬局としての未来を目指すビジョンの1つは対人業務に優れ、地域社会に溶け込んだ「かかりつけ薬局」です。地方の課題を自分の薬局のこととして真剣に考える薬剤師が今後は求められていくでしょう。

島根県の離島である隠岐島の薬局事例を紹介します。隠岐島の医療機関は次ページ図のようになっており、医師少数地域となっています。

島根県には薬学部が1つもありません（2024年10月現在）。隠岐島エリアに住んでいる学生で薬剤師を目指そうとする人は、関西や中国・四国の薬学部に行かざるを得ません。また、薬剤師だけでなく医師や看護師、介護職についても人材獲得に困っている状況にあります。

島根県は奨学金返済で困っている薬剤師に対して補助金を出すなど支援策を実施し、人材獲得に取り組んでいますが、次のような課題があり、なかなか解決されません。

・小規模多機能型居宅介護や老健施設の勤務者も高齢者が多い
・地方部では在宅医療が未開拓で実践されていない地域がある
・ケアマネージャーが薬局や薬剤師にできることを把握できていない

こうした課題は、地方創生の観点を持ち薬局が主体的に地域への貢献を実施することで解決の可能性が見えてきます。

地域役場のホームページなどで今後、町の将来の姿に向けての計画も開示されているので、まずは地域の課題を知ることが大切です。

課題を把握したら、薬局として商工会に参加したり、若い人材を地方へ送り込む見学イベントを開催するなど、地域全体の課題解決に向けたアクションが必要です。

実際の薬局の取組み事例としては、都会から人材が流入するようにSNSを用いて地域の魅力を発信し続けたり、医療に対してだけでなく、農業や林業、地元の特産品などにも関心を持っても

隠岐圏域における医療体制と薬局の関わり

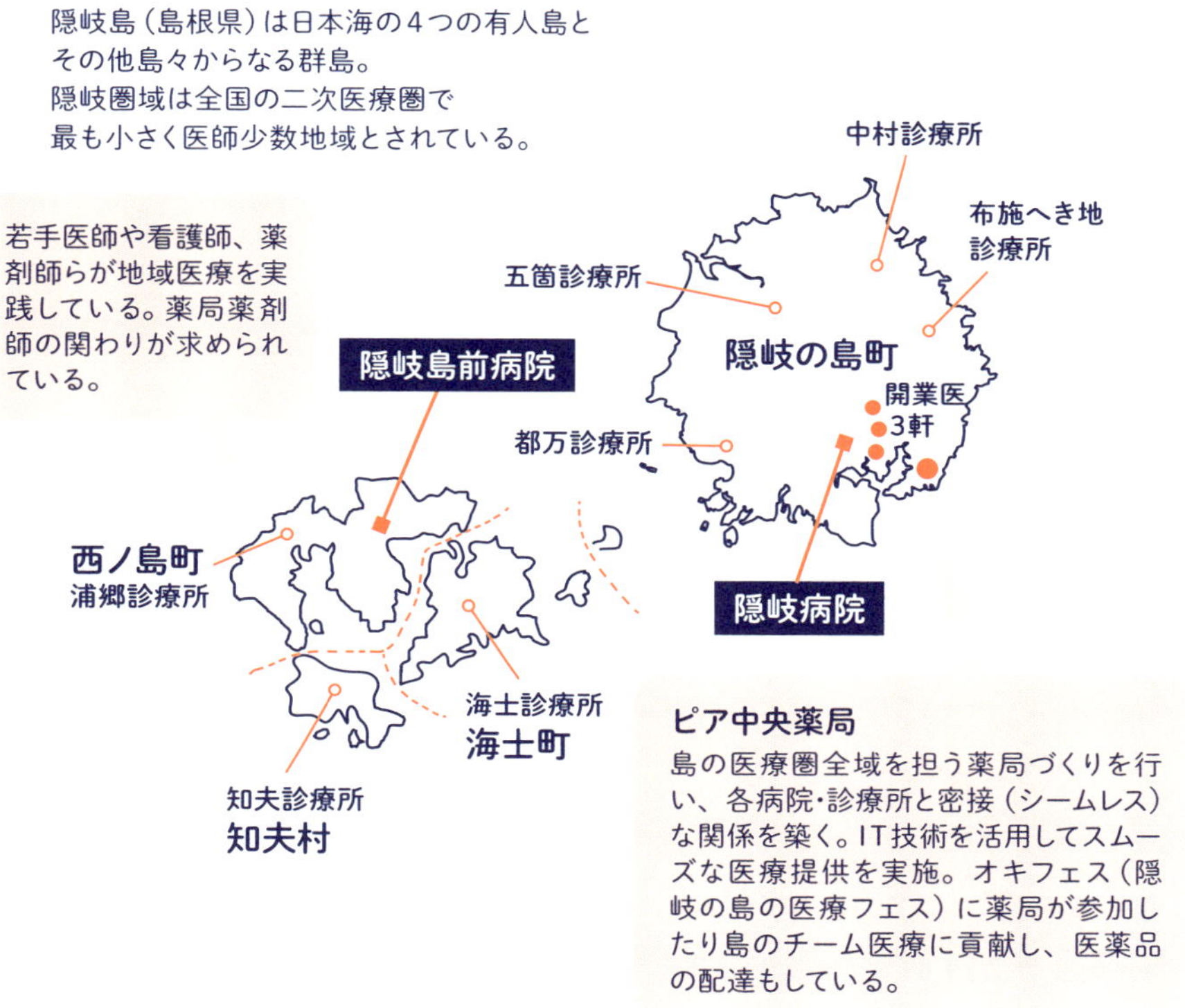
隠岐島（島根県）は日本海の4つの有人島と
その他島々からなる群島。
隠岐圏域は全国の二次医療圏で
最も小さく医師少数地域とされている。
若手医師や看護師、薬剤師らが地域医療を実践している。薬局薬剤師の関わりが求められている。
中村診療所
布施へき地診療所
五箇診療所
隠岐の島町
開業医3軒
都万診療所
隠岐島前病院
隠岐病院
西ノ島町
浦郷診療所
海士診療所
海士町
知夫診療所
知夫村
ピア中央薬局
島の医療圏全域を担う薬局づくりを行い、各病院･診療所と密接（シームレス）な関係を築く。IT技術を活用してスムーズな医療提供を実施。オキフェス（隠岐の島の医療フェス）に薬局が参加したり島のチーム医療に貢献し、医薬品の配達もしている。

（出典）季刊「しま」2021年9月（日本離島センター）「隠岐から考える総合診療医と病診連携の重要性」
（著／隠岐広域連合立隠岐病院院長・長谷川明広、同隠岐島前病院院長・黒谷一志）を参考に作成

らうよう地域の事業主の助けになるような活動をしています。

新たな「体験」からいま求められる薬剤師に

これからの薬剤師は多くの「体験」をし、地域の課題を肌で感じることも必要です。たとえば、在宅におけるバイタルサインの測定や、医師への提案、ケアマネージャーに向けての勉強会、看護師のタスクをシェアし、介護士に対して薬の知識を提供するなど、患者を治療する際のあらゆる困りごとを見つけ、患者のみならず、すべての関連スタッフのなかに困っている人がいたら、みずから手を差し伸べて助ける姿勢が大切です。

また、新しい医療サービスは率先して使用するなど、まずはやってみることで視野が広がります。薬局の常識を疑いながら、仕事を進める薬剤師となることが求められています。

Section 7-2

ウェブを活用できる薬剤師を目指す

ホームページはもとより、効果的なグーグル広告などを構成できる薬剤師はこれからの薬局の経営戦略に合った人材として求められます。

サービス向上につながるウェブ利用

オンライン服薬指導などが可能になった現在、利便性の高いウェブサービスを提供できる薬局は広いエリアから処方箋を集められる強みがあります。医薬品供給の利便性を追求することは患者のQOL向上につながり、高齢者のみならず、働き盛りで土日しか時間が取れない現役世代にもウェブを通じた薬局の活用を促すことができます。

とくに若手の薬局経営者から、オンライン診療やオンライン服薬指導に注目が集まっています。

MEO対策とSEO対策

MEO(Map Engine Optimization：マップエンジン最適化)とは、グーグルマップで薬局の検索順位を上げる施策です(次㌻上図参照)。インターネットで薬局を検索する人は多く、とくに広域から処方箋を集める薬局には避けては通れないウェブの対策です。MEO対策によって、患者からの口コミや現在地から薬局までのルート表示などで薬局の認知を上げることができ、患者に視覚的に薬局をアピールすることができます。また、MEOでは営業日・時間やイベント情報なども告知できるので、小まめに更新することで地域住民の認知度を上げていくことが大切です。

SEO(Search Engine Optimization)とは、検索エンジンの最適化を意味し(次㌻上図参照)、簡単にいうと検索結果が上位にくるようにする施策です。SEO対策の利点は、おもに以下のようなことです。

- 在宅医療や介護についての相談がくるようになる
- 転職をしたい薬剤師から直接応募がくるようになる
- 地域の取組みやイベントの告知ができて集客につながる

地域のキーワードを網羅し、SEO対策をすれば、薬局の認知度が上がります。結果としてホームページでSEO対策をした薬局は、薬学部学生の就

MEO対策とSEO対策の効果

MEO（Map Engine Optimization：マップエンジン最適化）対策

グーグルマップで
薬局の検索順位が上がるようにする施策

SEO（Search Engine Optimization：検索エンジン最適化）対策

検索結果が上位にくるようにする施策

効果

MEO対策：
- 患者からの認知度が上がる
（・口コミ　・薬局までのルート表示）
- 在宅医療や介護についての相談がくる
- 地域住民からの認知度が上がる
（営業日・時間案内・イベント情報）

→ 広域から処方箋を集める
薬局には不可欠

SEO対策：
- 在宅医療や介護についての相談がくる
- 転職希望の薬剤師から応募がくる
- 地域での取組みやイベントの告知ができ集客につながる
- ホームページへのSEO対策をすれば薬学部学生への就活アピールができる

→ さまざまなターゲットに
向けた集客には不可欠

グーグル広告の種類と内容

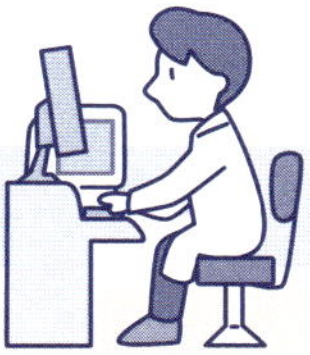

種類	内容
検索連動型広告	広告文を検索結果画面に表示
ショッピング広告	商品情報を検索結果に表示
ディスプレイ広告	画像広告等を情報サイトやアプリに表示
動画広告	動画をユーチューブ再生画面などの動画内に表示

活にアピールできる強みを持ちます。

グーグル広告とホームページの効果

グーグルの広告配信システムは、ある程度費用がかかる一方、ターゲットの属性やエリア、日時などを絞った広告の発信が可能です（上図参照）。グーグル広告を出している薬局は多くなく、ドラッグストアなど面調剤で広域から処方箋を集める薬局が多いでしょう。

ホームページは患者のほか、近隣の医療機関や自店以外の薬剤師など、広い層に情報発信できます。ターゲットの選定や情報の設計を考慮したうえで、薬局内の取組みや強みをアピールすると信頼が高まります。

ホームページは外部サイト（処方箋事前送信・オンライン服薬指導など）や、公式ラインやブログなどのSNSツールと連動することもできるため、認知度アップが期待できます。

Section 7-3

SNSで影響力を確立する薬剤師

LINEやX（旧ツイッター）、フェイスブック、インスタグラム、ユーチューブなど、SNSを駆使して薬局業務に活かす薬剤師もいます。

SNSの機能を活用して対人業務に集中する

多くのSNSツールのなかで認知度、普及率ともに高いのはLINEです。オンライン服薬指導や処方箋の一次的な受付に活用している薬局は多いでしょう。

LINEには自動でフォローアップするツールがあり、服薬指導後のフォローに利用することも可能です。今後、薬剤師はSNSツールに頼れる部分は頼り、服薬指導など丁寧な対人業務を担う方向になっていくでしょう。

SNSで発信する医療系インフルエンサー

近年、SNSを活用して個人で情報発信する薬剤師が増えてきました。医師や看護師、理学療法士など、さまざまな医療系職種の人がSNSで情報を発信し、個人ブランディングを確立している人もいます。こうした「インフルエンサー」は、新しい業態のキャリアとして注目されています。医療系インフルエンサーは、大まかには以下のタイプに分けられます。

①医薬品や調剤報酬の情報を提供

薬剤師のなかには正確な医療情報をSNSを通じて収集・発信する人がいます。薬の入荷ができない状況である出荷調整の情報をいち早くXで発信するアカウントがあり、薬局内よりも早く情報を入手できる場合もあります。また、診療報酬改定の内容をわかりやすく解説するアカウントもあります。これらの情報は新人薬剤師だけでなく薬局内の医療事務にとっても有益な情報となります。

②誤った医療情報を正す

世の中には一般の人に対して誤った医療情報を普及させ、効果のない商品を販売するインフルエンサーもいます。誤った情報を発信するアカウントに対して、正義感や使命感から、議論や反論を行うインフルエンサーのアカウントもあります。一般の人に対してもわかりやすい説明をしているのが特徴です。

③キャリア支援をする

薬局・薬剤師のSNS活用法

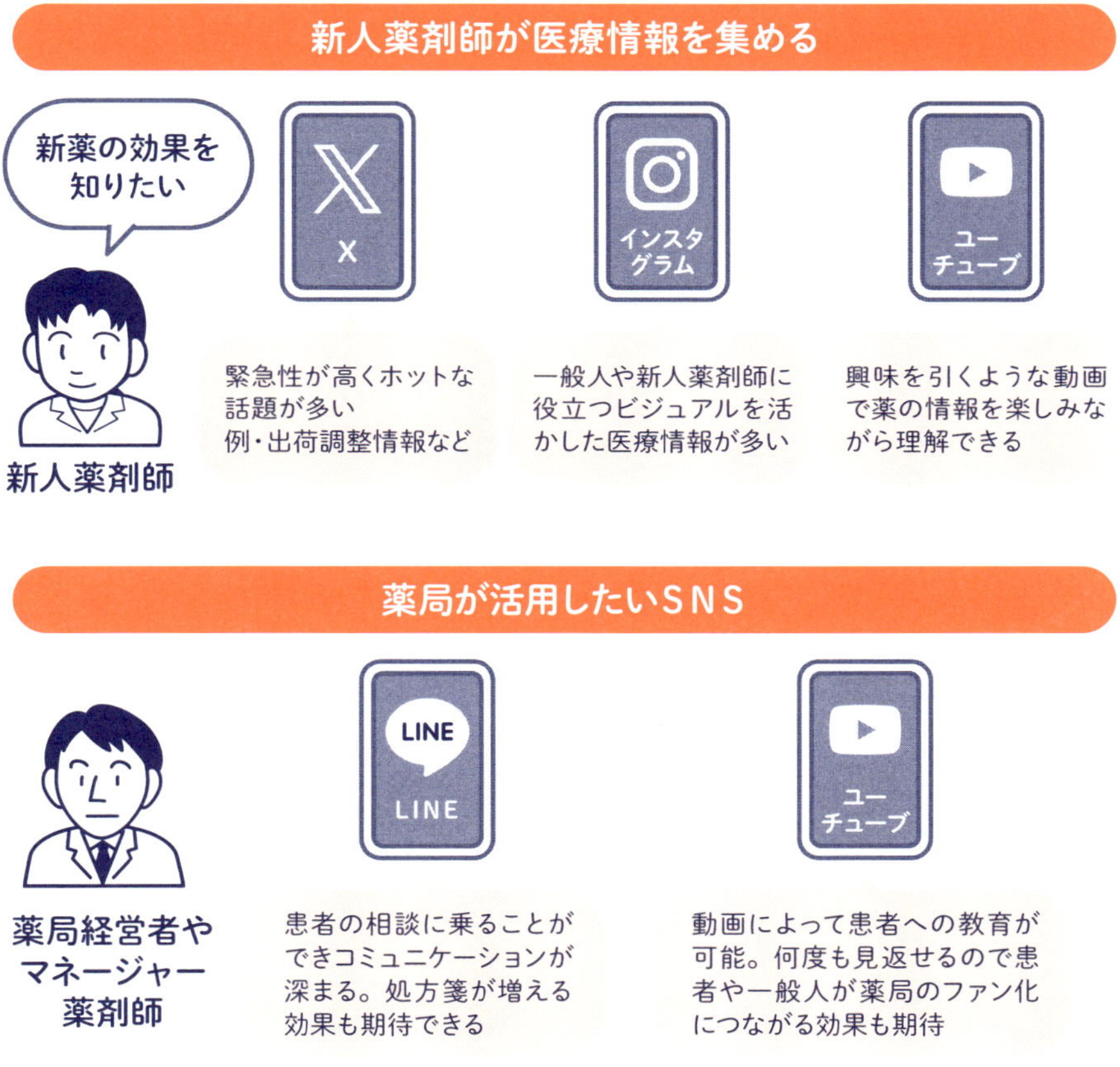
新人薬剤師が医療情報を集める
新薬の効果を知りたい
新人薬剤師
X
X
インスタグラム
ユーチューブ
緊急性が高くホットな話題が多い
例・出荷調整情報など
一般人や新人薬剤師に役立つビジュアルを活かした医療情報が多い
興味を引くような動画で薬の情報を楽しみながら理解できる
薬局が活用したいSNS
薬局経営者やマネージャー薬剤師
LINE
LINE
ユーチューブ
患者の相談に乗ることができコミュニケーションが深まる。処方箋が増える効果も期待できる
動画によって患者への教育が可能。何度も見返せるので患者や一般人が薬局のファン化につながる効果も期待

薬剤師が自身の転職事例を紹介したり、SNSでキャリア支援をするインフルエンサーもいます。薬局の求人情報や会社の理念や社風を発信して、転職希望者に対して精神的支援や面接対策、履歴書の書き方など実践的アドバイスをする人もいます。

インフルエンサーが患者に支持される

医療系インフルエンサーの発信力が強くなった場合、薬局薬剤師であれば県外を超えたオンライン服薬指導で「かかりつけ薬剤師」として多くの患者の支持を得ることも可能です。とくに、ユーチューブの活用は「有名で知識のある薬剤師に医薬品の説明をしてもらいたい」「誰に相談をしていいかわからないけど、顔が見える薬剤師に相談したい」などのニーズに応え、選ばれる薬局や薬剤師になる可能性があるでしょう。

Section 7-4

二極化する薬剤師の新しいキャリアの考え方

個人事業主として働きながらブロガーのパラレルキャリアを積む薬剤師と、金融機関に転職した薬剤師の例をみてみましょう。

意識の持ち方で二極化する薬剤師

薬局で医薬品を扱い、患者の治療に深く関わる薬剤師は、より患者に必要とされ、信頼される存在となることを目指すべきです。その意識がある薬剤師と、そうではない薬剤師とに今後は二極化していくでしょう。

近年、企業の終身雇用が崩れつつありますが、薬局業界も例外ではありません。薬剤師も資格があれば安泰という時代ではなく、一方で薬剤師もずっと同じ薬局に勤めようという意識は薄れつつあります。本業を持ちながら他の活動をすることをパラレルキャリアと言いますが、まさに薬剤師という仕事を主軸にしつつ副業を持つことが、人生を豊かにしたり、本業のスキルアップに活きるなど、より幅広いキャリアが身につく可能性が広がります。

薬剤師のパラレルキャリアはどう身につけるのか?

ケース1

薬剤師として働きながらブログ活動

薬剤師ブロガー「ポン」こと竹中大《たけなかだい》地《ち》氏は、個人事業主の薬剤師として働きながらブログを書くことのメリットについてこう話します。

「日々の患者さんからの相談事、薬局主催の健康教室（骨密度測定やHbA1c測定、子供の薬局疑似体験など）、地域の病院や薬局との連携で行った催しなどについてブログに書くことで、近隣住民との関係が深まったり、イベントの集客につながります。薬剤師として薬の知識など整理できるのもよい点です」

「文章は毎日トライ&エラーを繰り返すことで確実にスキルアップします。相手の求めることに敏感になり、患者さんにどう対応すればよいかわかるようになりました」

患者や職員の求めていることは何か、不安なことにどう対処するかなど、解決策を考えながら記事を書くのがブログのポイントといえそうです。

ケース2

薬剤師を経て金融関係の仕事に従事

パラレルキャリアと副業・複業の違い

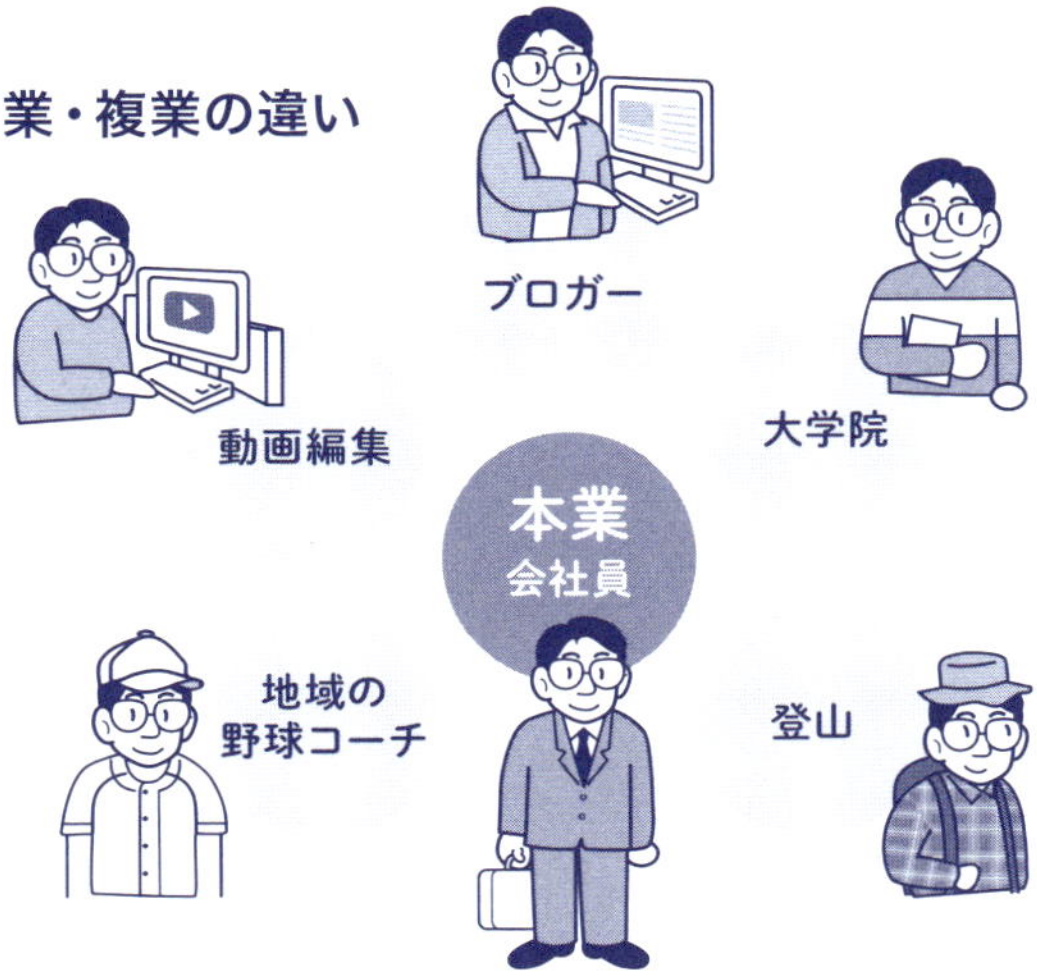
ブロガー
動画編集
大学院
本業
会社員
地域の
野球コーチ
登山

パラレルキャリア

本業のフィールドのみならず複数のフィールドとのつながりを持ち、本業や本業以外の世界を広げてよりよい人生につながるような働き方。

副業

本業とは別に報酬を目的とした補助的な仕事をする働き方。本業のスキルアップや将来の自己実現などを目的としていない。

複業（パラレルワーク）

２つ以上の本業を持って仕事すること。副業より多くの労力と時間を費やすので多くの収入を得られる可能性が高くなる。

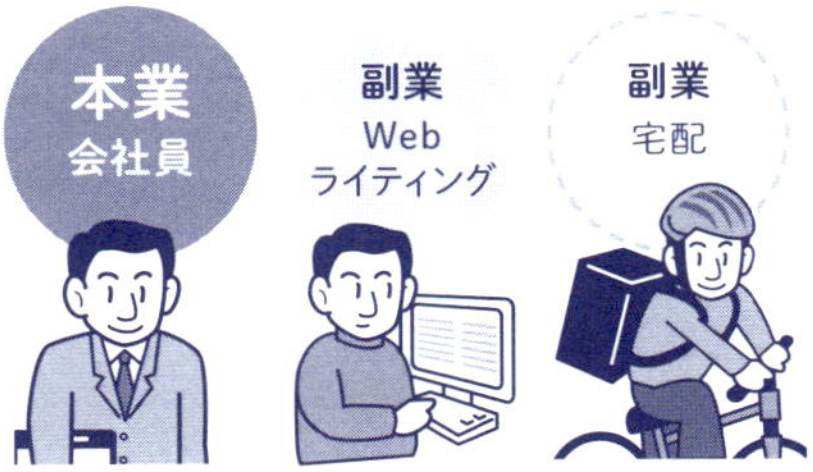
本業
会社員
副業
Web
ライティング
副業
宅配

本業
会社員
本業
執筆・
ライター
本業
講師

桐子《きりこ》雄志《ゆうし》氏は薬剤師も金融リテラシーが必要だと強調します。

「正社員として働いている薬剤師の平均年収は580・5万円。一方で日本全国の平均年収は443万円となっており、薬剤師の待遇は全国平均からみても高い水準といえます。大手チェーン薬局では企業型確定拠出年金が導入されており、退職金積立てでも金融知識を身につけることが求められています。奨学金返済に関する悩みがある方もいるでしょう」

金融機関に転職してよかった点として桐子氏はこう言います。

「転職してから人生のポートフォリオ（保障と投資のバランス）を考えるようになりました。金融機関に転職しなくても、薬剤師の仕事をしながら金融知識を高めることは、将来不安の解消につながります。お金のことについて考えることは、決して悪いことではありません」

Section 7-5

医療系オンラインサロンの活用のしかた

質の高い情報収集・共有の手段としてオンラインサロンが人気です。医療系サロンも多く、薬剤師が仕事や趣味に活かせるサロンもあります。

医療系オンラインサロンとは?

オンラインサロンとは月額制のオンラインサービスで、サロンを主宰しているオーナーが会員を募集して成り立っています。会員同士で密なコミュニケーションが取れ、方向性や目標を共有することで親しみや仲間意識が生まれやすい特徴があります。

オンラインサロンの誕生には「質が高くてインターネットでは探せない情報を手にしたい」という背景があり、現代の暮らしや情報収集において「自身に役立つ情報を得たい」「一緒になって趣味や想いを分かち合いたい」などのニーズが存在します。

オンラインサロンを運営している薬局もあり、最新情報の共有や会員同士のみのクローズドな場で医療関係の未来について議論するサロンもあります。医療系オンラインサロンだけでなく、金融系やキャンプなど趣味系のサロンに参加している人もいます。

オンラインサロンを薬局や薬剤師が開くメリット

実際に薬局や薬剤師がオンラインサロンを運営すると、どんなメリットがあるのか考えてみましょう。

①ビジネス知識の向上

薬局のビジネスモデルやその他の企業の取組みを理解することで、医療もサービスであり、その質を向上させることで利益を上げていく必要があることが学べます。また、同じ目標を持った人と、その実現に向けてビジネスを始めることも可能です。

②薬剤師のスキルアップ向上

薬剤師としてのスキルとしては薬の知識だけでなく、介護福祉の知識から診療報酬、コミュニケーションや交渉、心理学などのスキルを磨くことも大切です。オンラインサロンではさまざまなスキルを持つ専門家が講座を開き、知識を伝えるセミナーを開催することがあります。その道のプロから情報やノウハウを取得することで、自身のスキルアップにつながります。

③趣味を広げる

オンラインサロンとは？

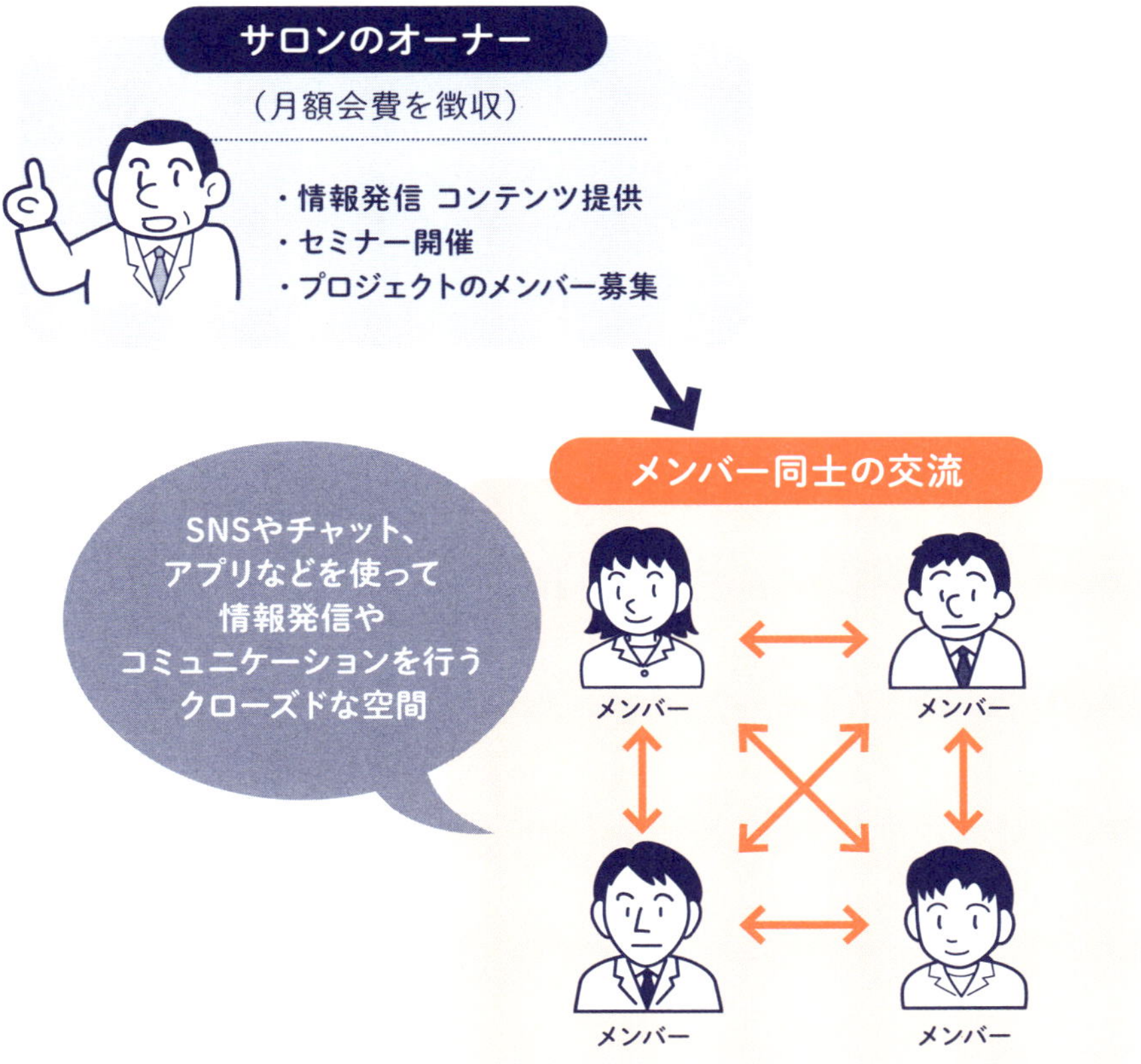
サロンのオーナー
（月額会費を徴収）
・情報発信 コンテンツ提供
・セミナー開催
・プロジェクトのメンバー募集
メンバー同士の交流
SNSやチャット、アプリなどを使って情報発信やコミュニケーションを行うクローズドな空間
メンバー
メンバー
メンバー
メンバー

薬剤師同士が、ヨガやキャンプをしたいなど趣味を通じて連携ができることもあります。趣味を通じて薬局の本業に活かせるような知識を手に入れたり、自身のリフレッシュにもつながります。さまざまなオンラインサロンがありますので、趣味の充実が図れます。

オンラインサロンのコミュニティを継続させるには？

オンラインサロンの新設数は今後も増えるでしょう。しかし、有意義なコミュニティを作り、維持するには一定のノウハウが必要です。

オンラインサロンを継続させるには、1人や少人数では即座に解決できないような未来の医療課題をテーマにし、参加者全員で解決に向けた話合いが続けられるようなしくみづくりが必要です。こうしたサロンであれば生き残れるはずです。

Section 7-6

薬学生の主体的な活動が将来のキャリアにつながる

薬学生団体に関わることは、学生の将来の幅広いキャリア形成の手助けになります。薬局にとっても将来有望な薬剤師を育てることにつながります。

薬学部を出たら必ず薬剤師になるべき？

薬学部に入学しても、薬剤師以外の多様なキャリアに目を向け、学ぶことも大切です。そのような薬学生がつくったコミュニティのなかから、「トローチ（Troche）」と「日本薬学生連盟」という学生団体を紹介します。

「トローチ」は、「薬学生が活き活きと輝き、期待に満ちた未来へ進んでいる状態へ」「東海地方の薬学生に〝新たなコミュニティを〟」というキャッチコピーを掲げ、大学外での人との関わりを通して視野を広げたり、新しいことにチャレンジする薬学生の団体です。活動内容は大学外の薬局企業と関わることで、薬局での仕事の進め方やコーチングなど、ビジネスに役立つ知識を学んでいます。２０２４年には東海エリアの薬学生と企業が集結して、新しい薬局が発見できる「ヤクフェス」を企画しました。

「日本薬学生連盟」は、「薬学の専門性および発展性に寄与する活動を推進し、薬学生の医療に対する意識や能力の向上をはかることにより、日本および国際社会に貢献すること」を目的としている団体です。国際薬学生連盟に日本で唯一正式に加盟しており、歴史ある団体となっています。

薬学生は何を望んでいるのか？

薬剤師国家試験を意識して、サークル活動に参加せず大学と自宅との往復で勉強に追われる薬学生も多いなか、学生団体で活動する学生は、以下のような要望を持っています。

- 将来について本音で話せて、夢を語れる場所がほしい
- 一歩踏み出すきっかけがほしい
- 学内のつながりや授業だけでは得られない薬剤師の形を知る機会がほしい
- 自由闊達に挑戦できる環境がほしい

活動を行いながら夢が具体的していくなかで、夢の実現に向けて、以下のような幅広い活動を行っています。

- 薬剤師と薬学生の交流会

・薬学生特化型の自己分析セミナー
・独自の地域活動や新しい取組みをする薬局との共同イベント主催（マルシェ出店など）
・学術大会でのシンポジウムの企画

学生団体とは、薬学生1人ひとりが自ら行動を起こし、医療業界をよりよくしたいという〝思い〟を行動に移すための機会と場を提供するものだといえます。

Troche が主催する「YAKU FES」の公式X

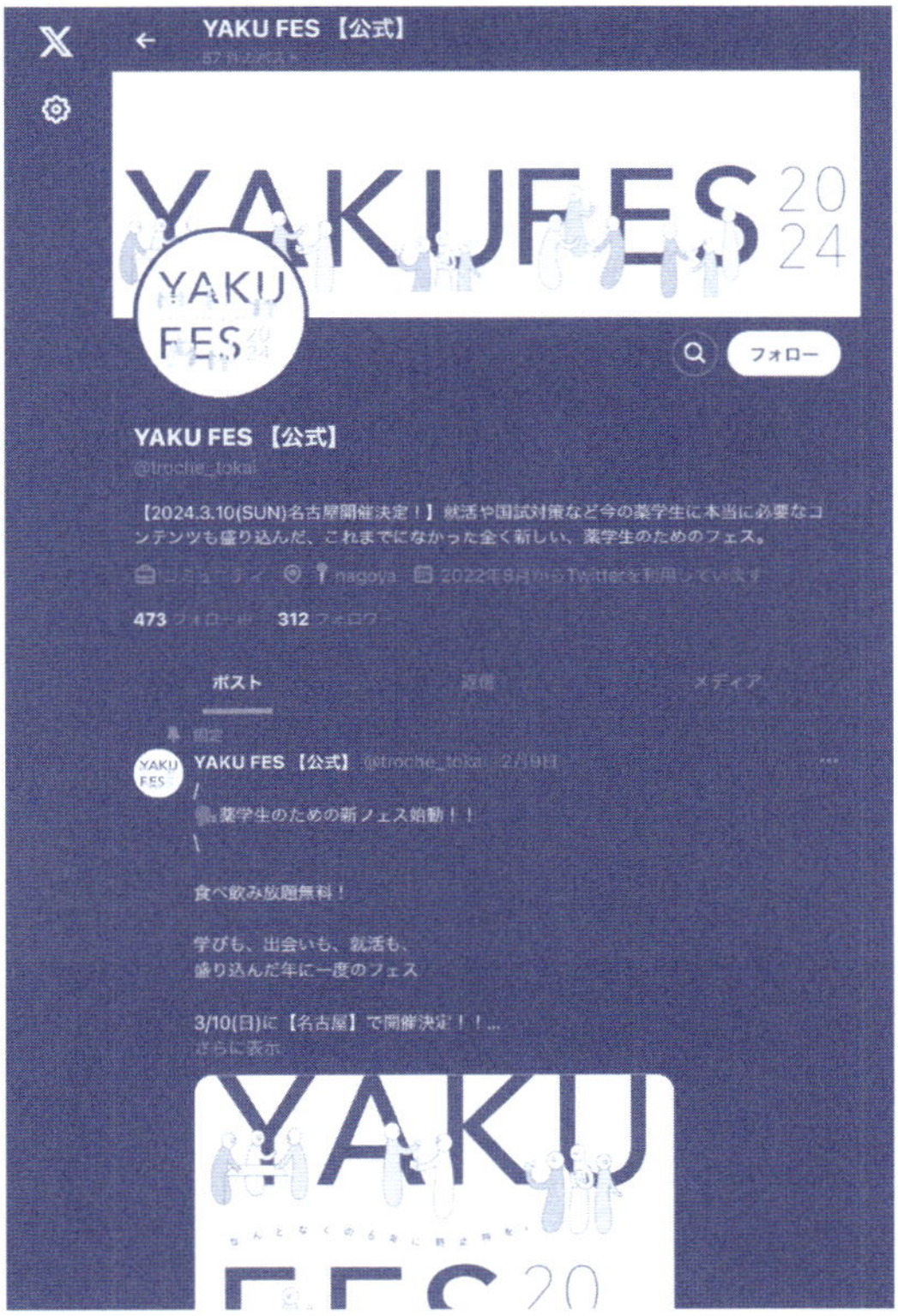
YAKU FES【公式】
YAKU FES 2024
フォロー
YAKU FES【公式】
【2024.3.10(SUN)名古屋開催決定！】就活や国試対策など今の薬学生に本当に必要なコンテンツも盛り込んだ、これまでになかった全く新しい、薬学生のためのフェス。
473
312
ポスト
YAKU FES【公式】
食べ飲み放題無料！
学びも、出会いも、就活も、
盛り込んだ年に一度のフェス
3/10(日)に【名古屋】で開催決定！！...
YAKU FES 20

東海の薬学生の団体「Troche」では、就活や国家試験対策など薬学生のニーズに合ったフェスを開催している。

薬学生の未来を薬剤師がフォローしていく

薬剤師にはまだまだ明るい前途が待っています。既存の概念やこれまでの慣習を破って行動する若い薬剤師が増えていくことが期待されます。

そのためには、業界の内外を問わずさまざまな人と出会い、話すことで自分の将来を考えるチャンスを増やすことが大切です。

薬剤師が薬学生からのキャリアの相談を受けた際にアドバイスできるように、薬学生も高校生や中学生にアドバイスできることがあるはずです。学生団体のようなコミュニティが目指すものは、さまざまなキャリアを経験できるしくみを考えながら、薬剤師がいきいきと仕事ができる未来を全員で考えていくことです。

※取材協力者　7−2・衣川侑香、7−4・竹中大地、7−4・桐子雄志・河野聡子、7−5・アザラシライティングサロン塾長・眼科医ぐちょぽい

column 7

ロボット薬局が変える薬剤師の未来

厚生労働省の調査では、2045年までに薬剤師が最大で12万6000人、少なく見積もっても2万4000人過剰になると予測されています。しかし、実際には薬剤師資格を持つ全員が薬剤師として働いているわけではなく、多様な働き方が増えることも考えられるため、すぐに過剰になるとは限りません。日本は急速に高齢化が進んでおり、社会全体が労働力不足に直面しています。このようななかで、薬剤師の供給増加と医療需要の増加が相まって、薬剤師の役割に新たな視点が求められています。ロボット薬局が普及することはその一助となるでしょう。

ロボット薬局とは、調剤業務や在庫管理などの薬局内の業務を自動化するロボット技術やシステムを導入した薬局のことを指します。処方データに基づき、薬剤の選定、秤量、配分、分割、分包といった調剤プロセスのすべてが自動化されたロボット調剤を行うロボット薬局は、すでに一部医療機関において導入が進んでいます。

▶ロボット薬局の普及と薬剤師への影響

人の手を介さないロボット調剤により、調剤業務から多忙な薬剤師を解放し、対人業務に専念することが可能になります。これにより、ヒューマンエラーによる調剤過誤を未然に防ぎ、医療の質が向上します。テクノロジーの活用で業務効率が高まり、投薬後のフォローアップや健康相談といった対人業務に集中できるようになります。

さらに、人間と機械が協働することで、医療の質が一層向上し、薬剤師の専門性を最大限に発揮できる場が増えます。ロボット薬局の普及は、対物業務から対人業務へのシフトを促進し、薬剤師にとって過剰なリスクを軽減します。そして、超高齢社会における医療・介護の需要に対応する新たな活躍の場が広がるでしょう。

薬局内だけではなく、在宅医療や地域医療の分野でも薬剤師の役割が拡大し、デジタルヘルスケアやパーソナライズドメディシンといった新しい分野でも薬剤師の重要性が増すでしょう。ロボット薬局の普及と薬剤師の新しい役割の確立により、日本の医療システムはより効率的で質の高いものへと進化していくことが期待されます。

8章

薬剤師の専門性とキャリアデザイン

Section 8-1

薬剤師のキャリア形成と可能性について考えよう

「どう働くか」「先のキャリアをどうよいものにしていくか」などについて考える機会を意識的に持つようにすることが大切です。

薬剤師のキャリアとは何か?

薬剤師は国家資格の専門職であり、キャリアについては「薬剤師免許を使う仕事か否か」「使うなら病院か薬局か?」と、シンプルな職業選択も可能です。しかし選択肢が多様化する現在、薬剤師は、さまざまな分野で活躍できる可能性があります。

以前はキャリアといえば、〝組織での出世〟を目指すイメージでしたが、今は1つの職種を生涯続けていくことにとらわれず、さまざまな仕事の経験や、自身のライフスタイルとして行うボランティア活動など、すべての経験がキャリアになるという考えが一般的になりつつあります。

ちなみに、キャリアアップという言葉は日本でできた造語ですが、キャリアにはアップもダウンもなく、他人からの評価ではなく自分自身が評価すべきで、「自分らしく生きているか?」という視点こそが大切です。

キャリアの節目に注目して考える

日本のキャリア研究の第一人者である金井壽宏氏（神戸大学名誉教授。立命館大学教授）は、著書『働くひとのためのキャリア・デザイン』（PHP研究所）のなかで、キャリアの移行期である「節目」に注目し、節目でキャリアデザインを熟考してからアクションを起こすことが大切だと述べています。

金井氏によれば、最初にくるキャリアの節目は学生時代にどういう就職をするか悩む時期であり、ここで自分のやりたいことや得意なこと、将来のイメージを熟考することが大切だといいます。社会に出たあともキャリアの節目はあり、急に責任が重い仕事を任されて悩むときや、今の仕事に辛さや限界を感じたときも、次のキャリアを考え（デザインし）、何らかのアクションを起こすことが必要だといいます。

内的キャリアと外的キャリアの考え方

キャリアには内的キャリア（自分の

キャリア開発のステップとポイント

1　自分自身の内的キャリア・外的キャリアを理解する

内的キャリア：やりたいこと、得意なこと、価値観
外的キャリア：環境と周りからの自分への期待

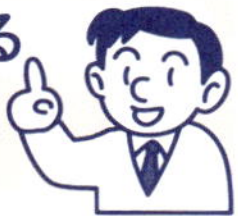

2　キャリアの節目に考える

「どうしようかな」「このままでよいのかな」など自分の心の声に気づく
自分の内的キャリア、外的キャリアのバランスをみる

3　アクションを起こす

アイデア出し・学習・環境への働きかけ・組織変革への挑戦・転職
アクションしたらしばらく頑張る

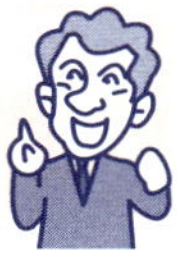

思いや希望に基づくキャリア形成）と、外的キャリア（自分の環境や周りの人が自分に期待している役割等を考慮したキャリア形成）があります。この両面からの視点をバランスよく満たすことは、幸せなキャリア開発の際に欠かせません。

金井氏は、内的キャリアを考える際には次の３つを自分に問いかけるとよいといいます。

①自分は何が得意か？（能力・才能についての自己イメージ）
②自分は何をやりたいのか？（動機・欲求についての自己イメージ）
③どのようなことをやっている自分なら意味を感じ、社会の役に立っていると実感できるのか？（意味、価値についての自己イメージ）

次に、職場での自分の立場や役割を理解し、周りの人からのさまざまな期待について注意深く考えることで、外的キャリアも明確になってきます。

キャリアへの価値観は人それぞれ

何をもってキャリアの成功ととらえるかは、人それぞれです。ある人は薬剤師としての専門性を高めることが成功だと考え、ある人は組織と人を大きく動かすことが成功だと考えるかもしれません。また、保証や組織の安定がなければ安心して仕事ができないので、安定こそ一番大切だと考える人もいます。また、誰もできなかったことを成し遂げることこそ、自身のキャリアの成功と考える人もいます。

同じ組織のなかでも、キャリアについてさまざまな価値観を持っているメンバーが働いています。メンバーのキャリアに対する価値観を把握し、それを尊重しながらお互いに仕事を進めていくことが、組織内の関係がスムーズにいく1つの要素です。

Section 8-2

薬剤師の使命は医療安全と報告制度

患者の命を守る医療安全の意識を持ち、調剤過誤等について報告することは薬剤師の使命です。

医療過誤の多くは薬剤に関するもの

現代の医療は薬物療法が中心であり、医療過誤、事故の多くは薬剤に関するものです。医療は健康を取り戻すことが目的なので、過誤により健康被害にあうことは患者にとって大きなダメージとなり、医療従事者への不満が膨らんでも仕方ありません。たとえ医療過誤の結果、患者が健康被害を被らなかったとしても、間違った診療を受けたということは大きな不満につながります。

医薬品を安全に使う際には、正しい医薬品を正しく投与すること（適切な処方と正しい調剤を行う）という観点と、適切な処方をしても副作用が起きる薬剤有害事象（Adverse Drug Reaction：ＡＤＲ）を防ぐという2つの観点があります。

ヒヤリハットや調剤事故、副作用などの報告は？

調剤におけるヒヤリハット（調剤ミス）、調剤過誤（患者へ交付した過誤）および疑義照会と医師への報告事例については公益社団法人医療機能評価機構の〝薬局ヒヤリ・ハット事例収集・分析事業〟へ報告し、調剤事故（患者の健康被害がある過誤）は同じ機構の医療事故情報収集等事業（薬局関係）へ報告します。

医薬品の副作用を患者から聞き取ったときは、ＰＭＤＡ（独立行政法人医薬品医療機器総合機構）のＰＭＤＡメディナビへ登録のうえ報告を行います。

医療ミスの背景にはコミュニケーションがある

医療は診断から治療までは医療従事者と患者がコミュニケーションを取りながら行われます。情報の送り手（患者）の発信（Encoding）と受取り手（医療従事者）の解読（decoding）それぞれに独自の解釈をしてしまうと、齟齬が起こりミスとなることがあります。その齟齬を埋めようとする意識や努力があって心が通い、信頼できる医療が実現します。

薬局ヒヤリ・ハット事例収集・分析事業

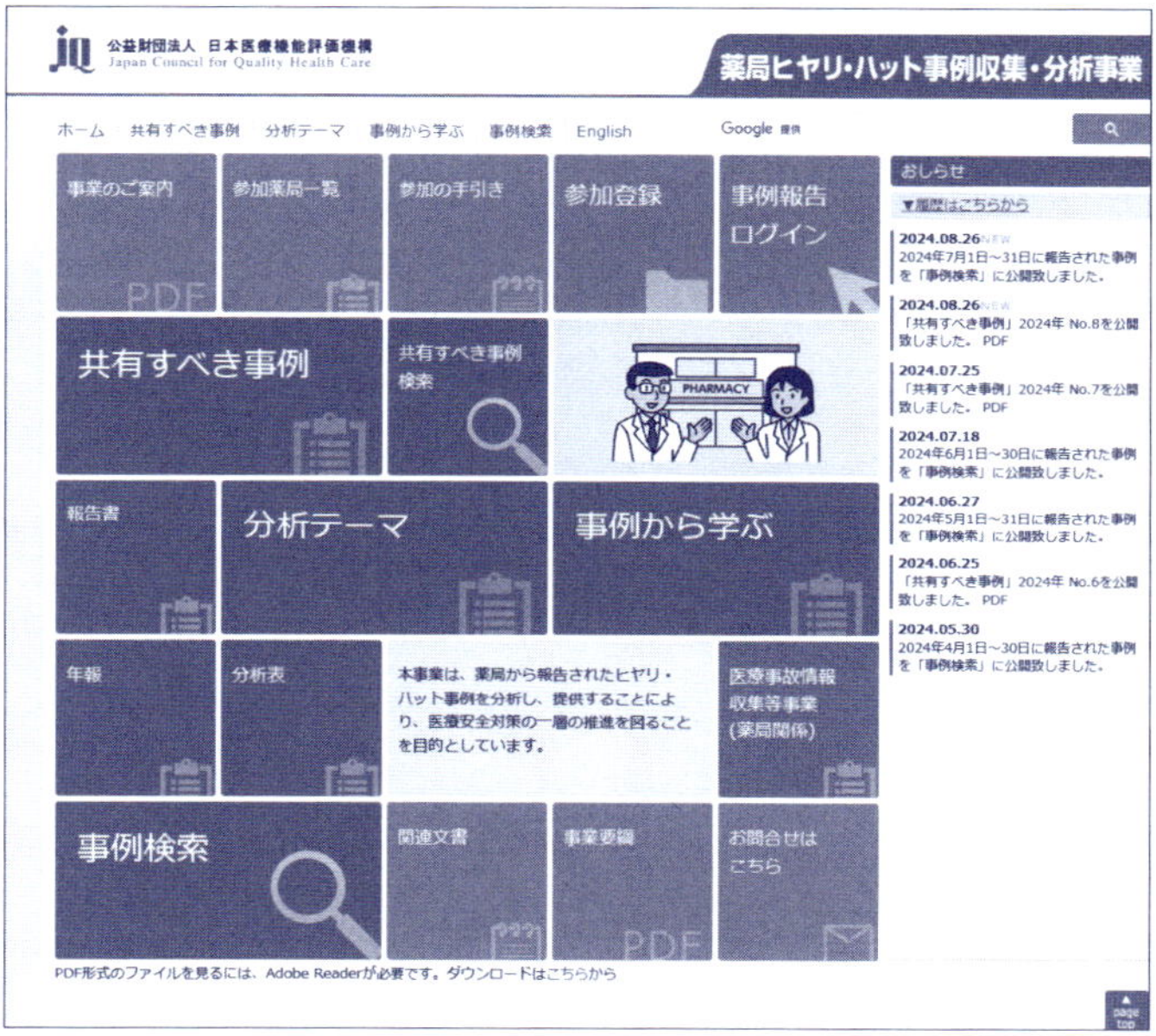

（出典）医療機能評価機構ＨＰより

薬局から報告されたヒヤリ・ハット事例を分析・提供することで医療安全対策の推進を図る。

患者副作用報告の取組みの概要（PMDA）

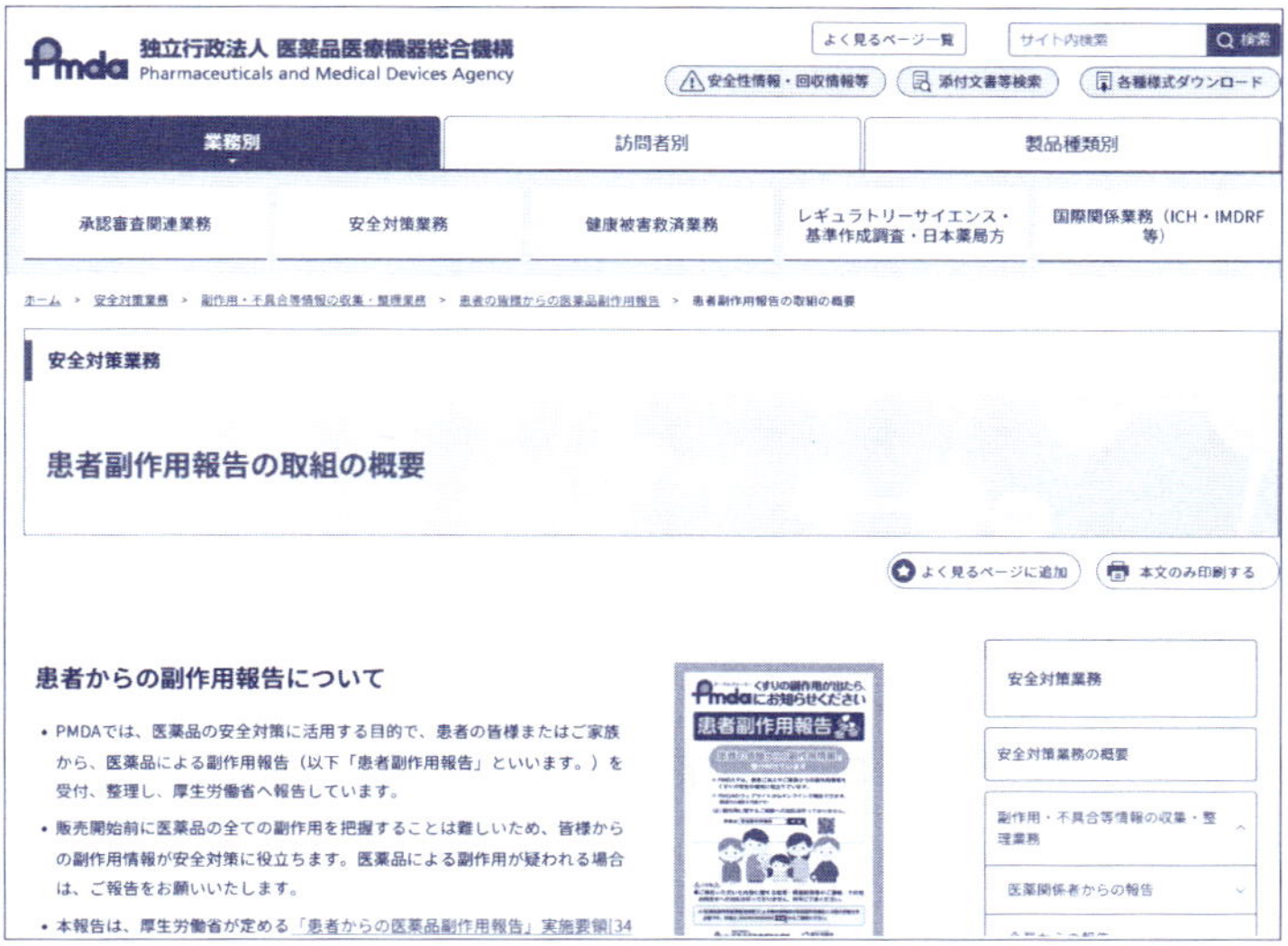

（出典）医薬品医療機器総合機構（PMDA）HPより

患者やその家族から医薬品による副作用の報告を募り、整理して厚生労働省に報告している。

Section 8-3

認定薬剤師と専門薬剤師とは？

薬局薬剤師はそれぞれの専門性を高めて
より質の高い治療に貢献できるような資格が必要になります。

薬局薬剤師はジェネラリスト

病院薬剤師は担当科や病棟、緩和ケアチームなどに配属されると、専門医師や看護師等のチームで貢献するために、より専門的な薬物療法を学ぶことが必須な状況になります。

一方、薬局勤務の薬剤師は処方箋応需義務があり、どのような患者の処方も受け入れられるような幅広い知識と活用が求められますが、慢性疾患を抱えた患者や在宅訪問する患者が多い場合には、より質の高いケアをするために、認定薬剤師や専門薬剤師の取得をするとよいでしょう。

薬剤師の認定、専門の数と種類

現在は45を超える認定、専門薬剤師資格があります。日本医療薬学会が認定する地域薬学ケア専門薬剤師のように、薬物療法全般を扱うような認定と、小児薬物療法認定薬剤師や老年薬学認定薬剤師、緩和薬物療法認定薬剤師のように専門性が明確な認定があります（次ページ図参照）。

また、認定薬剤師、専門薬剤師、指導薬剤師の順にレベルアップする認定制度もあります。

認定の取得要件はそれぞれ独自に設定されている

各認定の取得要件はそれぞれで、認定する学会や団体の会員年数、研修受講、症例報告、学会発表、査読がある論文誌への掲載、海外学会での発表歴など、それぞれの分野で独自に設定されています。

また、取得要件に病院での勤務年数がある場合には、薬局薬剤師のみの経験では受験できません。一方、薬局薬剤師には病院での勤務ではなく、研修を義務づけることで薬局薬剤師限定の門戸を開いている認定資格も多くあります。

専門、認定取得後の薬剤師に、専門性の発揮や周囲からの評価、自信の醸成について、次のようなコメントがあります。

薬局薬剤師が取得可能な認定薬剤師資格の例 （2024年8月現在）

研修認定薬剤師	小児薬物療法認定薬剤師	老年薬学認定薬剤師
外来がん治療認定薬剤師	プライマリ・ケア認定薬剤師	在宅療養支援認定薬剤師
HIV感染症薬物療法認定薬剤師	がん薬物療法認定薬剤師	糖尿病薬物療法認定薬剤師
漢方薬・生薬認定薬剤師	緩和薬物療法認定薬剤師	公認スポーツファーマシスト
認知症研修認定薬剤師	精神科薬物療法認定薬剤師	認定実務実習指導薬剤師
腎臓病薬物療法認定薬剤師	妊婦・授乳婦薬物療法認定薬剤師	抗菌化学療法認定薬剤師
日病薬病院薬学認定薬剤師		

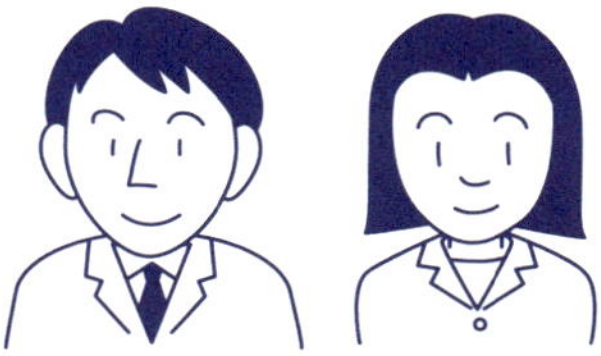

（参考）薬局薬剤師の取得が難しい専門資格の例

- 感染制御認定薬剤師
- 日病薬認定指導薬剤師
- 救急認定薬剤師
- がん専門薬剤師

「医師や看護師、栄養管理士などそれぞれの分野の専門的なスタッフや患者に対して、より自信を持って服薬指導をできるようになった」

「緩和ケアの勉強会や研修会でもこれまでは参加するだけだったが、情報を発信する側として手伝えるようになった」

「個々の患者に合わせた対処方法も学ぶことができた」

（緩和薬物療法認定薬剤師：緩和医療薬学会ＨＰより）

　薬剤師は現役でいる限りは生涯学習の義務があります。専門性を磨き、最新の知識を持つことが患者に安全で有益な薬物治療を提供することができます。

　関心を持った分野の認定資格を調べてみることをお勧めします。資格取得に向けた勉強は専門的知識も深まり、大きな自信につながりますし、患者ケアの向上に活かせます。

Section 8-4

地域に根ざした薬局としての貢献

小規模で多機能な特徴をもつ薬局は、実は小回りがきき、工夫しだいでさまざまな地域貢献ができます。

薬局としての強みは4つ

薬局は許認可業務であり、開設して保険調剤を行うには保健所と厚生局からの許可を受ける必要があります。そのためにさまざまな書類をそろえ、構造設備を整えます。また、高度医療管理機器や毒劇物の扱い、在宅医療や医療用麻薬、生活保護、労災等を扱う届出と更新なども必要です。たんに保険調剤を行うことに重点を置いている薬局もまだ多いですが、そもそも薬局には次の4つの大きな強みがあります。

①専門家がいる

薬のことはもちろんですが、薬剤師は病態生理学や衛生学など6年間学んでおり、その専門能力を発揮しないのは宝の持ち腐れです。また、管理栄養士がいる薬局も増えています。生活者が気軽に相談できたり、定期的な健康情報の発信ができるのも薬局の強みです。「かかりつけ薬剤師」を選んだ患者は、より細やかなケアとフォローを期待できます。

②たいていのモノを扱える

薬局では医療用医薬品をはじめ、一般用医薬品、医薬部外品、化粧品、健康食品、雑貨、介護用品など、たいていの商品の販売が可能です。どのような商材を置くかは、その地域のニーズを調査して検討します。

③地域に根ざしている

近所に住む患者が来局者のメインであり、親子2代、3代で訪れたり、地域の薬剤師会、自治体の行事でお薬相談や骨密度測定など、地域で面と向かって貢献することができます。

④多職種と連携する

患者の相談内容や状況によって、行政や地域包括支援センターにつなぐケースもあります。退院して在宅医療になった患者には薬剤師もチームの一員として、医師、看護師、ケアマネージャー、理学療法士、作業療法士など、多職種と連携します。

気軽に入りやすくして地域貢献できる薬局に

薬局と病院、クリニックとの大きな

違いは「病気でなくても立ち寄れる場所」であることです。しかし、保険調剤をメインにしている薬局はとくに「処方箋がないと入れない」場所になってしまっています。「入りやすい薬局」にするには、レイアウトや商品の展示のしかたなどを工夫し、気軽に入れるように変更することが求められます。

薬局と薬剤師は、地域の生活者の病気予防のために、もっと専門性を発揮できるようになりたいものです。それを実現するための1つが「健康サポート薬局」（2章-8参照）です。OTCなどの健康相談応需と、健康情報の発信をすることが求められています。商品を売ること自体が目的ではなく、専門性を活かしたアドバイスとともに、商品を勧めるとよいでしょう。

薬局には４つの強みがある

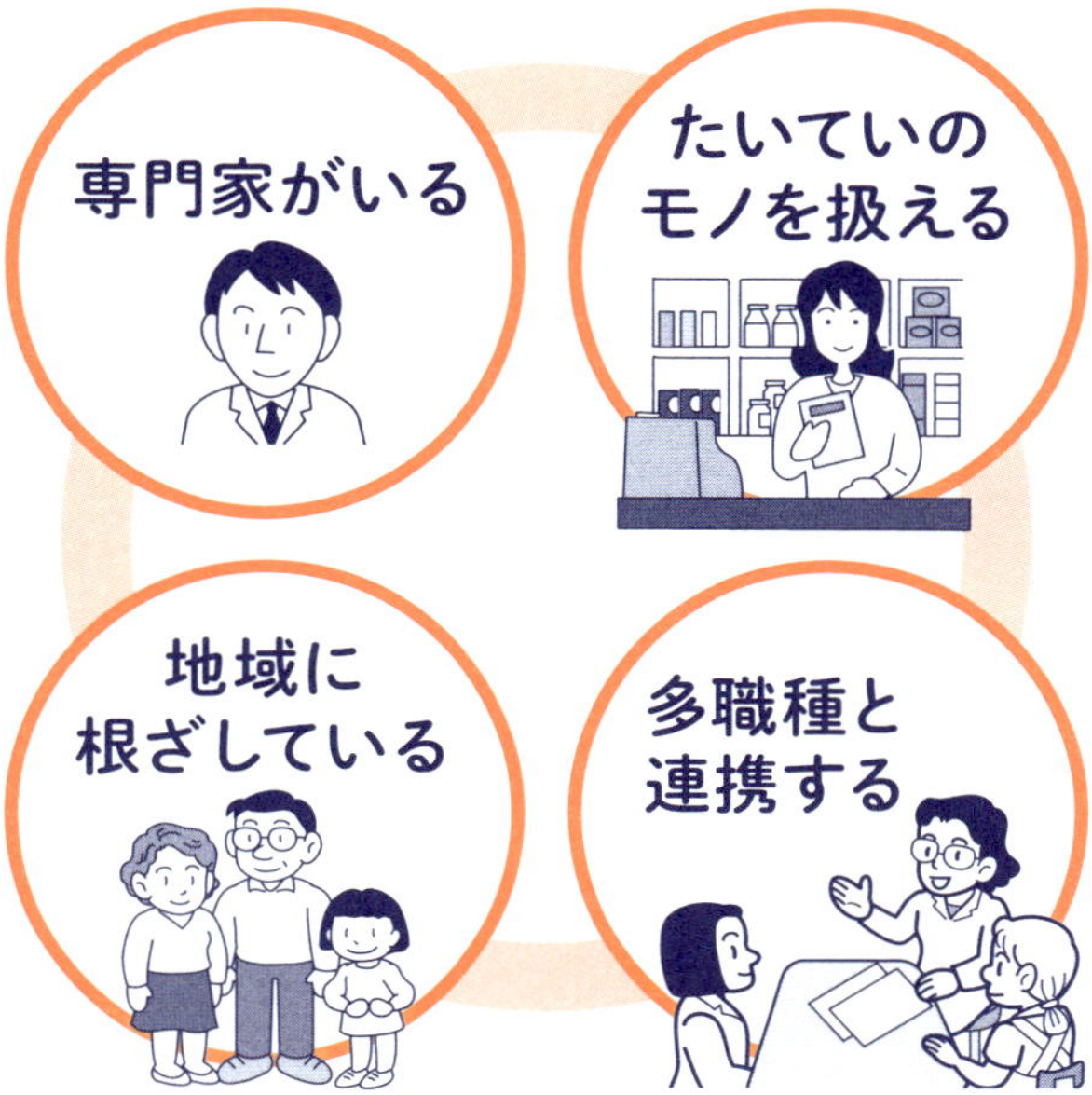
専門家がいる
たいていのモノを扱える
地域に根ざしている
多職種と連携する

血糖値自動測定器の例

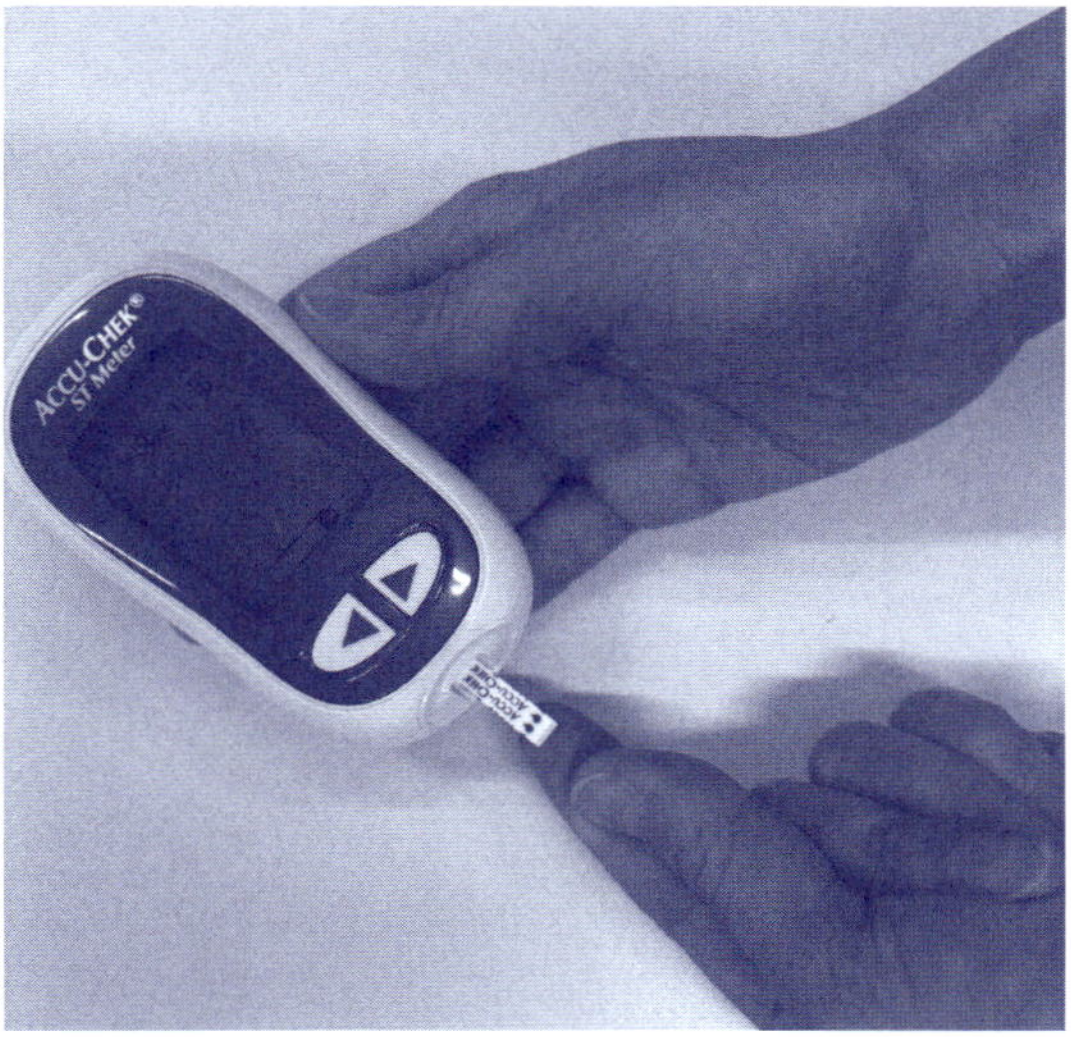

地域患者の疾患に応じて、健康サポート薬局として血糖値自動測定器を専門的なアドバイスとともに勧めることも検討。

Section 8-5

今、薬剤師が勉強しておきたいこと

さまざまなジャンルで変化のスピードが速くなっている現在、薬剤師は時代の変化に対応するための〝学び〟が必要です。

薬剤師のキャリア開発に境界はない

「薬剤師の資格があれば安泰」という考え方は改めたほうがよいでしょう。時代の変化に対応しながら仕事をしていくためには、業界の内外を取り巻く環境に敏感になり、自分のキャリアの方向性を定めることが大切です。

たとえば今後の薬局業務を考えたとき、オンライン服薬指導を専門に行う薬剤師が出てくることが予想できます。オンライン服薬指導は薬局以外の場所でもできるので、移動先や自宅からパソコンなどで対応することも可能です。

現在、政策により栄養指導や未病・予防のケアができる薬剤師が求められています。治療や病気の重症化に対応すると当然、医療費がかさむので、病気になる前に、また病状が悪化する前に手を打とうという考え方です。

最近では在宅療養の患者が増え、今まで以上に薬剤師が地域の多職種や行政と連携して調剤などの患者対応を行う必要が出ています。これに対応するため、独立して薬局経営を考える薬剤師も増えていますが、キャリアを成功させるには、1人ひとりが将来のイメージを持ち、必要なことを学んで実行に移すことが大切です。

専門性が高まる語学効率が上がる経営数字

英語をはじめ他国言語も習得するとグローバルで活躍できる可能性が広がります。語学の習得自体を目標にするのではなく、自分の専門分野を学び、他言語で伝えることから始めましょう。

また、薬局の経営に関する数字は読めるようにしておきましょう。調剤日報と業務日誌を見れば、調剤報酬の技術料や薬剤料、加算の種類と取得状況、その他の売上などを知ることができます。

在庫管理システムから医薬品の購入金額、払出し金額、在庫金額、不動在庫などの数字が読めれば、自局の経営状況とそれにともなう改善点が見えてくるはずです。改善点を意識して発注や業務を行うことで仕事の効率が上が

薬局薬剤師が薬物治療以外に勉強しておきたいこと

項目	内容と理由
DX（デジタルトランスフォーメーション）に強くなる	オンライン服薬指導、電子処方箋、生成AI、SNSなど 理由　かかりつけ薬剤師の強化、患者への情報提供やフォローアップのため 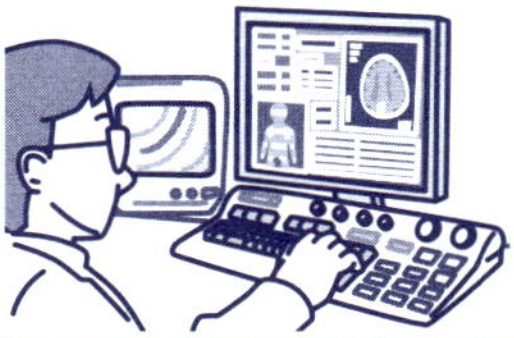
語学力を高める	英語、多言語 理由　多国籍の患者への対応。情報収集・発信のため
経営数字に強くなる	薬局の経営に関わるデータ 理由　経営状況の現状把握と改善点を発見するため
健康食品と法規制に強くなる	機能性表示食品の申請条件、オーガニック食品等の広告規制など 理由　患者・消費者の健康チェック、安全サポート 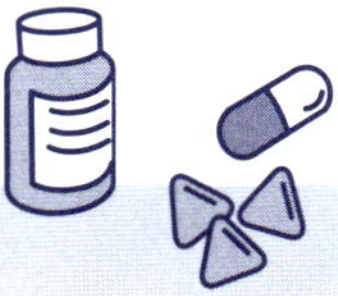

り、成果につながります。

健康食品の情報と関連法も押さえておく

医療に関わることは、ほとんどが厚生労働省の管轄ですが、「食品」については農林水産省や消費者庁の管轄で、機能性表示食品の申請条件やオーガニック食品の認定条件、広告の内容や表現の規制など、消費者に関わる身近な問題を取り扱っています。

健康食品を常用する消費者が増えるにつれ、健康被害の問題も増えています。医薬品と健康食品を併用している患者も多いので、薬剤師は健康食品に関する情報もチェックしておき、患者からの相談や質問に対応できるようにしておきましょう。その際、薬機法などの知識も理解しておくとよいでしょう。

Section 8-6

薬剤師の研究と学会発表の作法

薬剤師は日々の業務をこなしつつ、専門研究に励み自己研鑽に努めましょう。関心のある学会に参加して知見を深め、ときには研究成果を発表しましょう。

薬剤師の3つのフィールドと研究の芽の見つけ方

専門職である薬剤師は、次の3つのフィールドを持ち、貢献することが期待されます。

①臨床現場での貢献

現場において、薬物療法の質の向上や公衆衛生に関する専門性を発揮する。

②研究での貢献

さまざまな分野で生まれる〝クエスチョン〟に対し、答えを探求・検討し学会等で発表する。

③教育での貢献

後進を育て職業全体のレベルアップを図るために、組織内外での社会人教育や大学での授業・実習指導を行う。

薬学部の卒業研究では誰もが目的、方法、結果、考察という研究の手順を体験しているはずです。

研究とは「今まで未知であった物事を明らかにすること」です。日々の業務に目を凝らせば、多くのクエスチョン（研究の芽）が見つかります。その芽に焦点を当てて研究し、発表することは、同様のクエスチョンを抱いている仲間たちの業務改善に役立ち、結果的に医療の質の向上に貢献します。

研究の進め方と学会でのマナー

まずは、関心がある分野の知見を深めることが第一歩です。薬剤師会の機関誌に掲載された総説や研究論文、薬局に無料送付される情報誌のなかから良質な総説を探してみましょう。関心がある分野があれば、関連学会を探して覗いてみることをお勧めします。

今は多種多様な学会があり、複数の学会に加入している薬剤師も少なくありません。1年を通してさまざまな学会が学術大会を開催しています。その場の議論で多くの仲間を得られ、さらに高い目標を持って研究を進めることが可能です。

日本の学会ではスーツ着用が基本です。発表会場で私語は控えるようにします。入室、退室時には他の聴講者の邪魔にならないように配慮して移動しましょう。

薬剤師にお勧めの学会一覧

日本医療薬学会

特徴 病院と薬局の幅広い分野での臨床研究が発表されている。認定制度あり

日本老年薬学会

特徴 高齢者の薬物療法についての研究を扱う学会。認定制度あり

緩和医療薬学会

特徴 緩和医療のエキスパートを目指す薬剤師と研究者の学会。認定制度あり

日本在宅医療連合学会

特徴 医師、看護師、薬剤師他多職種が参加し、在宅医療に関わる幅広いテーマで活動

日本薬局学会

特徴 薬局薬剤師の臨床研究が多く投稿される。認定制度あり

日本在宅薬学会

特徴 在宅医療に関わる薬剤師とそれを支える多職種の学会。認定制度あり

日本ファーマシューティカルコミュニケーション学会

特徴 P-Co学会という名前で親しまれる。薬剤師のコミュニケーションに関連する研究と研修を扱う

学会ではないが自己研鑽ができる団体

日本薬剤師会

特徴 その地域の薬剤師会と両方加入できる。学術大会を大規模に毎年各地で開催

全国薬剤師・在宅療養支援連絡会（J-HOP）

特徴 在宅医療に邁進する現場薬剤師の集まり。全国各地のブロック研修が活発。在宅医療の疑問点をメーリングリストで相談するとすぐに回答を得ることができる

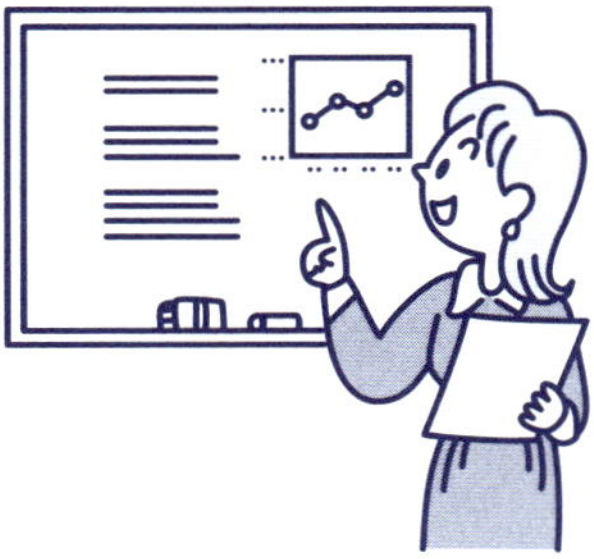

口頭発表者に質問をする際は、まず挙手し、座長の許しを得て会場のマイクに進みます。最初に自分の所属と姓を名乗り、「大変有意義なご発表ありがとうございました。1つ伺いたいのですが…」と前置きを述べてから質問を簡潔に伝えます。

返答を得たら、「ありがとうございました」とお礼の言葉を述べます。たんなる批判や自説をながながと述べることは避けましょう。

発表終了後に発表者に挨拶し、名刺交換をしておくとその後のネットワークが広がります。自分が口頭発表をする際は、座長をしてくださる先生に必ず名刺交換を行い挨拶をしましょう。

口頭やポスター発表をしたあとは、できるかぎり論文にして学会誌に投稿するようにしましょう。査読付きの学会誌に掲載されれば自分の業績になり、キャリア開発に役立ちます。

column 8

薬局・薬剤師の未来は明るい?!

▶薬局と薬科大学はまだ増える

厚生労働省の報告では、2023年度末の薬局数は6万2375軒で約5万7000軒のコンビニエンスストアより多く、2024年4月時点で国内の薬科大学、薬学部の数は81校です。厚労省の発表では2024年8月現在における全国の届出「薬剤師数」は 32万3690人です。うち、「薬局の従事者」は約18万人で総数の約57％、「医療施設の従事者」は約6万人で同18.5％、そのうち、「病院の従事者」は約5万人、「診療所の従事者」は約6000人となっています。

▶効率化と専門性の２つの波

オンライン診療の発展はオンライン服薬指導の普及となり、薬剤師は薬局外からのビデオ通話も可能になりました。大手チェーン薬局では物流業者と連携し、個々の患者への医薬品の発送を効率化しようとしています。薬局に足を運ばずに薬を受け取りたい、オンラインのほうが気軽に相談できるという患者が増えてくるのは想像できます。

また、ＤＸでの調剤の効率化はより発展し、調剤外部委託制度も国家戦略特別区域で始まりました。業務の効率化が進めば多くの薬剤師を必要とせず、物流センターのディスプレイに一日向かっている薬剤師が生まれることになっていくでしょう。

一方で、在宅医療に移行する患者の増加で、緩和ケアでの麻薬の調整や無菌調剤、難病、褥瘡、抗癌剤治療の薬物治療の高度な知識を持ち、チームで貢献できる薬剤師はまだまだ必要とされています。もちろん、従来どおりの門前薬局や外来調剤もすぐに消えてなくなりはしないでしょう。

▶自分がどの分野でどんな仕事をするかを念頭に置く

ひたすらオンライン服薬指導を行う仕事がよいのか、専門性を磨いてその分野で活躍するのか、将来を念頭に考えておくことが大切です。何となく流されながら薬剤師の仕事をしているのではなく、自分がどの分野でその職能を発揮したいのか、すべての薬剤師がプランニングすることが望まれるでしょう。

薬局もこれからはさらに、戦略的に生き残りをかけて進むことになります。よりよいキャリアのために、アンテナを張り、学び、実践できる薬剤師は、次の時代でも評価されるでしょう。

参考文献

1章

MD NEXT「業界用語集」

近畿厚生局 HP

永井恒司「第 51 回日薬学術大会『これからの医薬分業』任意分業の矛盾」

永井恒司「これが言いたい：『医師は調剤できない』が国際標準だ」（日本薬剤学会 HP）

「医薬分業の歴史　証言で綴る日本の医薬分業史」薬事日報社

日本薬剤師会 HP

日本薬剤師会「後期高齢者の服薬における問題点と薬剤師の居宅患者訪問薬剤管理指導ならびに居宅療養管理指導の効果に関する調査研究」

2章

厚生労働省「薬剤師及び薬局に関する改正薬機法の施行状況及び最近の状況」第 11 回薬剤師の養成及び資質向上等に関する検討会（令和 4 年 1 月 20 日）

東京都保健医療局 HP「薬局ってどんなところ？」

『薬学必修講座 薬学と社会 2024』（薬学教育センター・編）評言社

「健康サポート薬局に係る研修実施要綱の一部改正について」（厚生労働省）

「外来がん治療専門薬剤師（BPACC）について」日本臨床腫瘍薬学会ＨＰ

3章

厚生労働省 HP

「地域医療連携の手引き（薬局版）Ver.2」日本保健薬局協会

4章

厚生労働省 HP

くすりの適正使用協議会 HP

福岡県庁 HP

神奈川県薬剤師会 HP「薬局製造販売医薬品について」

上村直樹・平井みどり／編『新ビジュアル薬剤師実務シリーズ 上 薬剤師業務の基本（知識・態度）第 3 版』羊土社

上村直樹・鹿村恵明／監修『薬の選び方を学び 実践する　OTC 薬入門（改訂第 6 版）』薬ゼミ情報教育センター

国民生活センター HP

「規制改革推進会議医療・介護 WG ヒアリング」内閣府資料（令和 2 年 2 月 13 日開催）

厚生労働省 HP
日本 OTC 医薬品協会 HP
健康長寿ネット
医薬品医療機器総合機構 HP
日本健康・栄養食品協会 HP
消費者庁 HP

6章

全国在宅療養支援医協会「在宅医療について」
日本薬剤師会「薬局におけるハイリスク薬の薬学的管理指導に関する業務ガイドライン（第 2 版）」平成 23 年 4 月 15 日
日本薬剤師会「薬剤使用期間中の患者フォローアップの手引き（第 1.2 版）」
土屋文人「調剤における品質保証の現状と課題」
日本ファーマシューティカルコミュニケーション学会／監修　有田悦子・井手口直子／編『ファーマシューティカルコミュニケーション』南山堂
日本薬剤師会／監修・じほう／編『保険薬局Q＆A　令和 6 年版　薬局・薬剤師業務のポイント』じほう

7章

「未来予測 2040　労働供給制約社会がやってくる」リクルートワークス研究所

8章

エドガー・H. シャイン『キャリア・アンカー』（金井壽宏・翻訳）白桃書房
金井壽宏『働くひとのためのキャリア・デザイン』PHP 研究所

執筆者プロフィール（50音順）

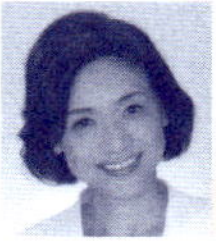

井手口直子（いでぐち・なおこ）

担当項目　第6章（6-10～6-17）、第8章

薬剤師、博士（薬学）、博士（教育）。1987年、帝京大学薬学部薬学科卒業。名古屋大学大学院教育発達科学研究科教育科学専攻博士後期課程単位修得退学。望星薬局勤務を経て1994年に新医療教育企画を設立。2003年に（株）新医療総合研究所へと組織変更し代表取締役。2006年、日本大学薬学部専任講師を経て現在、帝京平成大学薬学部薬学科教授、大学院薬学研究科教授のほか、帝京大学非常勤講師、岡山大学非常勤講師。日本ファーマシューティカルコミュニケーション学会理事、J-HOP副会長、日本在宅薬学会理事、日本地域薬局薬学会理事など。著書に『ファーマシューティカルコミュニケーション』（南山堂）、『スーパーフード入門』（評言社）など多数。

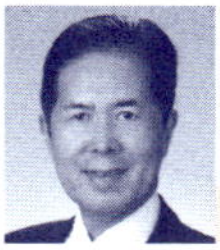

大澤光司（おおさわ・こうじ）

担当項目　第1章（1-5～1-7、コラム）、第5章（5-1～5-3、5-5～5-8、コラム）

薬剤師、介護支援専門員。1983年、東京薬科大学薬学部薬学科卒業。同年（株）紫山堂薬局勤務。1986年、（株）大沢調剤薬局開局。2000年、栃木県薬剤師会理事。2004年、同常務理事。会社名を（株）メディカルグリーンに変更し、代表取締役就任。2009年、日本薬科大学非常勤講師。2010年、栃木県薬剤師会副会長。（一社）全国薬剤師・在宅療養支援連絡会会長。2014年、栃木県薬剤師会会長。2016年、栃木県経済同友会最優秀起業家賞受賞。2019年、地域医療に貢献する薬局研究会会長。著書に『薬剤師のためのファーマシューティカルコーチング』（じほう）ほか。所属学会は日本医療薬学会、ファーマシューティカルコミュニケーション学会ほか。

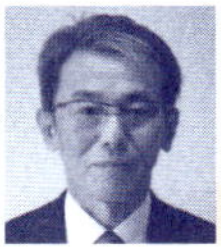

鹿村恵明（しかむら・よしあき）

担当項目　第1章（1-1～1-4）、第4章、第5章（5-4）、第6章（コラム）

薬剤師、介護支援専門員、博士（薬学）（東京理科大学）。1988年に昭和薬科大学薬学部卒業後、製薬会社、病院、保険薬局勤務を経て、2005年に（有）グッドファーマシー代表取締役に就任し、栃木県足利市にエムズ薬局を開設。2008年より東京理科大学薬学部 教授（薬局管理学）を兼務。（一社）栃木県薬剤師会 副会長、（一社）日本薬局学会理事、（一社）日本口腔ケア学会評議員。著書に『'24－'25年版 調剤報酬事務<よくある疑問>がすっきりわかる本』（ナツメ社）、『薬の選び方を学び実践する　OTC薬入門』（薬ゼミ情報教育センター）、『新ビジュアル薬剤師実務シリーズ 上 薬剤師業務の基本（知識・態度）』（羊土社）など多数。

執筆者プロフィール（50音順）

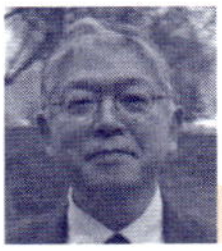

高橋寛（たかはし・ひろし）

担当項目　第2章、第6章（6−1〜6−9）

薬剤師。1983年、東京薬科大学薬学部薬学科卒業。東京医科大学病院薬剤部、（株）小田島、サノ・ファーマシー、ミヨシファーマシーを経て、2015年、岩手医科大学薬学部臨床薬学講座地域医療薬学分野教授。岩手県薬剤師会理事。日本老年薬学会理事。薬害を学び再発を防止するための教育に関する検討会委員（厚生労働省）、登録販売者の資質向上のあり方に関する研究班（厚生労働省）。著書に『新ビジュアル薬剤師実務シリーズ 上 薬剤師業務の基本（知識・態度）』（羊土社）、『薬学と社会 医療経済・多職種連携とチーム医療・地域医療・在宅医療』（中山書店）、『アルゴリズムで考える薬剤師の臨床判断』（南山堂）など。

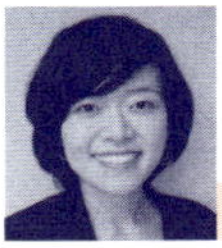

南部恵子（なんぶ・けいこ）

担当項目　第3章、第7章（コラム）

薬剤師。2002年、東邦大学薬学部薬学科卒業。2004年、国連広報センターUNドキュメンテーション・サービスでインターンを経て、2005年より（株）新医療総合研究所所属。こぐま薬局にて管理薬剤師を経験、その後インターハート（株）まなみ薬局に勤務。2023年、鎌倉から福井へUターン移住し、現在は都内へ定期的に遠距離通勤しながらデュアルライフを実践中。スポーツファーマシスト、日本スーパーフード協会認定トップスーパーフードマイスター。執筆協力に『スーパーフード入門』（評言社）、『薬剤師になるには』（ぺりかん社）、共著に『ユーキャンの登録販売者これだけ！ 一問一答集』（U-CAN）、『よくわかるPOS薬歴の基本と書き方』（秀和システム）など。

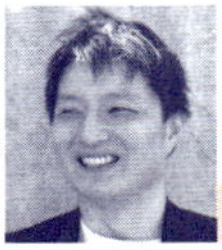

村島清貴（むらしま・きよたか）

担当項目　第7章（7−1〜7−6）

薬剤師。2012年、北陸大学薬学部薬学科卒業後、藤田医科大学病院薬局勤務を経て、2019年に個人薬局に転職。同年、転職をする薬剤師のためのサイト「薬剤師は日本中に浪漫を届けたい」の運営開始。2021年、有料人材紹介会社（株）yakuromaを設立し、薬剤師や看護師をメインに20代30代のための転職を推奨している。薬局３店舗を経営するかたわら医療系BAR「看護師と薬剤師がつくったBARメディスタ」をフランチャイズを含めて大阪、名古屋で３店舗運営。地方創生やInstagram事業などSNSにも注力している。2025年に海外事業として「韓国薬局研修プログラム」のリリースを予定し、提携韓国薬局も決定、個人を応援する会社として認知確立を目指している。

井手口直子（いでぐち　なおこ）
薬剤師、博士（薬学）、博士（教育）。1987年帝京大学薬学部薬学科卒業。名古屋大学大学院教育発達科学研究科教育科学専攻博士後期課程単位修得退学。望星薬局勤務を経て1994年に新医療教育企画を設立。2003年に（株）新医療総合研究所へと組織変更し代表取締役。2006年、日本大学薬学部専任講師を経て現在、帝京平成大学薬学部薬学科教授、大学院薬学研究科教授のほか、帝京大学非常勤講師、岡山大学非常勤講師。日本ファーマシューティカルコミュニケーション学会理事、J-HOP副会長、日本在宅薬学会理事、日本地域薬局薬学会理事、日本オーソモレキュラー医学会理事、日本スーパーフード協会理事など。
著書に、『ファーマシューティカルコミュニケーション』（南山堂）、『スーパーフード入門』（評言社）、『薬剤師になるには』（ぺりかん社）など多数。

知《し》りたいことが全部《ぜんぶ》わかる！
最新版《さいしんばん》〔イラスト図解《ずかい》〕薬局《やっきょく》のしくみ

2006年２月10日　初 版 発 行
2024年12月10日　最新２版発行

編著者　井手口直子
発行者　杉本淳一

発行所　株式会社 日本実業出版社　東京都新宿区市谷本村町３－29 〒162-0845
編集部 ☎03－3268－5651
営業部 ☎03－3268－5161　振　替　00170－1－25349
https://www.njg.co.jp/

印刷・製本／リーブルテック

ISBN 978-4-534-06154-6　Printed in JAPAN

日本実業出版社の本

下記の価格は消費税（10%）を含む金額です。

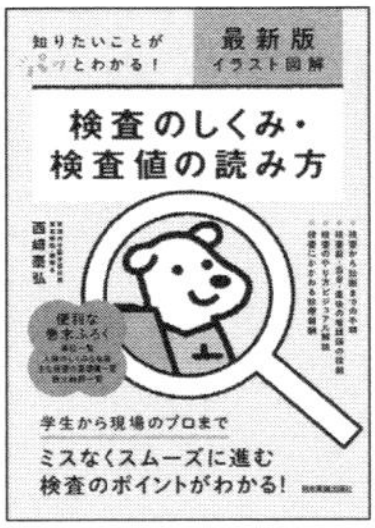

知りたいことがパッとわかる！

最新版〔イラスト図解〕検査のしくみ・検査値の読み方

西﨑泰弘　著

定価 1540円（税込）

健康診断など身近な検査から精密検査まで検査値の読み方や看護のポイントをコンパクト解説。ＣＴ、ＭＲＩなどの検査手順や機器のしくみも図解。新人看護師や検査技師、看護学生にもおすすめ！

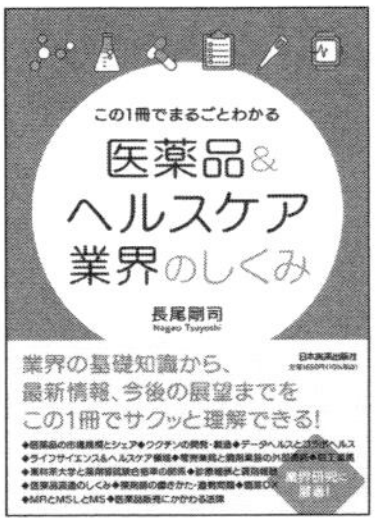

この１冊でまるごとわかる

医薬品＆ヘルスケア業界のしくみ

長尾剛司　著

定価 1650円（税込）

創薬ＤＸ、新型コロナウイルス感染症の流行、ライフサイエンス＆ヘルスケア領域で活躍する薬剤師の増加など、激変する業界の最新動向と今後の展望を解説。業界志望の就活生や業界人必読の書。

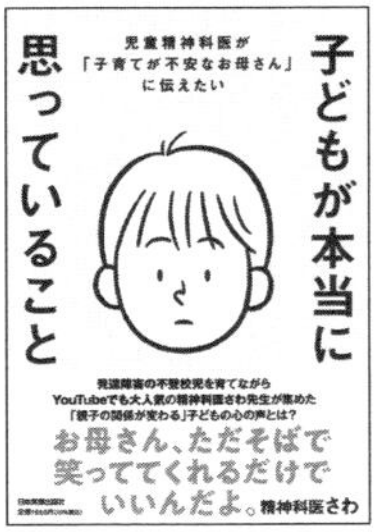

児童精神科医が「子育てが不安なお母さん」に伝えたい

子どもが本当に思っていること

精神科医さわ　著

定価 1650円（税込）

YouTubeでも大人気の精神科医が発達障害の不登校児を育てながら集めた、親子関係が変わる子どもの心の声。「大丈夫。怒らないでも伝わるから」「お母さん、ただそばで笑っててくれればいいんだよ」

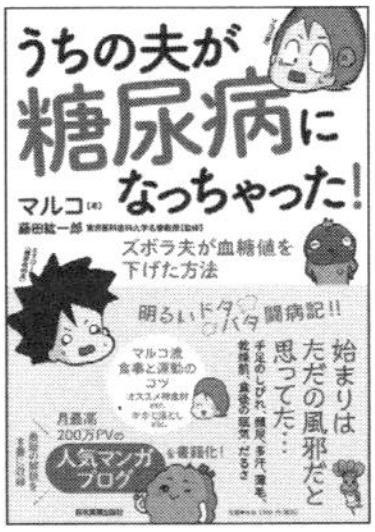

ズボラ夫が血糖値を下げた方法

うちの夫が糖尿病になっちゃった！

マルコ　著

定価 1430円（税込）

月最高200万PV、ライブドアブログ新人賞受賞のマンガブログに解説を加えて書籍化。ナゾの咳が止まらない夫が糖尿病と告げられ…知識ゼロから奮闘する家族の明るく“ためになる”ドタバタ闘病記。

定価変更の場合はご了承ください。